これならわかる！小児科診療に活かせる

遺伝学的検査・診断・遺伝カウンセリングの上手な進めかた

編集

奥山虎之
国立成育医療研究センター臨床検査部／ライソゾーム病センター

山本俊至
東京女子医科大学統合医科学研究所／附属遺伝子医療センター

診断と治療社

●序　文●

　ヒト遺伝子の塩基配列が決定され，多くの遺伝子と先天性疾患との関連性も明らかになってきました．先天性疾患の多くが小児期発症であることを考慮すると，小児科診療において，遺伝学的検査は不可欠の要素になりつつあります．

　2011年2月に日本医学会は「医療における遺伝学的検査・診断に関するガイドライン」を作成しました．本書編者の一人である奥山はこの作成に関与しました．日本医学会ガイドラインは日常診療のなかで遺伝学的検査を有効活用するにあたり，遵守することが望ましいと思われる内容を総論的に記載しております．個々の診療科に対して，それぞれの診療科の実情に即した，より具体的なマニュアルを各医学会分科会が作成することを求めています．これを受けて，日本小児科学会は2011年6月に遺伝学的検査検討ワーキンググループを組織しました．このワーキンググループで，本書編者の奥山・山本をはじめ，各小児科学会分科会から推薦されたメンバーとともに遺伝学的検査 Q and A を作成しました．この Q and A は日本小児科学会ウェブサイトに掲載されています．本書はこのときのメンバーが中心となり作成した，小児医療における遺伝学的検査実践マニュアルともいうべき書籍です．

　本書は，総論と各論から構成されております．総論では，遺伝学的検査として用いられる各種検査法の概要とその臨床的意義，および医学会ガイドラインや小児科学会遺伝学的検査 Q and A の解説を記載しました．また，各論では，日常診療で遭遇することの多い疾患を取り上げ，それぞれの分野で中心的に活動されている専門医の皆様に，遺伝学的検査が果たす役割を簡潔かつ平易に記述していただいております．日本医学会ガイドラインには，「診断は遺伝学的検査の結果のみにより行われるのではなく，臨床医学的な情報を含め総合的に行われるべきである」と記載されています．本書ではこのことを特に重視しました．

　本書は，小児のサブスペシャルティの各分野の専門医だけでなく，小児科を志す研修医や小児科若手医師にとっても大変参考になると確信しております．本書を参考にして，遺伝学的検査を小児医療に有効に活用していただけることを祈念しております．

2016年9月

　　　　　　　　　国立成育医療研究センター臨床検査部/ライソゾーム病センター　奥山虎之
　　　　　　　　　東京女子医科大学統合医科学研究所/附属遺伝子医療センター　山本俊至

目 次

序　文 ·· iii
執筆者一覧 ·· vii
本書疾患と遺伝形式・検査一覧 ·············· viii
基本的な個体記号 ································ xi

総　論

① 遺伝学的検査の概要
1　遺伝学の基礎知識 ·· 山本俊至　2
2　遺伝学的検査とは ·· 山本俊至　7

② 遺伝学的検査における留意点
1　遺伝学的検査を実施する際の留意点 ······················· 奥山虎之　16
2　出生前診断 ·· 奥山虎之　20
3　遺伝学的検査における小児期特有の問題 ··············· 奥山虎之　21
4　遺伝カウンセリング ·· 奥山虎之　22
5　倫理委員会への申請 ·· 奥山虎之　23

各　論

① 内分泌
1　特発性低身長（*SHOX* 遺伝子異常症） ············· 西村　玲，神﨑　晋　26
2　性分化疾患（*SRY* 遺伝子異常症） ··················· 西村　玲，神﨑　晋　29
3　Kallmann 症候群 ··································· 西村　玲，神﨑　晋　33
4　多発性内分泌腫瘍症 ······························· 西村　玲，神﨑　晋　36

② 代　謝
1　Lowe 症候群（眼－脳－腎症候群） ······························ 中西浩一　40
2　尿素サイクル異常症（OTC 欠損症など） ··················· 中村公俊　44
3　有機酸代謝異常症 ·· 但馬　剛　48
4　ミトコンドリア病 ·· 大竹　明　52
5　ムコ多糖症（ムコ多糖症 II 型を中心に） ··················· 奥山虎之　58
6　Fabry 病 ··· 小林正久　62
7　Pompe 病 ··· 小須賀基通　66

| 8 | ペルオキシソーム病（副腎白質ジストロフィーを中心に） | 下澤伸行 | 69 |
| 9 | 銅代謝異常症（Wilson 病） | 清水教一 | 74 |

③ 神経・筋

1	MELAS（mitochondrial myopathy, encephalopathy, lactic acidosis, and stroke-like episodes）	山本俊至	78
2	筋緊張性ジストロフィー	山本俊至	82
3	Xq28 重複症候群	山本俊至	86
4	Rett 症候群	山本俊至	90
5	脊髄性筋萎縮症	山本俊至	95
6	もやもや病	山本俊至	99
7	Prader-Willi 症候群	山本俊至	103

④ 免疫

| 1 | 原発性免疫不全症 | 今井耕輔 | 107 |

⑤ 血液・がん

1	血友病	滝 智彦	111
2	先天性赤芽球癆（Diamond-Blackfan 貧血）	滝 智彦	114
3	白血病における生殖細胞系列染色体異常	滝 智彦	118

⑥ 腎

1	Alport 症候群	中西浩一	121
2	多発性嚢胞腎	中西浩一	125
3	尿細管性アシドーシス	中西浩一	129

⑦ 循環器

1	遺伝性 QT 延長症候群	山岸敬幸, 吉田 祐	133
2	22q11.2 欠失症候群（DiGeorge 症候群）	山岸敬幸, 吉田 祐	138
3	先天性心疾患	山岸敬幸, 吉田 祐	142

⑧ 染色体異常

1	染色体微細欠失	下島圭子	147
2	不均衡転座	下島圭子	151
3	Robertson 転座による Down 症候群	下島圭子	155

⑨ 薬剤関連 PGx

1	Dravet 症候群におけるスチリペントールと CYP2C19 多型	甲賀健史, 小坂 仁	160
2	ワルファリンの治療・投与量予測	田口雅登, 市田蕗子	163
3	ミトコンドリア DNA の遺伝子変異によるアミノグリコシドの副作用（感音難聴）の発症予測	松永達雄	166
4	慢性 C 型肝炎に対するインターフェロン治療と *IL28B* 遺伝子多型	別所一彦	169

⑩ 骨系統・皮膚結合組織疾患

1	Marfan 症候群	古庄知己	172
2	Ehlers-Danlos 症候群	古庄知己	176
3	軟骨無形成症（軟骨異栄養症）	岡本伸彦	182
4	結節性硬化症	岡本伸彦	185

⑪ 腫瘍関連疾患

1	Gorlin 症候群	藤井克則	189
2	PTEN 異常による大腸ポリポーシス	佐々木美香	193
3	家族性乳がん（遺伝性乳がん卵巣がん症候群を中心に）	野口恵美子，有田美和	196
4	Noonan 症候群	岡本伸彦	200

⑫ 感覚器

1	色覚異常	岡本伸彦	204
2	難　聴	古庄知己	208

MIM 番号一覧 ················ 212
索　引 ················ 214

執筆者一覧

編集

奥山虎之	国立成育医療研究センター臨床検査部/ライソゾーム病センター
山本俊至	東京女子医科大学統合医科学研究所/附属遺伝子医療センター

執筆 (五十音順)

有田美和	筑波大学附属病院遺伝診療部
市田蕗子	富山大学大学院医学薬学研究部(医学)小児科学
今井耕輔	東京医科歯科大学茨城県小児・周産期地域医療学
大竹　明	埼玉医科大学小児科
岡本伸彦	大阪府立母子保健総合医療センター遺伝診療科
奥山虎之	国立成育医療研究センター臨床検査部/ライソゾーム病センター
小坂　仁	自治医科大学小児科
神﨑　晋	鳥取大学医学部周産期・小児医学
甲賀健史	自治医科大学小児科
古庄知己	信州大学医学部附属病院遺伝子診療部
小須賀基通	国立成育医療研究センター遺伝診療科
小林正久	東京慈恵会医科大学小児科学講座
佐々木美香	もりおかこども病院小児科
清水教一	東邦大学医療センター大橋病院小児科
下澤伸行	岐阜大学生命科学総合研究支援センターゲノム研究分野
下島圭子	東京女子医科大学統合医科学研究所/附属遺伝子医療センター
滝　智彦	京都府立医科大学附属病院遺伝子診療部
田口雅登	富山大学大学院医学薬学研究部(薬学)医薬品安全性学
但馬　剛	国立成育医療研究センター研究所マススクリーニング研究室
中西浩一	和歌山県立医科大学小児科
中村公俊	熊本大学大学院生命科学研究部小児科学分野
西村　玲	鳥取大学医学部周産期・小児医学
野口恵美子	筑波大学医学医療系遺伝医学
藤井克則	千葉大学大学院医学研究院小児病態学
別所一彦	大阪大学大学院医学系研究科小児科学
松永達雄	国立病院機構東京医療センター耳鼻咽喉科
山岸敬幸	慶應義塾大学医学部小児科
山本俊至	東京女子医科大学統合医科学研究所/附属遺伝子医療センター
吉田　祐	慶應義塾大学医学部小児科

本書疾患と遺伝形式・検査一覧

	遺伝形式	検査
内分泌		
特発性低身長（*SHOX*遺伝子異常症）	偽常染色体優性	FISH法，*SHOX*遺伝子変異解析
性分化疾患（*SRY*遺伝子異常症）	基本的に妊孕性を障害するため遺伝しない	内分泌検査，*SRY*遺伝子変異解析
Kallmann症候群	X連鎖劣性	内分泌検査，マイクロアレイ染色体検査，NGS
多発性内分泌腫瘍症	常染色体優性	Sanger法，MLPA法，NGS
代　謝		
Lowe症候群（眼－脳－腎症候群）	X連鎖劣性	マイクロアレイ染色体検査，*OCRL1*遺伝子変異解析，NGS
尿素サイクル異常症（OTC欠損症など）	X連鎖劣性	Sanger法，マイクロアレイ染色体検査，NGS
有機酸代謝異常症	常染色体劣性	有機酸代謝スクリーニング，Sanger法，NGS
ミトコンドリア異常症	常染色体劣性，あるいは母系遺伝	Sanger法，マイクロアレイ染色体検査，NGS
ムコ多糖症（ムコ多糖症II型）	X連鎖劣性	Sanger法，NGS
Fabry病	X連鎖劣性	GLA活性測定，*GLA*遺伝子解析，NGS
Pompe病	常染色体劣性	GAA酵素活性測定，*GAA*遺伝子解析，NGS
ペルオキシゾーム病（副腎白質ジストロフィー）	常染色体劣性，X連鎖劣性	脳MRI検査，内分泌検査，代謝スクリーニング，Sanger法，MLPA法，NGS
銅代謝異常症（Wilson病）	常染色体劣性	血液検査，*ATP7B*遺伝子検査（Sanger法），MLPA法，NGS
神経・筋		
MELAS	ミトコンドリア遺伝（母系遺伝）	脳波検査，頭部CT・MRI，乳酸・ピルビン酸測定，Sanger法，マイクロアレイ染色体検査，NGS
筋緊張性ジストロフィー	トリプレットリピートによる表現促進現象を伴う常染色体優性	Southern法，特異的PCR法
Xq28重複症候群	X連鎖劣性	定量的PCR法，MLPA法，マイクロアレイ染色体検査
Rett症候群	*MECP2*遺伝子変異，*CDKL5*遺伝子変異ではX連鎖優性，*FOXG1*遺伝子変異に関連した脳症の場合は常染色体優性	Sanger法，定量的PCR法，MLPA法，マイクロアレイ染色体検査，NGS
脊髄性筋萎縮症	常染色体劣性	PCR法

	遺伝形式	検査
もやもや病	常染色体優性	Sanger法, NGS
Prader-Willi症候群	ゲノム刷り込み	DNAメチル化解析, FISH法, マイクロアレイ染色体検査
免疫		
免疫不全症候群	常染色体劣性, X連鎖劣性	血液・血清学的検査, X線検査, Sanger法, マイクロアレイ染色体検査, NGS
血液・がん		
血友病	X連鎖劣性	血液凝固検査, *F8*および*F9*遺伝子検査（Sanger法）, NGS
先天性赤芽球癆	常染色体優性, X連鎖劣性	血液検査, Sanger法, マイクロアレイ染色体検査, NGS
生殖細胞転座と白血病	多因子遺伝	Gバンド法, FISH法, マイクロアレイ染色体検査
腎		
Alport症候群	X連鎖優性, 常染色体優性・劣性	尿検査, 腎生検, 組織切片染色, 遺伝子検査, NGS
多発性嚢胞腎	常染色体優性・劣性	超音波検査, CT・MRI, *PKD1*・*PKD2*遺伝子変異解析（Sanger法）, NGS
尿細管性アシドーシス	常染色体優性・劣性	尿検査, Sanger法, マイクロアレイ染色体検査, NGS
循環器		
遺伝性QT延長症候群	常染色体優性・劣性	心電図検査, Sanger法, NGS
22q11.2欠失症候群	散発性, 常染色体優性	心臓超音波検査, FISH法, マイクロアレイ染色体検査
先天性心疾患	常染色体優性・劣性	心臓超音波検査, Sanger法, NGS
染色体異常		
染色体微細欠失	常染色体優性あるいは新生突然変異（*de novo*）	FISH法, マイクロアレイ染色体検査
不均衡転座	均衡転座保因者である親由来あるいは新生突然変異（*de novo*）	Gバンド法, FISH法, マイクロアレイ染色体検査
Robertson転座によるDown症候群	転座保因者である親由来あるいは新生突然変異（*de novo*）	Gバンド法
薬剤関連PGx		
Dravet症候群	常染色体優性	*CYP*遺伝子多型検査（Sanger法, SNPチップ）
ワルファリン治療	常染色体優性	*VKORC1*・*CYP2C9*遺伝子多型検査（Sanger法, SNPチップ）

	遺伝形式	検査
アミノグリコシドの副作用（突発性難聴）	ミトコンドリア遺伝（母系遺伝）	mtDNA 遺伝子多型検査（Sanger 法）
慢性 C 型肝炎	常染色体優性	*IL28B* 遺伝子多型検査（Sanger 法，SNP チップ）
骨系統・皮膚結合組織疾患		
Marfan 症候群	常染色体優性	心臓超音波検査，身体所見，眼科検査，Sanger 法，MLPA 法，NGS
Ehlers-Danlos 症候群	常染色体優性	*COL3A1* 遺伝子変異解析，NGS
軟骨無形成症	ほぼ新生突然変異（*de novo*），まれに常染色体優性	身体所見，骨 X 線検査，NGS
結節性硬化症	常染色体優性あるいは新生突然変異（*de novo*）	超音波検査，CT・MRI，X 線検査，眼底検査，Sanger 法，MLPA 法，NGS
腫瘍関連疾患		
Gorlin 症候群	常染色体優性	Sanger 法，MLPA 法，NGS
PTEN 異常による大腸ポリポーシス	常染色体優性	Sanger 法，MLPA 法，マイクロアレイ染色体検査，NGS
家族性乳がん	常染色体優性	Sanger 法，MLPA 法，マイクロアレイ染色体検査，NGS
Noonan 症候群	常染色体優性	Sanger 法，NGS
感覚器		
色覚異常	多くは X 連鎖劣性	色覚検査，Sanger 法
難聴	すべての遺伝形式	聴力検査，Sanger 法，NGS

基本的な個体記号

	男性	女性	性別不明	コメント
家系員	□ 65y	○ 35y	◇ 1y6m	年齢は記号の外に記載する
罹患者	■	●	◆	塗りつぶしまたは密な斜線などを用いる
死亡者	⊘ d.65y	⊘ d.35y	⊘ d.1y6m	十字（†）は使用しない
来談者（クライエント）	□↗	○↗		遺伝カウンセリングもしくは遺伝学的検査を希望している家系員
発端者	P↗■	P↗●		来談理由となった，家系図の中の罹患者
死産児	⊘ SB 12w	⊘ SB 30w	⊘ SB	死産時の妊娠週数がわかれば記載 SB：死産（stillbirth）
妊娠中	P	P	P	妊娠週数がわかれば記載

分娩に至らなかった妊娠	罹患	非罹患	コメント
自然流産	▲	△	妊娠週数，性別が判明していれば記載

多胎	一卵性双胎	二卵性双胎	コメント
多胎			卵性不明のときは一卵性双胎の水平線の代わりに"?"と記載する

その他		コメント
保因者	⊡	遺伝形式に関係なく，生涯にわたって疾患が発現しないと考えられる変異保有者
未発症者	⊘	将来発症する可能性が高い変異保有者

総論

❶ 遺伝学的検査の概要
❷ 遺伝学的検査における留意点

総 論 ❶ 遺伝学的検査の概要

1 遺伝学の基礎知識

小児の遺伝性疾患の特徴

　遺伝学的研究の進歩によってヒトの病気の多くは遺伝的な要因と関連していることが明らかになってきた．感染症やアレルギー性疾患，肥満など，明らかに外的要因によって生じる疾患においてすら，易感染性や免疫機序，メタボリックな代謝能力といった遺伝的に規定される内的要因が少なからず関連している．このようにヒトの疾患は，遺伝的に規定された内的要因と生活習慣や環境による外的要因との組み合わせで発症する（図1）．壮年期以降に発症するAlzheimer病やParkinson病のような神経疾患においては，生まれつきの遺伝的な体質に加え，経年的な酸化ストレスの蓄積などにより，神経細胞の機能障害をきたして発症する．これに対して，出生後の生活習慣の影響が極めて少ない小児疾患の場合，外的要因の影響より，遺伝的な要因で発症する疾患が多いことは容易に理解しやすいだろう．

　Down症候群をはじめとする染色体異常症候群や先天奇形症候群などのなかには，出生直後から症状を示し，症状の組み合わせからすぐに診断される疾患もある．先天代謝異常症のなかには，見た目には判断できないものの，血液中の代謝産物にはすでに一定の変化が現れており，Guthrie検査などでいち早く異常を検出することができる疾患もある．その一方，知的障害の場合，乳児期早期には判断ができず，ある一定の年齢に達してからでなければ診断ができないものがある．家族性若年糖尿病（maturity-onset diabetes of the young：MODY）などは当初は全く何の症状や所見がなくとも，ある時期に突然症状を発現することがある．このように，遺伝的な疾患といえども，疾患によって臨床診断される年齢はまちまちであり，診断を確定するために必要となる遺伝学的検査を実施する時期も様々である．

生殖細胞系列の変異

　では，われわれは遺伝性疾患というものをどのように捉えればよいだろう．遺伝性疾患を科学的に定義するとしたら，生殖細胞系列における遺伝情報の担体によって次世代に伝えられうる情報の様々な変化により，個体に何らかの症状をきたした状態のこと，とでも定義できようか．この場合の遺伝情報の担体は，核内に格納されたゲノム以外にミトコンドリア遺伝子がある．後述するが，核内のゲノムは，検査方法によって染色体として検査対象とする場合や，DNAとして扱う場合があるが，ミトコンドリア遺伝子はDNAとし

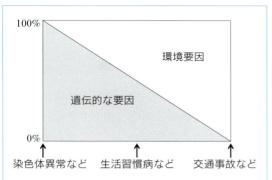

図1 表現型に与える遺伝的な要因と環境要因の割合
先天性疾患は遺伝的な要因が発症要因に占める割合が大きいが，交通事故などによる外傷は環境要因が発症の要因に占める割合が大きい．

表1 ヒトの遺伝性疾患に関わる遺伝形式

メンデル遺伝
- 常染色体優性遺伝形式
- 常染色体劣性遺伝形式
- X連鎖劣性遺伝形式

非メンデル遺伝
- 染色体転座によるもの
- ゲノム刷り込みに関わるもの
- トリプレットリピート病に関わるもの
- ミトコンドリア遺伝

てのみ扱うのが通常である．

　近年の研究の進歩によって，多くの癌は癌細胞内における多くの遺伝子変異の蓄積で形質転換して生じることがわかってきているが，癌細胞内における遺伝子変異は，癌細胞となったその細胞固有のものであり，次世代に受け継がれることはない．このような変異を体細胞変異とよび，次世代に伝わる可能性のある生殖細胞系列の変異とは区別して扱われる．

メンデル遺伝形式

　遺伝性疾患は次世代に伝わる可能性のある生殖細胞系列の遺伝情報の変化によって生じる疾患であるが，必ずしも見かけ上の症状が親から子へ遺伝するわけではない．というのも，常染色体劣性遺伝性疾患では両親が変異のヘテロ保因者であったとしても発症することはないし，突然変異の場合はそもそも両親には変異がないからである．遺伝情報の変化が表現型を伴って親から子へ伝わるのは常染色体優性遺伝性疾患だけである（表1）．

　優性と劣性の違いは遺伝子変異ないし染色体の異常が，2つの染色体のうちの一方にあるだけで即症状を示すかどうかによる．患者にも説明しやすいたとえがABO式血液型である．A型とB型はABO式血液型関連遺伝子の2つのアリル（遺伝子座）のうちのどちらか一方にあるだけで表現型につながる．一方がA型，もう一方がB型の場合，両方の表現型が現れAB型を示す．したがって，A型とB型は常染色体優性遺伝形式を示す．これに対してO型は，2つのアリルの両方がO型の場合，はじめてO型の表現型を示す．一方がA型かB型ならO型の表現型が隠されてしまう．したがって，O型は常染色体劣性遺伝形式を示す．

　常染色体上にある遺伝子の場合とは異なり，X染色体に位置する遺伝子の場合は性別によって表現型への現れ方に違いが生じる．女性の場合，X染色体は常染色体同様2本ずつあるため，劣性遺伝形質の場合，2つのアリルのうちの1つに変異があっても，もう1方に異常がなければ表現型に現れることがない．それに対して男性の場合，X染色体が1本しかないため，変異があれば劣性遺伝形質であっても即表現型に現れる．このような遺伝形式をX連鎖劣性遺伝形式という．

　これら優性遺伝形質と劣性遺伝形質による遺伝パターンを提唱したのがMendelであ

り，エンドウ豆の表現型を子細に観察することで導き出された法則であることはよく知られている．

非メンデル遺伝形式

すべての疾患がメンデル遺伝の法則に従うわけではなく，メンデル遺伝の法則に従わない遺伝形式が存在する．染色体異常の遺伝はメンデル遺伝の法則では説明できない場合がある．染色体の数的異常である aneuploidy は，精子や卵子の形成過程である減数分裂において生じる染色体不分離によるため，親世代から遺伝することはほとんどなく，基本的に突然変異で生じる．ただ，親世代が染色体間の均衡転座をもつ場合はやや複雑である．転座した2つの染色体を不均衡に受け継ぐと，不均衡転座をきたし，部分的な染色体の過不足を生じ，多発奇形の原因となる場合がある．

ゲノム刷り込みが関係する染色体領域の構造異常もメンデル遺伝に従わない．最もよく知られているのが Prader-Willi 症候群の責任領域である15番染色体長腕セントロメア近傍（15q11.2）が関係する場合である．この染色体領域に存在する遺伝子は，父親から受け継いだ場合にだけ働く遺伝子群と母親から受け継いだ場合にだけ働く遺伝子群がある．したがって，15q11.2 領域の微細欠失がどちらの親由来の染色体に起因するかによって症状が異なるのである（各論を参照）．

メンデル遺伝による常染色体優性遺伝では，親世代の表現型がそのまま次の世代に伝わり，症状が重篤化することはない．これに対して，世代を経るにしたがって症状が重篤化する遺伝形式がある．3塩基繰り返し配列の延長によるトリプレットリピート病である．3塩基繰り返し配列がある一定以上の長さになると，不安定化して親世代よりさらに延長することによる（各論を参照）．

もう1つメンデル遺伝の法則に従わないのがミトコンドリア関連の遺伝性疾患である．細胞内のエネルギー供給源である ATP 産生は，細胞内小器官であるミトコンドリアにおける解糖系代謝によって賄われるが，その代謝に関わる酵素の多くは核内の染色体ではなく，ミトコンドリアそのものにある．ミトコンドリアはすべて卵子に由来するため，ミトコンドリア遺伝子の変異によるミトコンドリア病は母系遺伝し，メンデル遺伝の法則に従わない（各論を参照）．

浸透率

遺伝性疾患には，その遺伝素因によって100％発症が規定される疾患もあれば，ある程度発症しやすさに寄与するだけのもの，その遺伝的素因をもっていても必ずしも100％発症するわけではない疾患もある．遺伝的な要因によって100％発症が規定される疾患と，そうでない疾患によって，遺伝学的検査で診断を確定させる意味合いは全く異なってくる．

例えば Down 症候群の場合，臨床症状から診断を鑑別することはそれほど難しくはない．しかし，ほとんどの場合染色体検査を実施し，21トリソミーであることを確認しているのが現状である．では，臨床症状でほぼ診断が確実な場合であっても，なぜ染色体検査を実施しなければならないのだろう．1つの理由は，臨床診断だけでは確定診断ではないので，客観的な裏付けとしての検査結果が必要であるという考え方があろう．患者家族

に疑い診断を告げ，確定させるために検査を行うという手続き上，必要であるとの考え方もあるといえる．しかし，何よりも，臨床的にDown症候群であると診断することができたとしても，full trisomyであるのか，あるいは転座型であるのかの違いは実際に染色体検査を行わない限り知ることができない．full trisomyと転座型の違いは，患者の臨床診断がDown症候群であるという事実に何ら影響を与えることはないが，その結果によって転座型とわかった場合には，両親から遺伝したものである可能性があり，もし親が保因者なら次子におけるリスクを意味するなど，発端者である患者とは直接関係がない意味をもってくることになる．このリスクを見落とすと問題が生じる可能性があることを知っておく必要がある（各論を参照）．

一方，遺伝的素因をもっていても100%発症するとは限らない疾患もある．例えばもやもや病である．*RNF213*遺伝子の変異がもやもや病患者のほぼすべてに同定されるが，この変異をもっていても，もやもや病にならない人のほうが大半である．このように遺伝子変異があっても必ずしも症状を示さない状態を浸透率が低いと表現する．もやもや病患者家族には家族集積が認められ，同胞発症も珍しくないが，同胞が*RNF213*変異を共有していたとしても，発症するとは限らないため，*RNF213*変異を検索する意味は，Down症候群における染色体検査とは全く別の意味合いになることが理解できよう（各論を参照）．

薬理遺伝学的検査も同様である．*CYP2C9*遺伝子多型によってワルファリンの代謝能力が異なるため，遺伝子多型によって投与量を検討する必要があるとされている．しかし，この遺伝的素因は，ワルファリンの服用が必要でない人にとっては何の関係もない（各論を参照）．

遺伝性疾患の特殊性

遺伝性疾患を語る場合には，2つの側面があることを常に意識しておかなければならない．1つは，遺伝情報は生命の設計図であり，その遺伝情報の変化は，その個体の表現型に直接影響するということである．他の一般的な臨床検査の結果が，単にその患者のその時点の病態を明らかにするのとは異なり，遺伝学的検査が明らかにする情報は，患者にとって生涯変化することがない所見である．個体における遺伝情報は基本的に生涯変化しないため，それを調べることにより現在の表現型の原因を知ることができるが，まだ現れていない疾患の発症予測に使うこともできる．したがって，遺伝情報は究極の個人情報であるともいえる．昨今の遺伝子解析技術の進歩により，安価に解析することが可能となり，個人の遺伝子解析がビジネスとして扱われるようになってきている．このような状況を受け，重要な個人情報たる遺伝情報が，安易に扱われることのないよう，個人情報保護法との関わりでも議論が進んでいる．特に医療においては，遺伝情報は特に秘匿すべきものとされており，通常の電子カルテとは切り離し，特別な手順を踏まなければ容易には閲覧できないシステムが利用されていることが多いのも，このような理由からである．

遺伝性疾患のもう1つの特殊性は，ある1人の患者の遺伝性疾患の診断に際し，血縁者にもその影響が波及する可能性があるということである．例えばある男児がDuchenne型筋ジストロフィーと診断されたとする．Duchenne型筋ジストロフィーはX連鎖劣性遺伝性疾患であるので，多くの場合，母親が保因者である．もし母親に未婚の妹がいたとする

と，妹も Duchenne 型筋ジストロフィーの保因者である可能性が出てくる．

このように遺伝性疾患の診断には，その個人の究極の個人情報を扱うことになるという面と，そこから派生して患者の血縁者にも関わるかもしれないという特別な事情がある．そのため，その実施や結果の開示などにも，特別な扱いが必要となることを知っておかなければならない．

遺伝子変異と表現型との関係

遺伝子の変異によって生じる効果には大きく分けて2種類ある．優性阻害（dominant negative）と機能喪失（loss of function）である．これにさらにハプロ不全（haploinsufficiency）という概念を理解しておくと，遺伝子変異と表現型の関係が理解しやすい．

メンデル遺伝病のうち，常染色体優性遺伝を示す疾患の遺伝子変異は，多くの場合 dominant negative 効果を示す．たった1つの素因によって規定されるのは，その変異が特別に強い毒性をもつからである．常染色体優性遺伝形式の遺伝性疾患が親から子へ遺伝するには，少なくとも子孫を残すだけの生殖能力がなければならない．しかし，Noonan 症候群をはじめとする先天奇形症候群で重度の障害を示すような疾患の場合，常染色体優性遺伝形式であっても dominant negative 効果が強すぎて次世代に伝えることができないため，実際には de novo 変異で生じている例がほとんどである．

これに対して，常染色体劣性遺伝を示す疾患の遺伝子変異は，多くの場合 loss of function を示す．大部分の代謝疾患は常染色体劣性遺伝形式を示し，両親は変異のヘテロ保因者である．loss of function 変異の場合，heterozygous（ヘテロ）保因者では2つの対立遺伝子（アリル）のうち，半分しか機能していないことになる．ただ，多くの代謝疾患の場合，元々100ある酵素機能が半分の50になった程度では何の機能障害も現れない．両親から共に変異を受け継いだ homozygous（ホモ）接合，あるいは compound heterozygous（複合ヘテロ）変異を示す患者では，両方のアリルが機能喪失し，元々100ある酵素機能が0にまで低下するため，代謝機能が失われて症状を発現することとなる．

haploinsufficiency は，遺伝子の機能に量的効果があるような遺伝子において関係する．遺伝子の機能に量的効果がある遺伝子の場合，元々100ある遺伝子機能が半分の50になっただけで症状をきたしてしまう．染色体微細欠失による場合や，nonsense（ナンセンス）変異などの loss of function 変異をヘテロで示すことによって発症するような疾患が該当する．遺伝子の機能に量的効果がある遺伝子の場合，染色体微細欠失などによってコピー数が減ることでも症状を示すが，それだけではなく，増加することによっても症状を示す場合がある．よく知られているのが Xq28 に位置する *MECP2* 遺伝子の重複である．*MECP2* 遺伝子は女児に特徴的な Rett 症候群の原因遺伝子であるが，重複してコピー数が増えるような場合，男性で重度精神運動発達遅滞を示す．つまり，*MECP2* 遺伝子には量的効果があるということを示している（各論を参照）．

参考文献
- 山本俊至：臨床遺伝に関わる人のためのマイクロアレイ染色体検査．診断と治療社，2012．
- 福嶋義光（監訳）：トンプソン&トンプソン遺伝医学．メディカル・サイエンス・インターナショナル，2009．
- 菅野純夫，他（監訳）：ゲノム医学．メディカル・サイエンス・インターナショナル，2016．

［山本俊至］

総論 ❶ 遺伝学的検査の概要

2 遺伝学的検査とは

遺伝学的検査の対象となるヒトゲノム

　ヒトゲノムの解読が終了し，ヒトのゲノムは30億塩基対によって構成されていることが明らかになった．1塩基対を1 mmに換算すると，全部で3,000 kmの長さになる．日本列島の北は北海道から南は沖縄くらいの長さである(図1)．遺伝学的検査の目的は，遺伝性疾患の原因となった変異が，この膨大なヒトゲノムのうちのどこにあるかを明らかにすることである．Down症候群は48 km程度の21番染色体が1本多い状態であるので，東京都程度の大きさの異常の有無を調べることとなる．それに対して，単一遺伝子疾患の場合，たった1塩基の置換で病気を発症する場合がある．例えばX染色体上にある*DMD*遺伝子のたった1つの塩基の欠失が生じると，男児の場合Duchenne型筋ジストロフィーを発症し，重度の筋力低下を示す．この場合，長い日本列島の中のたった1 mmの欠失を探さなければならないのである．分子レベルで構成され，電子顕微鏡を駆使しても見ることができないDNAの糸は，ヒストンに巻き付き，それがさらに幾重にも手繰り寄せられて，まるで毛糸でできたマフラーのようになって顕微鏡で見ることができる染色体を形作っている(図1)．患者で疑われているのは染色体レベルの異常なのか，あるいは遺伝子レベルの異常なのか，しっかりとしたストラテジーに基づいてどのような検査方法を用いるかなど，検査の計画を考えなければ容易には診断に辿り着かない(表1，図2)．砂場に落ちたコンタクトレンズをただやみくもに探すのは大変であるが，どのあたりにどのようなものがあるかあらかじめ検討することが診断への近道となる．

染色体レベルの異常を対象とする検査法

1) Gバンド法

　患者において，Down症候群をはじめとする染色体の数的異常が疑われる場合には，Gバンド法による核型解析が推奨される(各論を参照)．転座の有無を見極める必要があるからである．Gバンド法は，細胞から染色体標本を作製し，Giemsa染色により染色体を染色し，顕微鏡下でバンドパターンを確認して染色体の数的異常や構造異常の有無を，視覚的に確認する方法である．60年近く前から行われている古典的な手法であるが，転座などの構造異常を調べるには，今でも唯一の方法である．ただし，顕微鏡下での視覚的な観察には限界があり，10 Mb以下の微細な構造異常を検出することはできないし，解析技術の習得には相当な訓練を要する．

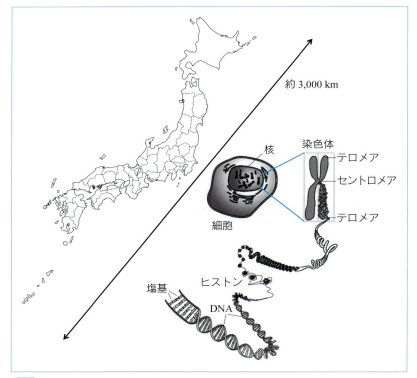

図1 ヒトゲノムの概念
DNAの1塩基を1 mmとすると，ヒトゲノムは日本列島ほどの大きさになる．顕微鏡でも見えないDNAはヒストンに巻き付き，絡み合って染色体を構成している．

表1 遺伝学的検査の種類

染色体レベルの異常を対象とする検査法
- Gバンド法
- FISH法
- M-FISH法
- MLPA法
- マイクロアレイ法

遺伝子レベルの異常を対象とする検査法
- Sanger法
- 次世代シーケンス法

2）FISH法

1990年代頃よりGバンド法では検出することができないほど小さな染色体の欠失が，先天奇形症候群の原因の一部となっていることが知られるようになった．22q11.2欠失症候群やWilliams症候群などである．これらの症候群は，Fallot四徴症や大動脈弁上狭窄など，極めて特徴的な症状や所見から，臨床的に診断することが可能である．そのため，ターゲットとなる染色体領域のプローブを用いたFISH法で直接的に欠失の有無を確認することができる．臨床的にDown症候群を疑う場合にGバンド法で確認するのとほぼ同じような意味がある．

FISH法は染色体微細欠失の確認に威力を発揮するが，標本上で，ターゲットとなる染

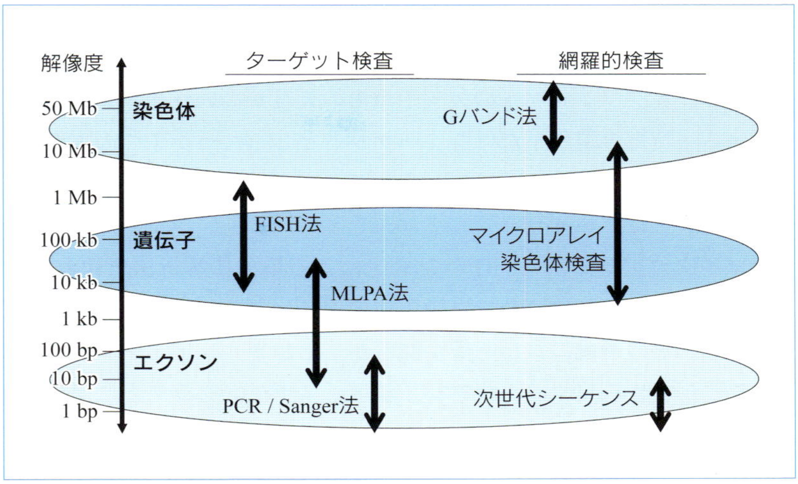

図2 染色体・遺伝子の検査と解像度のまとめ
各検査法と解像度を示した．縦軸は解像度を示す．核のなかの染色体をスライドに広げて顕微鏡で観察するのがGバンド法，染色体の疑わしい領域にくっついている光る物質を用いて顕微鏡でその有無や位置を観察するのがFISH法，特定のゲノム領域のコピー数変化を確認するのがMLPA法，特定の遺伝子の塩基配列を解読するのがPCR／Sanger法，そして一度に細かいところまでゲノムコピー数変化をスクリーニングすることができるのがマイクロアレイ染色体検査，網羅的に塩基配列を解読することができるのが次世代シーケンスである．

色体の位置を確認したい場合にも，唯一の方法となる．具体的には染色体転座を伴う構造異常の場合である．染色体転座は，短腕のないアクロセントリックな染色体がセントロメアで繋がってしまうようなRobertson転座もあるが，2つの染色体間で，末端同士の位置が入れ換わる場合が多い．Robertson転座は染色体全体が転座しているのでGバンド法でも確認できるが，染色体末端(サブテロメア領域)の微細な転座の場合にはGバンド法では確認することができない．このような場合，染色体末端のプローブを用いたFISH法を行うことで，目的とするシグナルが別の染色体領域に転座していないかどうか確認することができる．ただ，すべての染色体テロメア領域のFISHを行うのは効率的ではないため，実際には後述のマイクロアレイによって明らかになった所見を確認するためにFISH法が行われることとなる．

3) M-FISH法

FISH法は健康保険で認められているが，検査会社によってはFISH法の応用であるM-FISH法，あるいはSKY法といった，すべての染色体をmulti-color FISHで染め分ける方法を提供しており，転座による構造異常のスクリーニングや由来不明染色体の由来同定などに使われている．ただ，M-FISH法で同定するにはある程度の大きさの染色体断片である必要があり，微細なサブテロメア転座は同定できないことがある．

4) MLPA法

全染色体のサブテロメア領域など，ある程度数が限られた部分のゲノムコピー数異常を効率よく解析する方法としてMLPA (multiplex ligation-dependent probe amplification) 法という方法がある．定量的なPCR法を用いて欠失や重複がないかどうか正確かつ簡便に調べることができる．MLPA法は欧州の企業が特許をもつため，自由に解析に使うことはできない．対象とする部分にも自ずと限界があるため，全染色体のサブテロメア領域の欠失・

重複を調べる目的では，今やマイクロアレイに一日の長がある．ただ，Duchenne 型筋ジストロフィーの責任遺伝子である *DMD* 遺伝子など，非常に多くのエクソンから構成されており，エクソンレベルの欠失や重複の頻度が高い疾患においては，MLPA 法が頻用されている．特定の遺伝子だけをターゲットとし，たった1つのエクソンの欠失を調べたい場合には，マイクロアレイではかえって非効率的だからである．

5) マイクロアレイ法

マイクロアレイ法は，G バンド法による染色体解析法に代わる方法として，2005 年頃から欧米で普及し始めた．常染色体の場合，各染色体は2本ずつあるので，微細な欠失があると，その領域のコピー数が減るが，これをコンピュータによってグラフ化して検出することができる．マイクロアレイ法は，スライドグラス上に何万個ものプローブを配置して，一度に全染色体領域のゲノムコピー数異常をスクリーニングする方法である．高密度のプローブを用いることで，従来からの G バンド法では検出できない微細な染色体異常を正確に検出することができるようになった．2010 年に原因不明の先天性疾患に対してはマイクロアレイによる染色体検査を第一選択とすべき，との推奨が欧米の学会から出され，先進国ではすでに G バンド法にとって代わる染色体検査の定番となっている．わが国においては，保険制度の違いから，未だに臨床現場にはほとんど普及していない．

遺伝子レベルの異常を対象とする検査法

1) Sanger 法

DNA の塩基配列は，1980 年代に開発された Sanger 法によって実験室レベルで解析することができるようになった．Sanger 法は，PCR 法が基礎になっている．PCR 法では，目的とする DNA 断片の両端にプライマーを設定し，2つのプライマーに挟まれた DNA 領域を①DNA 変性（熱変性により DNA を1本鎖にする），②プライマーの annealing（プライマーが目的領域に hybridization する），③伸長反応（プライマーが hybridization した場所から1塩基ずつ DNA が合成される）の3ステップを繰り返すことにより，当該領域の DNA 断片を増幅させる．Sanger 法は，PCR で増幅させた DNA 断片を鋳型にしてプライマーが hybridization した場所から1塩基ずつ DNA が合成されるのを利用して取り込まれた塩基の種類を同定していく方法である．当初はゲル板を用いた電気泳動が用いられたが，ごく細いキャピラリー管を用いる方法が開発され，一気に普及した．ヒトゲノムプロジェクトでヒトの全 DNA 配列を明らかにできたのは，大量のキャピラリーシーケンサーを駆使したことによる．

さて，遺伝子診断を目的とした解析においては，Sanger 法は今も中心的な役割を果たしており，今後も不要となることはないが，Sanger 法には決定的な弱点がある．それは原理的に前もって塩基配列がわかっている領域に2つのプライマーを設計できていなければならないということである．つまり，未知の塩基配列を調べることはできないのである．また，PCR の原理上，せいぜい 600 bp 程度の断片の DNA を解析することができる程度である．1つの遺伝子をターゲットとした遺伝子解析が目的であれば全く問題がないが，広い対象領域を解析するにはコスト的に非効率である．そこで新たに開発されたのが次世代シーケンサーである．

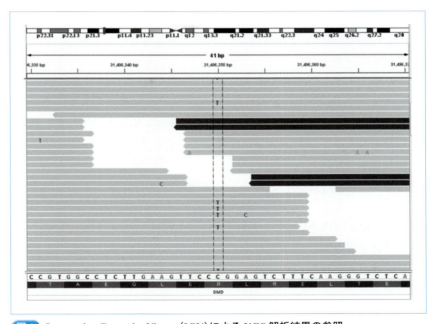

図3 Integrative Genomics Viewer（IGV）による NGS 解析結果の参照
多数の短い DNA 配列断片がヒトゲノムリファレンス配列上に瓦状に張り付けられている．一部リファレンス配列とは異なる配列が認められる．

2）次世代シーケンス法

　次世代シーケンサーを用いた次世代シーケンス（next generation sequencing：NGS）の原理は従来のキャピラリーシーケンサーとは全く異なる．DNA をランダムに断片化し，両断端にタグをつけてライブラリー化し，多少増幅させた後，ガラスの基盤上に固着させ，ライブラリーの端から順に 1 塩基ずつ蛍光色素で標識された核酸を取り込ませ，イメージング技術で塩基配列として読み込んでいくのである．ガラスの基盤上には何万ものライブラリーが固着しているので，キャピラリーシーケンサーを何千台も同時に使って解析するのと同等のデータが得られる．さらにプライマーが必要ないので，未知の塩基配列を同定することも可能となる．それもこれもコンピュータ技術の革新的な向上によってもたらされた．NGS では，150 bp 程度の短い DNA 断片の配列が無数に得られる．これらの解析には，ヒトゲノムプロジェクトで明らかになったヒトゲノムの一次配列の情報が必須となる．得られた DNA 断片の配列を，ヒトゲノム配列に張り付けていかなければならないからである（図3）．そのことによって，リファレンス配列とは異なる配列がないかどうか，簡単に明らかにすることができる．

　ヒトゲノムプロジェクトが終了したことで，ヒトの遺伝子は約 2 万個存在することが明らかになった．ヒトのメンデル遺伝病は，online inheritance in man（OMIM）に掲載されているが，現在までに約 6,000 疾患の遺伝病が存在するとされているので，遺伝子の 1/3 程度で疾患との関わりが明らかになっていることとなる．NGS は様々なアプリケーションに応用可能であるが，遺伝性疾患の原因となる変異を同定する目的では，遺伝子の翻訳領域だけを解析するエクソーム解析が主流となっている．エクソン領域だけに絞れば，ヒトゲノムのほんの数 % の領域を調べれば済むからである．対象を疾患との関わりが明ら

かな遺伝子だけに絞り込んだり，特定の疾患関連遺伝子だけをターゲットとする解析法など，研究者によって任意に対象を選択することも可能である．

目的とする遺伝子領域にエクソンレベルの欠失があった場合，Sanger法では正常アリルだけを解析してしまうため，異常を見つけることはできない．NGSも，基本的に塩基配列を調べる目的で行われるため，微細な欠失があったとしても，それを明らかにすることはできない．ただ，最近，NGSによるdepth情報を利用して，微細な染色体構造異常を明らかにする手法が開発されてきており，いずれはNGSがマイクロアレイによる染色体検査に取って代わる可能性がある．

トリプレットリピート病

Sanger法でもNGSでも解析することが難しいのが3塩基繰り返し配列の伸長によるトリプレットリピート病である．脊髄小脳変性症の場合，繰り返し配列は翻訳領域内にあり，繰り返し配列の伸長はせいぜい数十回程度であるが，脆弱X症候群や筋緊張性ジストロフィーでは何千回もの繰り返し延長があり，PCR法で同定することができない．PCR法ではslippageを起こしてしまうということもうまくいかない理由となる．そのため，トリプレットリピート病の場合，Southern法などの古典的な手法が用いられることが多い（各論を参照）．

ミトコンドリア病

ミトコンドリア遺伝子は，変異があったとしても変異ミトコンドリアの割合はヘテロプラスミーのため細胞ごとにまちまちである．ミトコンドリア遺伝子の塩基置換はSanger法で解析可能であるが，変異の割合はSanger法では調べることができない（各論を参照）．

多因子疾患

遺伝性疾患には，変異を有していても症状を示さない場合があり，浸透率として説明されるということを前述した．OMIMに掲載されているようなメンデル遺伝病のほとんどすべては単一遺伝子疾患であり，表現型と遺伝子は1対1で関連付けられる．これに対して，糖尿病や精神疾患など，比較的頻度が高く，ある程度家族集積性もあるが，必ずしも遺伝形式がはっきりしない疾患の場合，複数の遺伝子が発症に寄与している可能性がある．そのような疾患を多因子疾患という．これらの疾患の場合，関連遺伝子の多型（バリアント）による浸透率は低く，バリアントをもっていても必ずしも発症はしない．多くの場合，「そのバリアントをもっているとそうでない場合より，1.5倍糖尿病になりやすい」，というような判定となる．このような生活習慣病と関連する遺伝子のバリアントは非常に多く報告されており，それらが複数組み合わさって疾患への易罹患度が決まっていると考えられる．したがって，このような多因子疾患の遺伝子診断は今のところ体質診断的な要素が強く，医療機関ではなく，健康食品関連の会社などが自社製品のサービス提供と組み合わせて提供していることが多い．医師を介さず，検査会社が顧客と直接やりとりするため，direct consumer（DT）検査とよばれている．

多因子疾患に関わる生活習慣病は罹患患者が多く，遺伝子多型（バリアント）をもつ人の

表2 インターネットで利用できるデータベース

OMIM	http://omim.org
ヒトのメンデル遺伝病に関するカタログ Johns Hopkins大学の教授であった故McKusick博士が作成していたカタログ本が元になっている	
PubMed	http://www.ncbi.nlm.nih.gov/pubmed
米国国立医学図書館が運営する文献検索サイト 最も新しい知見のup-dateは他のデータベースより圧倒的に早いので，最新の知見を参照する場合に欠かせない	
UCSCゲノムブラウザー	https://genome.ucsc.edu
ゲノム解読された真核生物のゲノム情報サイト カリフォルニア大学サンタクルーズ校が運用する統合データベースであり，ヒトゲノムの一次配列などを参照する場合に必須	
DECIPHER	https://decipher.sanger.ac.uk
ゲノムコピー数異常を示す患者データベース Sangerセンターが運用しており，利用には登録が必要	

割合も高い．この関係をcommon disease-common variant仮説という．一方，浸透率が高く，その変異の影響で確実に重篤な疾患を発症するような強い影響をもつ変異は，まれにしか存在しない．この関係をrare disease-rare variant仮説という．

■ インターネット上の遺伝情報データベース

　近年，遺伝学的検査によって，診断効率が著しく向上し，マイクロアレイやNGSによる網羅的なCNV解析，SNV解析が日常的な検査になりつつある．従来のSanger法による解析では，目的とする疾患や遺伝子に精通した研究者が専門的に解析を行っていたのに対して，これらのスクリーニング検査を用いる場合，それまでは予想もしなかったgenotype-phenotype correlationが突然明らかになる場合がある．例えば知的障害のためにNGSによる遺伝子解析を行ったら，実は代謝疾患であり，それまで見逃されていたことがわかるような場合を実際に筆者も経験している．このことによって，それまでの専門疾患だけに精通していればよかった研究体制に変更が求められており，遺伝情報を駆使してあらゆる疾患の診断ができることが求められるようになると考えられる．明らかになったバリアントの臨床的な重みづけをすることをcuration，それを行う人をcuratorという．そして，このような解析システムをクリニカルシーケンスとよぶようになってきた．

　これらのスクリーニング的な遺伝学的検査を行おうとする医師は，得られた結果に基づきインターネット上のデータベースを検索するなどして，結果がもつ意味を可能な限り明確にし，患者に還元しなければならない．誰でもアクセスできるインターネット上のデータベースについて表2にまとめた．

■ 遺伝学的検査を行う場合のアルゴリズム

　遺伝学的検査を行うための解析方法が著しく進歩しており，患者の診断のためにどの方

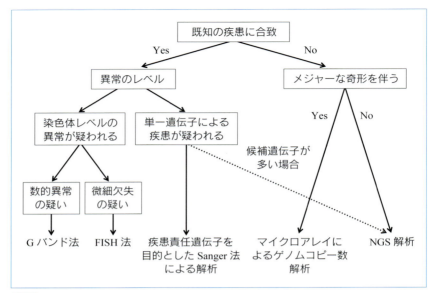

図4 遺伝学的検査手法の選び方

法を用いるべきか迷うことも多いと考えられる．米国臨床遺伝学会が，マイクロアレイ染色体検査をどのように実施すべきかを示した論文のなかで，臨床症状から鑑別診断が得られている疾患については，当該疾患の原因遺伝子ないし，染色体領域を優先的に解析することを推奨している．それは，NGSが普及してきたとしても同様である（図4）．

　2016（平成28）年4月から，健康保険で適用される遺伝学的検査の対象疾患が拡大されたが，それでもごく限られた疾患しか認められていないのが実情である．保険適用となる疾患については健康保険の範囲で当該責任遺伝子ないし染色体領域を解析することとなるが，保険適用のない疾患について遺伝学的検査を行う場合には，いかにcost benefitな解析方法を用いるかがむしろ最優先課題となる．臨床症状から疑う疾患の責任遺伝子が巨大で，多くのエクソンによって構成されているような場合，Sanger法で解析するより，NGSで網羅的に解析したほうがむしろコストを抑えることができるかもしれない．疾患責任遺伝子が複数あり，そのすべてを解析すると膨大な時間とコストがかかるような場合も同様である．臨床症状からは何の疾患か全く不明の場合はなおさらである．NGSデータからCNVも解析することができれば，今後はむしろ，個々の遺伝子を解析するよりは，NGS解析が最初のスクリーニング検査方法となる可能性が高い．

遺伝学的検査を行う必要性

　ここまで様々な遺伝性疾患の特徴とその遺伝的な要因，そしてその要因がどのような性質の変化によって生じるか，さらにそれをどのようにして明らかにするかについて概説してきた．最後に，患者において認められる遺伝性疾患の原因となる変異を遺伝学的検査で明らかにする目的について考えてみたい．

　先天代謝異常症の多くは，遺伝学的検査を用いずとも代謝スクリーニング検査で確定診断をつけることが可能である．代謝スクリーニング検査による確定診断は診断として十分

であり，原因遺伝子変異を特定することは必ずしも必要ではない．ただ，多くの場合，発端者の診断がつくことによって両親がヘテロの保因者であることが推測されることとなる．そうすると，次子において，約1/4の確率で発端者と同じ疾患の子が生まれてくることとなる．予後不良で重篤かつ治療法のない疾患の場合，出生前診断を行うという選択肢が出てくる．胎児由来物質で代謝スクリーニング検査を行うことができれば，遺伝子型がどうあれ，それにより出生前診断を行うことが可能となる．しかし，それができない場合は遺伝学的検査を行うしか方法がない．遺伝学的検査による出生前診断は，胎児由来DNAさえ採取できれば可能であり，絨毛細胞でも羊水でもDNA抽出は可能であり，汎用性がある．

　代謝スクリーニング検査の場合，発端者が陽性であれば，胎児が陽性か陰性かだけを調べればよいが，DNAを用いた遺伝学的検査によって出生前診断をするには，発端者の遺伝子型があらかじめ明らかになっておく必要がある．つまり，代謝スクリーニング検査で診断が確定していても，原因となった遺伝子変異を明らかにしていないと，出生前診断に応用できない場合があるということである．ただ，実際には，責任遺伝子の変異解析を行ったとしても，必ずしも変異を同定できるわけではなく，変異が同定できなかった場合でも，連鎖解析によって出生前診断を行うことは不可能ではない．

参考文献
- 山本俊至：臨床遺伝に関わる人のためのマイクロアレイ染色体検査．診断と治療社，2012．
- 福嶋義光(監訳)：トンプソン&トンプソン遺伝医学．メディカル・サイエンス・インターナショナル，2009．
- 菅野純夫，他(監訳)：ゲノム医学．メディカル・サイエンス・インターナショナル，2016．

[山本俊至]

総論 ❷ 遺伝学的検査における留意点

1 遺伝学的検査を実施する際の留意点

■ 要　旨

　遺伝学的検査には，他の臨床検査にない特徴がある．そのため，検査の実施においては，留意すべき諸課題がある．2011年に日本医学会では，「医療における遺伝学的検査・診断に関するガイドライン」[1]をまとめた．これは，すべての医療関係者が研究目的ではなく医療として遺伝学的検査を実施するときに留意すべき内容をガイドラインとしてまとめたものである．このガイドラインは，すべての医療関係者を対象とした総論的な内容となっている．

　日本小児科学会では，2011年6月に遺伝学的検査検討ワーキンググループ（委員長：奥山虎之）を組織し，遺伝学的検査の実施において，小児期に特有な諸問題に対する留意点をQ and Aの形でまとめ，日本小児科学会ウェブサイトに掲載した[2]．

　本稿では，日本医学会ガイドラインとそれを補完する日本小児科学会Q and Aの記載をもとに，小児科医が遺伝学的検査を実施する際に考慮すべき課題について詳述する．

■ 遺伝学的検査と遺伝子検査

　はじめに用語について解説する．日本医学会「医療における遺伝学的検査・診断に関するガイドライン」（2011年2月）[1]によると，遺伝学的検査とは，ヒト生殖細胞系列における遺伝子変異もしくは染色体異常に関する検査およびそれに関連する諸検査（遺伝生化学的検査など）を意味している．例えば，遺伝子産物としての酵素活性低下を生化学的に検査し，先天代謝異常症の診断に用いる場合は，その検査は遺伝子の変異解析ではないが，遺伝学的検査と考える．すなわち，遺伝学的検査は遺伝性疾患を診断するために実施される検査の総称とすることができる．これに対して，遺伝子検査とは，上記の遺伝学的検査のほかに，感染症への罹患の有無などを目的として病原微生物の遺伝子を検査する"病原体遺伝子検査"やがん細胞における遺伝子変異を検出する目的で使用される"ヒト体細胞遺伝子検査"が含まれる．

　遺伝学的検査と遺伝子検査は異なった概念であり，それぞれに共通部分と非共通部分があるので，用語は適切に分けて使用すべきである（図1）．

■ 遺伝学的検査を実施する際の留意すべき課題

　遺伝学的検査は臨床検査の1つである．しかし，一般の臨床検査にはない，以下のよう

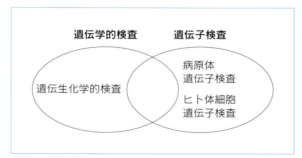

図1 遺伝学的検査と遺伝子検査の概念

遺伝学的検査には，遺伝子検査による遺伝学的検査のほかに遺伝生化学的検査も含まれる．これに対して，病原体遺伝子検査やヒト体細胞遺伝子検査は，遺伝学的検査には含まれない．

な特徴がある．
①生涯変化しないこと．
②血縁者間で一部共有されていること．
③血縁関係にある親族の遺伝型や表現型が比較的正確な確率で予測できること．
④非発症保因者（将来的に発症する可能性はほとんどないが，遺伝子変異を有しており，その変異を次世代に伝える可能性のある者）の診断ができる場合があること．
⑤発症する前に，将来の発症をほぼ確実に予測することができる場合があること．
⑥出生前診断に利用できる場合があること．

これらの特長は，すでに発症している患者の診断を目的として行われる遺伝学的検査については，一般の臨床検査とほぼ同様に実施することができるが，非発症保因者の診断や出生前診断を目的に行われる遺伝学的検査については，遺伝学的検査の特性を十分に考慮する必要があることを示唆している．

ⓐ すでに発症している患者の診断を目的として行われる遺伝学的検査（図2）

前述のとおり，この場合の遺伝学的検査は他の診断を目的とした臨床検査と同様に扱われる．遺伝学的検査の検査前説明と同意の確認は原則として主治医が行う．主治医は，遺伝学的検査の結果を一連の診療の流れのなかでわかりやすく説明することが要求される．

これまで，遺伝学的検査の結果が血縁者に与える影響を考慮して，検査を受けるか否かの意思決定を自律的に行うことが強調されてきた．しかし，近年の医療の進歩により早期診断・早期治療が患者の予後を大きく変えることができる遺伝性疾患の数も増えてきた．そのような背景を考慮すると，"自律性"を強調しすぎて診断時期を遅らせることが患者の利益につながらない場合も生じている．早期診断・早期治療が重要と判断される場合は，主治医は速やかに診断することの重要性を特に強調し，積極的に遺伝学的検査の実施を促すことも必要である．

一方，依然として，治療法のない疾患も多数存在する．患者にとってのメリットが高くない疾患の確定診断のために遺伝学的検査をする場合は，その血縁者に与える影響を十分に考慮すべきであり，必要に応じて遺伝カウンセリングを検査前に実施することも考慮すべきである．

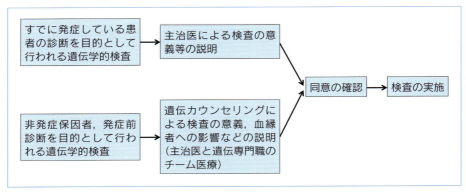

図2 遺伝学的検査のフロー
すでに発症している患者の診断目的の検査と非発症保因者診断，発症前診断では検査実施前のフローに違いがある．

b 非発症保因者，発症前診断を目的として行われる遺伝学的検査（図2）

　非発症保因者，発症前診断を目的として行われる遺伝学的検査においては，検査を実施する前に，検査の意義とその結果がもたらす影響などを被検者に十分に理解してもらうために，遺伝カウンセリングを行うことが推奨される．

1）非発症保因者診断

　常染色体劣性遺伝性疾患やX連鎖劣性遺伝性疾患の保因者は，当該疾患を発症せず，治療の対象にもならない場合が多い．すなわち，非発症保因者となる．しかし，自身が保因者であるかどうかは，自身の罹患児発症の可能性に関係する．特に血縁者にX連鎖性疾患に罹患した患者がいる女性にとっては，大きな問題となる．非発症保因者診断は，本人の希望と同意があれば実施する．

　ただし，X連鎖性疾患のなかには女性保因者が高率に発症する疾患もある．特に早期治療が有効な疾患については，未成年者でも両親の同意を得たのちに積極的に保因者診断することが望ましい．

2）発症前診断

　治療や予防が可能な疾患の発症前診断は，被検者の予後を良好に保つためにも積極的に実施すべきである．一方，有効な治療手段のない疾患の発症前診断は，検査の目的の妥当性を検査前に遺伝カウンセリングにおいて十分に確認する必要がある．

3）薬理遺伝学的検査

　薬理遺伝学的検査は，生殖細胞系列の遺伝情報であるが，単一遺伝子疾患の遺伝情報とは異なり，通常の診療情報と同様に扱うことができる．これらの遺伝情報は，薬物代謝酵素の個人差などから適切な薬物投与量を推定し，有効性を確保できるだけでなく，過剰投与による副作用の回避にも有用である．

　遺伝学的検査の実施に際して留意すべき事項を，日本医学会および日本小児科学会の見解をもとに詳述した．遺伝学的検査を実施する場合は，検査をオーダーする医師は，遺伝学的検査の有する他の臨床検査にはない特徴を十分に理解したうえで実施することが望ま

れる．一方，慎重な対応をするあまり，検査を躊躇することは避けるべきで，必要のある検査は積極的に実施するという態度が重要である．

引用文献

1) 日本医学会：医療における遺伝学的検査・診断に関するガイドライン．2011年2月．
   http://jams.med.or.jp/guideline/genetics-diagnosis.html
2) 日本小児科学会：日本医学会ガイドライン「医療における遺伝学的検査・診断に関するガイドライン」に対するQ and Aについて．2013年7月12日．
   https://www.jpeds.or.jp/modules/guidelines/index.php?content_id=30

［奥山虎之］

総論 ❷遺伝学的検査における留意点

2 出生前診断

　出生前診断には，不特定の妊婦やその配偶者を対象とした場合と，ある特定の疾患のリスクを有する家族だけが対象となる場合がある．前者は，染色体異常児を診断するために行われる胎児由来細胞の染色体検査である．近年急速に発展している妊婦の血液中の胎児由来DNA断片を検出する新型出生前診断(non-invasive prenatal testing：NIPT)もこの範疇に入る．これに対して，先天代謝異常症などの重篤な単一遺伝子疾患を生んだ経験のあるカップルの次の妊娠の際の出生前診断が後者に属する．ここでは，後者について言及する．

　重篤な単一遺伝子疾患の子どもを産んだカップルに対しては，適切な時期に次子の希望を確認し，次子の再発リスクについての説明を行う．これは，発端者の遺伝子解析には比較的時間を要することもあり，妊娠が確認された後では，出生前診断の希望があっても事実上不可能になる場合が多いからである．

　出生前遺伝子診断を行う場合は，受精卵由来の細胞のDNAを得ることが必要となる．この目的で用いられる方法は，絨毛細胞か羊水細胞である．絨毛細胞は妊娠10～12週時に，羊水細胞は妊娠16週以降で採取する．絨毛採取では，比較的多くの細胞を取ることができるので，培養することなく検査を実施できる．これに対して，羊水穿刺で得られる細胞数は少なく，通常の遺伝子検査に使用するためには培養して細胞数を増やす必要がある．そのため，検査を実施する時間的余裕が少なくなることから，出生前遺伝子検査では絨毛細胞を使用することが多い．しかし，絨毛採取時の流産リスクが約1％あり，羊水穿刺の0.3％より大きいことは考慮する必要がある．また，絨毛細胞を採取するときに誤って妊婦の組織を採取するリスクもあるので，遺伝子検査の結果が，母親の結果と同じでありかつ染色体が女性核型の場合は，多型検査を実施して胎児由来の細胞のDNAであることを確認する必要がある．

　出生前診断は，罹患児の場合は人工妊娠中絶を行うことが前提となっているケースが多い．しかし，疾患によっては，胎児期からの治療や出生直後からの治療や発症予防などにより発端者とは異なった良好な予後が得られる場合もあることは検査前の遺伝カウンセリングなどで十分に説明すべきである．

[奥山虎之]

総　論　❷遺伝学的検査における留意点

3 遺伝学的検査における小児期特有の問題

検査の同意取得

　遺伝学的検査の実施前に同意が必要であることはすでに述べた．しかし，未成年者などで同意能力のない者を対象とした遺伝学的検査が医療上必要になることは少なくない．その場合，両親などの代諾者の同意（インフォームド・コンセント）のもとで検査を実施することになる．代諾者の同意で検査を実施する場合は，被検者の理解度に応じた説明と本人の了解（インフォームド・アセント）を取得することが望ましい．

　インフォームド・コンセントやインフォームド・アセントを取得する年齢については，一定の規則はなく，検査を実施する医師が被検者の状況，理解力，成熟度などを考慮して適切に判断すべきとされている．表1に1つの目安を示す．

成長後の結果開示

　代諾で小児期に実施した遺伝学的検査は，概ね16歳以上の理解力が進んだ段階で本人に説明することを原則とする．将来発症することのない疾患の保因者診断や成年期以降に発症する可能性のある疾患の発症前診断は，原則的に実施すべきではないが，意図せずに偶然に判明する場合もある．そのような場合には，概ね16歳以上で本人が結果の開示を希望した場合は，本人の同意書への署名と保護者の了解のもとに開示を行うことを原則とする．

表1 小児期における遺伝学的検査のインフォームド・コンセントとアセント

本人の年齢	同意 本人	同意 代諾者
小学生	A1	C
中学生	A2	C
高校生から20歳未満	C	C
成人	C	不要

C：インフォームド・コンセント．
A1：インフォームド・アセント（診療録にアセント実施日を記載）．
A2：インフォームド・アセント（本人署名と署名年月日の記載）．

［奥山虎之］

4 遺伝カウンセリング

　遺伝学的検査・診断に際しては，必要に応じて適切な時期に遺伝カウンセリングを実施する．

　遺伝カウンセリングの前提となるのは，疾患に対する正しい知識である．したがって，遺伝カウンセリングを始める前には，クライエントは疾患に関する正しくかつ最新の知識をもっていることが望ましい．また，治療法については，わが国での実施が可能かどうかも十分に説明する必要がある．特に希少疾患の場合，治療法の効果や限界を熟知している医師は少ない．しかし，これらの知識があいまいな段階で遺伝カウンセリングを行うことは非常に危険である．

　一例を示す．ある臨床遺伝専門医が最近治療法の開発された先天代謝異常症の出生前診断を依頼された．その専門医は治療法が開発されたことは知っていたが，その治療法は，全身症状の改善にはある程度有効であったが，発達障害には全く無効であることを知らなかっただけでなく，それを当該疾患の診療経験のある医師にも確認せずに「この疾患は出生前診断の対象ではない」として門前払いをしたという．患者家族はわが子の治療をしながら本治療法の限界を身をもって体験していたので，この臨床遺伝専門医の無知をすぐに理解し，別の診療経験が豊富な医師のところを訪ねて出生前診断を行うことができた．

　この例が示すように，遺伝カウンセリングは必ず当該疾患の診療経験が豊富な医師と遺伝カウンセリングに習熟したものが協力し実施する必要がある．もし，当該疾患の診療経験が豊富な医師が遺伝カウンセリングに参加できない状況の場合は，遺伝カウンセリング担当者は事前に電話かメールで必要な知識を入手するなど，適切に対応することが求められる．

［奥山虎之］

総　論　❷遺伝学的検査における留意点

5 倫理委員会への申請

　日本小児科学会では,「診断的な意義が確立した遺伝学的検査」を実施する場合は，それをあらかじめ倫理委員会に提出する必要はない，という見解を示している．診断的意義が確立した遺伝学的検査とは，遺伝学的検査の臨床的妥当性，すなわち遺伝子変異と疾患発症との関連を明らかにする研究結果があり，さらにその結果が他の研究者により確認されていることとしている．具体的には，ピアレビューのある学術雑誌に複数の科学論文が掲載され，かつ論文等によりその関係が否定されていない，という条件を満たす遺伝学的検査のことである．

　これに対して，当該疾患と遺伝子異常の関係が完全には解明されていない研究的要素がある遺伝学的検査や，公的研究費を用いて分析が行われるためにヒトゲノム・遺伝子解析研究などの指針の対象となる場合は倫理委員会への申請が必要となる．さらに，実施施設が倫理委員会での承認を求める場合は，「診断的な意義が確立した遺伝学的検査」であっても申請を必要とする．

［奥山虎之］

各論

1. 内分泌
2. 代　謝
3. 神経・筋
4. 免　疫
5. 血液・がん
6. 腎
7. 循環器
8. 染色体異常
9. 薬剤関連 PGx
10. 骨系統・皮膚結合組織疾患
11. 腫瘍関連疾患
12. 感覚器

各論 ❶内分泌

1 特発性低身長
（*SHOX* 遺伝子異常症）

症例提示

症　例：11歳，女児（II-1）．
主　訴：低身長．
家族歴：父（I-1）は身長−1.0 SD であったが，前腕の骨変形を認めた．母，弟は正常身長で骨変形を認めない（図1）．
現病歴：在胎39週4日，体重2,840 g，身長45 cm で仮死なく出生．6歳11か月時，低身長（105.4 cm，−2.65 SD）のため受診．成長ホルモン（GH）分泌刺激試験で異常を認めず，SGA（small-for-gestational age）性低身長として GH 治療を開始された．11歳8か月時，身長140.2 cm（−1.08 SD）と改善を認めたが，前腕変形を指摘された．

診断へのアプローチ

上肢 X 線検査にて Madelung 変形（図2）を認めたことにより，*SHOX* 遺伝子異常症が疑われた．FISH 法を行ったところ，*SHOX* 遺伝子領域の染色体微小欠失が認められた[1]．

疾患概要

SHOX 遺伝子（short stature homeobox containing gene）は，性染色体短腕末端の偽常染色体領域（short arm pseudo-autosomal region，PAR1）に存在する成長関連遺伝子である．PAR1は，X 染色体短腕末端と Y 染色体短腕末端に共有される約 2.6 Mb の領域で，X 不活性化を受けないため，*SHOX* 遺伝子は男女とも2つのアリルが共に活性型として存在する．SHOX タンパクは胎児期より認められ，骨端成長軟骨板の肥大軟骨細胞に特異的に発現しており，軟骨細胞の分化・増殖を調節することにより，これら部位の骨の成長・成熟に関与している．したがって，*SHOX* の変異によって軟骨細胞の異常増殖や異常分化が起こり，骨端成長軟骨板の機能障害が惹起され，成長が障害されると推定される．*SHOX* は遺伝子量効果を有しており，1コピーの機能喪失（ハプロ不全）により低身長，Turner 骨格徴候（第4中手骨短縮・外反肘），Madelung 変形（橈骨の短縮・弯曲，尺骨の背側偏位による手関節の亜脱臼）を特徴とする Léri-Weill 軟骨骨異形成症（Léri-Weill dyschondrosteosis：LWD）を生じ，2コピーの機能喪失（ヌル欠損）では，Langer 中肢骨短縮症を起こす[2,3]．一方，Klinefelter 症候群など，*SHOX* のコピー数過剰では高身長を呈する．

SHOX ヘテロ異常の70〜80％は *SHOX* を含む染色体微小欠失により，翻訳領域内の塩

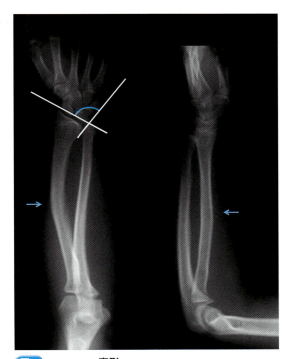

図1 家系図

表1 *SHOX* ヘテロ異常の臨床像

SHOX ヘテロ異常
出生時身長（平均） －1.1 SD
表現型 ・特発性低身長 ・Turner 骨格徴候を伴う LWD ・Turner 骨格徴候を認めない LWD

図2 Madelung 変形

11歳，女児．橈骨短縮と彎曲，carpal angle 減少（通常は108°以上）を認める．

基置換はまれである．*SHOX* 遺伝子翻訳領域を含む PAR1 の微小欠失は FISH 法で検出可能である．*SHOX* ヘテロ異常は表現型に多様性が認められ，骨所見を伴わない特発性低身長，Turner 骨格徴候を認めない LWD，Turner 骨格徴候を伴う LWD がある．出生時身長の平均は－1.1 SD で，LWD を有する場合は成長障害の程度が強くなる（表1）．LWD は男女比 1：4 と女性に多く，思春期以降の女性患者で重症化する傾向がある．これはエストロゲンの作用により四肢遠位部が早期癒合を起こすためである[2]．

遺伝学的検査の臨床的意義

SHOX ヘテロ異常の確定診断には，遺伝学的検査が必須である．特発性低身長での *SHOX* ヘテロ異常の頻度は約 1～2％ とされるが，LWD が存在する症例では約 60～90％ と高率に異常を認める．LWD が明瞭でない場合も，arm span の短縮や座高／身長比の増加が認められる場合は *SHOX* 遺伝子異常症が疑われる．

SHOX ヘテロ異常の多くが染色体微小欠失であることから，FISH 法が第一選択となる．これは保険適用内で検査可能である．FISH 法で欠失が否定された場合，MLPA（multiplex ligation-dependent probe amplification）法や変異解析を行う．MLPA 法ではエンハンサー領域の欠失も同時に検出可能である．*SHOX* 遺伝子の 1 塩基変異やエンハンサー領域の欠失でも診断は確定される．

遺伝カウンセリングのポイント

SHOX 遺伝子は性染色体に存在するため，偽常染色体遺伝形式をとる．これは X 染色

体と Y 染色体の 2 つの性染色体間で常に交換が可能な偽常染色体領域の遺伝子にみられる遺伝形式で，常染色体優性遺伝形式によく似る[4]．重症度に差はあるが，男女とも 50% の確率で児に伝播する．SHOX ヘテロ異常による低身長の浸透率は，LWD を有する場合は約 85%，LWD を欠く場合は約 50% と推定される．染色体微小欠失でなく SHOX 遺伝子内の変異を示すだけの場合，隣接する遺伝子の影響はないため，成長障害と骨変形以外の合併症は認めず，知能も正常である．また，思春期発達と妊孕性は一般的に正常であるが，LWD は思春期女性で増悪することを念頭に置く．GH 治療が身長予後の改善に有効とされている[5]．

引用文献

1) Fukami M, et al.: Transactivation function of an approximately 800-bp evolutionarily conserved sequence at the *SHOX* 3' region: implication for the downstream enhancer. *Am J Hum Genet* 2006; **78**: 167-170.
2) 室谷浩二：*SHOX* 遺伝子異常症．小児内科 2015; **47**（増）: 331-336.
3) 深見真紀，他：SHOX 異常症．小児診療 2004; **10**: 1609-1616.
4) ロバート・L・ナスバウム，他（著），福嶋義光（監訳）：トンプソン&トンプソン遺伝医学．メディカル・サイエンス・インターナショナル，2009：146-147.
5) Blum WF, et al.: GH treatment to final height produces similar height gains in patients with SHOX deficiency and Turner syndrome: results of a multicenter trial. *J Clin Endocrinol Metab* 2013; **98**: E1383-E1392.

［西村　玲，神﨑　晋］

各論 ❶ 内分泌

2 性分化疾患
（*SRY* 遺伝子異常症）

症例提示

症　例：16 歳，女性（II-1）．
主　訴：思春期遅滞．
家族歴：14 歳の妹（思春期発来あり）（II-2）と 11 歳の双子の妹と弟（II-3，4）は健康（図 1）．
既往歴：特記事項なし．
現病歴：思春期遅発症のため 15 歳から女性ホルモン補充療法を受けていた．高ゴナドトロピン性性腺機能低下症の精査のため受診となった．
現　症：身長 174 cm（90 〜 97 パーセンタイル），体重 75 kg．Tanner 分類は乳房 3 度，恥毛 3 度．外性器は正常女性型．その他の奇形を認めない．
検　査：超音波検査では，思春期前の子宮を認めたが，卵巣は検出不可であった．

診断へのアプローチ

　性分化疾患（disorders of sex development：DSD）を疑い，G バンド法を行ったところ，染色体は 46,XY であった．また，FISH 法では *SRY* 遺伝子の欠失や転座は認めなかった．直接シーケンス法による *SRY* 遺伝子解析では，点変異 c.266A>C（p.Glu89Ala）を認めた．*in silico* 解析により，同部位の変異がタンパクの構造異常を示すことが示唆された．また，EMSA（electrophoretic mobility shift assay）により，変異 SRY タンパクの DNA 結合能低下が認められた．
　家族の遺伝子解析をしたところ，14 歳の妹は 46,XY であり，姉と同様の *SRY* 遺伝子変異を有していた．父親，弟に *SRY* 遺伝子変異は認めず，母と 11 歳の妹は 46,XX であった[1]．

疾患概要

　性分化の過程では，染色体構成を含む遺伝的性（genetic sex）により，まず性腺の性（gonadal sex）が決定され，それに従って内性器・外性器（phenotypic sex）や脳の性（brain sex, gender identity）が分化していき，胎児期に概ね完了する．遺伝的性は，男性では 46,XY，女性では 46,XX という受精時の染色体構成により決定される．性腺は，男女共通の未分化性腺が Y 染色体上の性決定遺伝子 *SRY* の存在によって胎児精巣に，存在しないとき胎児卵巣へと分化する．*SRY* が存在する場合，シグナル伝達下流の遺伝子が活性化され，胎

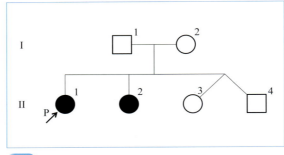

図1 家系図

表1 染色体核型による性分化疾患（DSD）の分類

sex chromosome DSD	46,XY DSD	46,XX DSD
1. 45,X（Turner症候群など） 2. 47,XXY（Kleinefelter症候群など） 3. 45,X/46,XY（混合性性腺異形成, 卵精巣性：ovotesticular DSD） 4. 46,XX/46,XY（キメラ, ovotesticular DSD）	1. 精巣分化異常 　①完全型性腺異形成（Swyer症候群） 　②部分型性腺異形成 　③精巣退縮症候群 　④卵精巣性（ovotesticular）DSD 2. アンドロゲン合成障害・作用異常 　①アンドロゲン生合成障害（17βHSD欠損症, 5αリダクターゼ欠損症, StAR異常症など） 　②アンドロゲン不応症（CAIS, PAIS） 　③LH受容体異常（Leydig細胞無形成, 低形成） 　④AMHおよびAMH受容体異常（Müller管遺残症） 3. そのほか（重症尿道下裂, 総排泄腔外反など）	1. 卵巣分化異常 　①卵精巣性（ovotesticular）DSD 　②精巣発生異常：testicular DSD（SRY^+, dupSOX9など） 　③性腺異形成症 2. アンドロゲン過剰 　①胎児性（21水酸化酵素欠損症, 11β水酸化酵素欠損症など） 　②胎児胎盤性アンドロゲン過剰（アロマターゼ欠損症, POR異常症） 　③母体性（Luteoma, 外因性など） 3. そのほか（総排泄腔外反, 腟閉鎖, MURCSなど）

MURCS：Müllerian, renal, cervicothoracic somite abnormalities.
〔緒方　勤，他：性分化異常症の管理に関する合意見解 Consensus statement on management of intersex disorders LWPES/ESPE Consensus Group．日児誌 2008; **112**: 565-578．〕

児精巣のSertoli細胞の誘導が起こる．Sertoli細胞から分泌される抗Müller管ホルモン（AMH）により，Müller管は消退し，Leydig細胞から分泌されるテストステロンによりWolf管が精管・精囊・精巣上体へと分化し，テストステロンから5αリダクターゼによって変換されたジヒドロテストステロン（DHT）により外性器の男性化が生じる．一方，胎児卵巣ではAMHが作用しないことでMüller管が子宮・卵管・腟上部へと分化し，テストステロンが作用しないことでWolf管が退縮し，DHTが作用しないことで外性器が女性化する[2]．

DSDは，染色体，性腺，解剖学的性（内性器，外性器）に整合性がとれていない状態であり，病態は性染色体の核型と性分化の過程により分類できる（表1）[3]．有病率は1/2,500〜3,000と報告されている[4]．

*SRY*異常症では，遺伝子内変異などにより上記過程が障害され，完全型XY性腺異形成

(Swyer症候群)を発症することがある．症例の多くは思春期遅発症や無月経をきたし，思春期年齢以降は適切な性ホルモンの補充が必要となる．さらに，性腺異形成による性腺腫瘍が高率に発生するため，いずれかの時期に性腺摘出が必要となる．

46,XY DSD の約15％が *SRY* 異常症によるとされる[1,5]．*SRY* はY染色体短腕の遠位端にある偽常染色体領域(PAR1)の近傍に存在するが，まれにXp遠位部に転座していることがある．この転座はX染色体PAR1よりセントロメア側が切断点となり，Y染色体と相同染色体組換えをきたすことによる[6]．この相同領域間の異常組換えにより，*SRY* を含むY染色体を有するX染色体が形成され，*SRY*(＋)XX male となる．同一の原因で *SRY*(－)XY female も存在するが，その頻度は *SRY*(＋)XX male の約1/100と少ない．*SRY* 陽性46,XX DSD では，ambiguous genitalia(非定型な外性器)，混合性性腺異形成，完全男性型など，多様な表現型を示す．多くは正常男性型であっても，性腺機能低下や女性化乳房，男性不妊で発見される．

遺伝学的検査の臨床的意義

性分化異常ではまずGバンド法を提出し，*SRY* 遺伝子の有無を確認するためには追加でFISH法を行う．*SRY* 遺伝子解析は，染色体構成(遺伝的性)と性腺構造が不一致である性の逆転患者において検討すべき項目である．

外性器異常を伴うDSDは新生児期に発見されることが多く，社会的性を適切かつ速やかに決定する必要がある．そのために，染色体検査や内分泌検査などの必要な諸検査を行うが，染色体検査の結果は決定的因子ではない．性腺，内性器，外性器の状態を評価，確認し，形成術の難易度や妊孕性を考慮して行うことが社会的性の決定に必須となる．

遺伝カウンセリングのポイント

性分化異常では，一般的に生命予後は良好であるが，実際の症例で考慮されるべきは生殖予後である．男性での立位排尿，思春期の二次性徴や性交渉，成人期の妊孕性や性同一性，更年期の骨密度など，考慮すべき項目は多岐にわたる[7]．*SRY* 異常症の大多数は *de novo* 変異であり[5]，基本的には家族内解析は必須ではないと考えられる．しかし，46,XY DSDあるいは46,XY CGD(complete gonadal dysgenesis)において，父が生殖細胞系列モザイクや構成的変異を有する場合には，発端者の同胞が変異を有する可能性がある[8]．また，SRY(＋)46,XX DSDも同様にほとんどが *de novo* 変異であるが，*SRY* 遺伝子と他の染色体部位との転座を有する場合などには妊孕性が保たれ，常染色体優性遺伝形式をとることがある[9]．本症例での家系内発症については，父が生殖細胞系列モザイクを有していたためと考えられる．したがって，思春期遅発症患者や外性器異常をきたす症例で，同一家系内に遺伝学的診断がなされたDSD患者がいる場合には遺伝学的検査も考慮される．

引用文献

1) Stoppa-Vaucher S, et al. : 46, XY gonadal dysgenesis: new *SRY* point mutation in two siblings with paternal germ line mosaicism. *Clin Genet* 2012; **82**: 505-513.
2) 緒方　勤：性の分化機構．日本小児内分泌学会(編)：小児内分泌学．診断と治療社，2008：305-309．
3) 緒方　勤，他：性分化異常症の管理に関する合意見解 Consensus statement on management of intersex disorders LWPES/ESPE Consen-

sus Group. 日児誌 2008; **112**: 565-578.
4) 大山建司：性分化疾患の実態調査結果. 日児誌 2011; **115**: 1-4.
5) Isidor B, et al.: Familial frameshift SRY mutation inherited from a mosaic father with testicular dysgenesis syndrome. *J Clin Endocrinol Metab* 2009; **94**: 3467-3471.
6) Sharp A, et al.: Variability of sexual phenotype in 46,XX (*SRY+*) patients: the influence of spreading X inactivation versus position effects. *J Med Genet* 2005; **42**: 420-427.
7) 石井智弘：性分化疾患. 小児内科 2015; **47**(増)：447-456.
8) GeneReview® http://www.ncbi.nlm.nih.gov/books/NBK1547/ (2016 年 5 月アクセス)
9) GeneReview® http://www.ncbi.nlm.nih.gov/books/NBK1416/ (2016 年 5 月アクセス)

［西村　玲，神﨑　晋］

各論 ❶内分泌

3　Kallmann症候群

症例提示

症　例：24歳，男性（III-1）．
主　訴：性腺機能低下症．
家族歴：叔父（II-1），父方祖母（I-2）に2型糖尿病（図1）．
現病歴：12歳時，左停留精巣の手術を受けた．13歳時，低身長精査目的で近医小児科を受診．下垂体前葉機能検査にて低ゴナドトロピン性性腺機能低下症と診断され，テストステロン筋注が開始された．18歳時，週1回のhCG／hMG筋注へ治療が切り替えられたが，病識に乏しく，20歳で治療を中断していた．その頃から肥満傾向となった．24歳時，精査目的に当科入院となった．

診断へのアプローチ

入院時所見として，女性化乳房があり，Tanner分類は恥毛4度で，精巣容量は右3 mL，左が1 mLであった．また，右感音性難聴を合併していた．LHRH負荷試験にてLH，FSHは低反応を示し，アリナミンテストは低反応を認めた．頭部MRI所見では嗅球，嗅索の低形成があり，中枢性性腺機能低下症と併せてKallmann症候群（KS）と診断した．遺伝子診断は本人・家族が希望されず，施行しなかった．

疾患概要

KSは，中枢性性腺機能不全（hypogonadotropic hypogonadism：HH）と嗅覚異常を中核症状とする疾患である．KSの原因遺伝子として，*KAL1*が最も多く，KSの約10%とされる．そのほか，*FGF8/FGFR1*，*PROK2/PROKR2*などが責任遺伝子として報告されている[1,2]．また，KSの中核症状を有するCHARGE症候群の原因遺伝子である*CHD7*の関与も明らかとなった[3,4]．しかし，これらの遺伝子変異で説明可能なKSは30%以下であり，新たな病因の関与があると考えられている．KSの遺伝形式は責任遺伝子によって様々であり，X連鎖劣性，常染色体優性，常染色体劣性などの遺伝形式が知られるが，孤発例も存在する．発症頻度は男児で約8,000人に1人，女児で約5万人に1人とされている．

*KAL1*遺伝子はXp22.3に位置し，14個のエクソンから構成され，anosmin-1というタンパクをコードする．anosmin-1は，細胞外マトリックスに存在する糖タンパクで，発生の

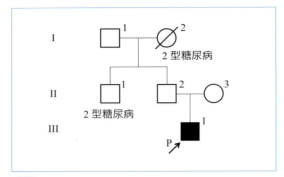

図1 家系図

表1 Kallmann 症候群の責任遺伝子間における比較

	KAL1	*FGF8/ FGFR1*	*PROK2/ PROKR2*	*CHD7*
遺伝形式	X連鎖劣性	常染色体優性	常染色体劣性	常染色体優性
KSにおける割合	約10%	＜10%	＜5%	5〜10%
特徴的な随伴症状*	片腎 高口蓋 鏡像不随運動 (白人で多く，日本人ではまれ)	口唇・口蓋裂 歯牙欠損 骨格異常	特になし	難聴 CHARGE症候群症状

＊：Kallmann 症候群における随伴症状は，遺伝子変異の有無や種類にかかわらず存在することもある．

過程において，嗅球，小脳，網膜，腎臓など，多くの臓器で発現する．また，軸索伸長や細胞接着に関与し，ゴナドトロピン放出ホルモン(GnRH)ニューロンと嗅神経ニューロンの遊走に必要と考えられており，*KAL1* 異常により GnRH ニューロン遊走障害と嗅球形成障害が生じると推測される[5]．

臨床症状としては，男児では停留精巣，小陰茎，二次性徴の欠如がみられ，女児では思春期遅発，二次性徴の欠如がみられる．男児では14歳，女児では13歳になっても二次性徴が出現しない場合には性腺機能低下症を疑うべきである．性腺機能低下症の程度には多様性があるが，同様に嗅覚障害の程度も嗅覚脱失からほぼ正常嗅覚まで，様々な表現型を示す[6]．随伴症状として，片腎，口唇・口蓋裂，歯牙欠損，顔面奇形，眼瞼下垂，色覚異常，感音性難聴，鏡像不随運動などの合併が認められる．特に *KAL1* 異常では腎欠損などの腎形成異常が特徴的である．

遺伝学的検査の臨床的意義

KS の臨床診断は，HH，嗅覚障害と嗅脳形態の評価で可能であるが，遺伝形式を明確にするには KS の原因となる既知遺伝子の解析を行う．随伴症状から，いずれの遺伝子解析を優先させるか判断する(表1)．遺伝子変異が認められれば，KS の診断が確定し，合併症の精査や家系内の保因者検索へとつなげることができる．*KAL1* 遺伝子変異は，部分欠

失，点変異，フレームシフト変異など様々で，hot spotはみられない．部分欠失ではMLPA法で診断可能であるが，その他の変異では直接シーケンスや次世代シーケンスが必要となる．

遺伝カウンセリングのポイント

　KSの全般的な予後は良好であるが，合併症の重症度により左右される．治療としては適切な時期に二次性徴を発現・成熟させるとともに，成人身長を正常化させることも念頭に置く必要がある．さらに，妊孕性を獲得するためにhCG-rhFSH療法を行うが，遺伝子変異が次世代へ伝達される可能性があることを十分に説明する．

　KAL1 変異は，X連鎖性遺伝形式であり，母が保因者である可能性がある[4]．*KAL1* 変異の場合，他の遺伝子異常に比べて性腺機能低下の程度は重度である[2]．母が保因者か否かは，同胞や母親の姉妹の子どもたちの発症率に関わるため，希望があれば遺伝子診断を行う．

引用文献

1) 佐藤直子：Kallmann症候群．日本小児内分泌学会（編）：小児内分泌学．診断と治療社，2008：285-291.
2) Costa-Barbosa FA, et al.: Prioritizing genetic testing in patients with Kallmann syndrome using clinical phenotypes. *J Clin Endocrinol Metab* 2013; **98**: E943-E953.
3) Marcos S, et al.: The prevalence of *CHD7* missense versus truncating mutations is higher in patients with Kallmann syndrome than in typical CHARGE patients. *J Clin Endocrinol Metab* 2014; **99**: E2138-E2143.
4) Ogata T, et al.: Kallmann syndrome phenotype in a female patient with CHARGE syndrome and CHD7 mutation. *Endocr J* 2006; **53**: 741-743.
5) 都　研一：Kallmann症候群，中枢性性腺機能不全．小児内科 2015; **47**(増)：347-350.
6) Sato N, et al.: Clinical assessment and mutation analysis of Kallmann syndrome 1 (KAL1) and fibroblast growth factor receptor 1 (FGFR1, or KAL2) in five families and 18 sporadic patients. *J Clin Endocrinol Metab* 2004; **89**: 1079-1088.

［西村　玲，神﨑　晋］

各論 ❶内分泌

4 多発性内分泌腫瘍症

症例提示

症　例：9歳，女児(II-1)．
主　訴：MEN2A 患者の家族内解析により *RET* 遺伝子異常を指摘された．
家族歴：母(II-2)が副腎褐色細胞腫による高血圧性脳内出血を契機に MEN2A と診断された（図1）．
既往歴：肥満，非アルコール性脂肪性肝疾患(non-alcoholic fatty liver disease：NAFLD)．
現病歴：母が *RET* 遺伝子変異による MEN2A と診断がなされたことにより，本症例にもリスクがあると考えられた．両親の同意を得たうえで *RET* 遺伝子解析を行った．

診断へのアプローチ

　本児には母親と同じ *RET* 遺伝子ヘテロ接合性変異 p.C634S が同定された．超音波検査で甲状腺および副腎に異常所見は認めなかった．カルシウム負荷試験でカルシトニンが 73 pg/mL から 670 pg/mL に上昇したため，甲状腺髄様癌または前癌病変(カルシトニン細胞過形成)が示唆された(カルシウム投与前と投与後2分，5分にカルシトニンを測定し，カルシトニンの頂値が基礎値の3倍以上，あるいは 300 ng/L を超えた場合に陽性と判定)家族の同意を得て甲状腺全摘術が行われた．病理の結果，両葉に4 mm 大の甲状腺髄様癌と多発性のカルシトニン細胞過形成が認められた．なお，頸部リンパ節転移は認めなかった[1]．

疾患概要

　多発性内分泌腫瘍症(multiple endocrine neoplasia：MEN)は複数の内分泌臓器および非内分泌臓器に，異時性に良性，悪性の腫瘍が多発する症候群で，1型，2型に分類される．

1）多発性内分泌腫瘍症1型(MEN1)

　1型(MEN1)では副甲状腺腫瘍(94%)，膵消化管内分泌腫瘍(59%)，下垂体腺腫(50%)が三大病変であり[2]，ほかに副腎や皮膚，胸腺などにも腫瘍が発生する．副甲状腺腫瘍は腺腫，過形成であり，原発性副甲状腺機能亢進症を生じるが一般的に軽症である．他の腫瘍よりも若年で発症するのが特徴で，90% は25歳までに発症する．膵内分泌腫瘍はガストリノーマが最も多く，Zollinger-Ellison 症候群を呈する．肝を中心とする遠隔転移やリンパ節転移をきたす悪性例が半数以上存在する．次いでインスリノーマ，グルカゴノーマの

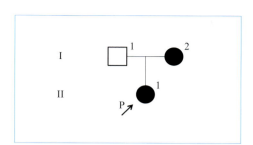

図1 家系図

表1 多発性内分泌腫瘍症 2 型(MEN2)のタイプ別臨床症状の頻度

タイプ	(全体の割合)	甲状腺髄様癌	褐色細胞腫	副甲状腺機能亢進症
MEN2A	(60〜90%)	95%	50%	20〜30%
MEN2B	(約5%)	100%	50%	まれ
FMTC	(5〜35%)	100%	0%	0%

頻度が高い．10 歳代で発見される高インスリン血症性低血糖では MEN1 を疑う．下垂体腺腫はプロラクチノーマが最も多く，次いで GH 産生腫瘍，ACTH 産生腫瘍が続く．発症年齢の平均は 30 歳代で，一般の下垂体腺腫よりも腫瘍のサイズは大きい．症状としては，過剰に分泌されるホルモンによる臨床症状(先端巨大症，Cushing 病，無月経など)と，腫瘍による圧迫症状(頭痛，視野狭窄など)を認める．また，多発性の皮膚血管線維腫やコラゲノーマを合併しやすく，MEN1 を疑う所見として重要である．頻度は 1〜5 万人に 1 人，発症年齢は 10〜40 歳，男女比は 1：1 であり，常染色体優性遺伝形式をとる．

MEN1 の原因遺伝子として，11q13 に存在する癌抑制遺伝子 *MEN1* 遺伝子が同定されている．*MEN1* 遺伝子は 10 個の exon からなり，MENIN というタンパクをコードする．MENIN は主として核内に局在し，多くのタンパクと結合することにより細胞増殖，アポトーシス，DNA 修復，転写調節に関わっている[3]．MENIN の失活により細胞は増殖的に働き，腫瘍化が起こるとされる[4]．

2) 多発性内分泌腫瘍症 2 型(MEN2)

2 型(MEN2)は甲状腺髄様癌，副腎褐色細胞腫，副甲状腺機能亢進症が三大病変で，さらに MEN2A，MEN2B，家族性甲状腺髄様癌(familial medullary thyroid carcinoma：FMTC)の三病型に細分される(表1)．いずれの病型でも甲状腺髄様癌はほぼ必発で，MEN2A と MEN2B では褐色細胞腫の頻度も高い．MEN2A は MEN2 全体の 60〜90% を占め，副甲状腺の腺腫や過形成を生じるリスクが高い．典型的には甲状腺髄様癌は MEN2A で小児期，MEN2B で若年成人期，FMTC で中年期に発症するとされる．症状としては，褐色細胞腫による発作性の高血圧や副甲状腺機能亢進症による高カルシウム血症などを呈するが，甲状腺髄様癌では頸部腫瘤として発見されるまで無症状であることが多い．甲状腺髄様癌は前病変としてカルシトニン細胞過形成があり，カルシウム投与による誘発試験でカルシトニン上昇を認める．進行に伴いカルシトニンが上昇してくると下痢が出現するが，この状態では転移を伴い予後不良であることが多い．また，MEN2B は MEN2 全体の約

5%を占め，顔面の粘膜神経腫による特徴的な顔貌のほか，Marfan症候群様の体型を呈する．MEN2Bの甲状腺髄様癌は，悪性度が高く早期進行が特徴であり，早期の予防的甲状腺全摘術が必要となる．FMTCはMEN2全体の5〜35%を占め，甲状腺髄様癌だけを呈する．いずれの病型も常染色体優性遺伝形式をとる．

MEN2の原因遺伝子として，10q11.2に存在する癌原遺伝子*RET*が同定されており，その変異部位と甲状腺髄様癌の悪性度との関係が明らかにされつつある．*RET*遺伝子変異はHirschsprung病の20〜40%にも認める．*RET*遺伝子変異を有する者が未治療で経過すれば，典型例では15〜20歳で甲状腺髄様癌が頸部腫脹や頸部痛などの症状を伴って発症する．そのような場合には，すでに頸部リンパ節転移をきたしていることが多い．

現在のところMENにおける腫瘍の発生や増殖を阻止する方法は存在せず，治療の原則は定期検査により病変を早期に発見し，外科的治療を行うことにある．罹患臓器が多岐にわたるため，患者は多数の定期検査を受ける必要があり，多くの場合複数回の手術を繰り返す必要がある．MEN1における膵腫瘍に対する治療では，部分切除であっても術後の糖尿病罹患リスクが高い．MEN2においても甲状腺髄様癌は早期に治療を行わなければ，骨，肺，肝臓などに早期に転移をきたす．一方，手術（甲状腺全摘術）後は生涯にわたって甲状腺ホルモンの補充を要する．褐色細胞腫も適切な診断と治療がなされないと，発作性高血圧や不整脈を引き起こし，突然死の原因となる．両側褐色細胞腫を外科的に摘出した場合は，術後副腎皮質機能不全に対する糖質ステロイドの投与が永続的に必要となる．

遺伝学的検査の臨床的意義

日本医学会ガイドラインにおいては小児の発症前診断は十分なメリットがなければ行うべきではないとされている．しかし，MENにおいては発症前に保因者を発見することが重要である．保因者の発見により腫瘍の早期発見が可能となる．主要な内分泌腺腫瘍が1つしかなくても，①一親等が主要な内分泌腺腫瘍を発症している場合，②発症が30歳未満の場合，③その腫瘍がMENに特徴的な腫瘍の場合，はMEN関連遺伝子の検索を考慮する．しかし，MEN1の約20%に*MEN1*遺伝子変異が同定できない例が存在する．一方，MEN2患者に対し*RET*遺伝子検索を行うと，MEN2AとMEN2Bでは95%以上の家系で，FMTCでも約88%の家系で遺伝子変異を同定することができる．

MEN2では患者の子どもに対して遺伝学的検査を施行し，変異を有する場合には発症前の予防的甲状腺全摘術を行うことが推奨されているが，長期的な便益と不利益の検討や，適切な手術時期については議論の余地がある．最も悪性度の高いMEN2Bでは生後6か月以内の甲状腺全摘術が推奨される．

遺伝カウンセリングのポイント

MENは常染色体優性遺伝形式をとり，罹患者からその次世代に50%の確率で変異遺伝子が継承され，その保因者における生涯発症率は100%である．MENのガイドライン（多発性内分泌腫瘍症診療ガイドブック．金原出版，2013年）では早期発見，早期治療が推奨されており，診断時期が予防的甲状腺全摘術を含む治療時期に関係することから，早期の

遺伝子検査が勧められる．また，MEN2では変異の種類によって臨床像をある程度予測できることも伝える必要がある．MENでは多くの検査や手術が必要になる場合が多く，また定期的な通院と内服治療を続ける必要もあり，患者にとっては身体的にも精神的にも大きな負担になっている．出生前診断は技術的に可能であるが，現時点では適応とは考えられていない．

小児慢性特定疾病の対象疾患であり，診断が可能な場合は医療費の補助を受けることができる．「むくろじの会」(http://men-net.org/mukuroji)という患者・家族の会があり，情報交換や交流の場となっている．

引用文献

1) 金城健一，他：予防的甲状腺摘出により髄様癌をみとめたMEN2A型の9歳女児．日内分泌会誌 2015; **91**: 787.
2) Sakurai A, et al.: Multiple endocrine neoplasia type 1 in Japan: establishment and analysis of a multicentre database. *Clin Endocrinol (Oxf)* 2012; **76**: 533-539.
3) 菊池 透，他：多発性内分泌腫瘍症．日本小児内分泌学会(編)：小児内分泌学．診断と治療社，2008：527-533.
4) Yuan Z, et al.: Loss of *MEN1* activates DNMT1 implicating DNA hypermethylation as a driver of MEN1 tumorigenesis. *Oncotarget* 2016; **7**: 12633-12650.

［西村 玲，神﨑 晋］

各論 ❷ 代謝

1 Lowe 症候群
（眼‐脳‐腎症候群）

症例提示

症　例：4か月，男児．
主　訴：筋緊張低下，両眼白内障，眼振，タンパク尿・血尿．
家族歴：同胞2名中第2子．血族結婚なし．母方祖母に糖尿病，白内障（図1）．
出生歴：妊娠中に羊水過多．在胎39週0日，出生体重2,754 g．仮死なし．
現病歴：出生後から筋緊張低下，哺乳不良を認め，近医の新生児集中治療室（NICU）に入院した．動脈血ガス分析，検血正常．AST 308 IU/L，ALT 50 IU/L，LDH 1,100 U/L，CPK 1,483 U/L．尿タンパク（2＋），潜血（2＋）．哺乳は徐々に増加し，体動も改善してきたため，日齢11日退院．しかし，筋緊張低下，タンパク尿・血尿が持続し，両眼の白内障，不規則な眼振を認めるため，生後4か月時に精査目的で当科受診した．
現　症：身長63.0 cm，体重6,080 g，頭囲41.2 cm，胸囲39.0 cm．大泉門2 cm 平坦，追視なし，両眼白内障，不規則な眼振が持続．心音清，呼吸音正，腹部平坦，肝3 cm，脾触れず．両側停留精巣．全身に著明な筋緊張低下を認め，筋の触診は柔らかい．Scarf 徴候陽性，引き起こしで head lag（＋），腹臥位水平抱きで ventral suspension．四肢深部腱反射減弱．
経　過：生後4か月，当科初診，ビタミンD，カルニチン投与開始．生後8か月，頸定未．1歳，両側水晶体除去術，ソフトレンズ装着，血液ガス分析 pH 7.438，HCO_3^- 27.0 mmol/L，BE 3.4 mmol/L．1歳2か月，頸定，寝返りが可能になり，DQ 47．1歳10か月，血液ガス分析 pH 7.414，HCO_3^- 21.7 mmol/L，BE－1.4 mmol/L，クエン酸カリウム・クエン酸ナトリウム開始．2歳4か月，腹這いで部屋を移動，血液ガス分析 pH 7.454，HCO_3^- 20.9 mmol/L，BE－3.0 mmol/L．2歳10か月，身長79.2 cm（－3.7 SD），体重8,775 g（－3.1 SD），胸高位で手掌にて支持，両側女性化乳房が顕著．
遺伝学的検査：染色体 46,XY，*OCRL1* 遺伝子検索において，患児にヘミ接合ナンセンス変異を，母親にヘテロ接合同変異を同定した．また，母親の眼科的検査により，無症候性点状白内障が確認された．

診断へのアプローチ

　生下時から筋緊張低下を認め，筋緊張低下，タンパク尿・血尿が持続し，両眼の白内障がみられたため Lowe 症候群が疑われ，*OCRL1* 遺伝子の解析を実施したところ原因と考

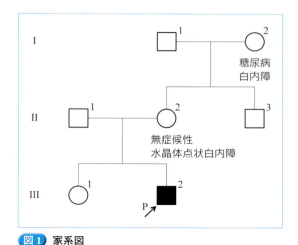

図1 家系図
母親に無症候性点状白内障を認めた．

えられるナンセンス変異を同定し，確定診断に至った．

疾患概念

　先天性白内障，精神運動発達遅滞，尿細管障害を特徴とし，X染色体劣性遺伝形式を示し，男児が罹患する[1,2]．罹患男児の半数に緑内障もみられる．腎障害は，近位尿細管障害に伴う尿細管性アシドーシス，汎アミノ酸尿を呈し，最終的には腎不全に至る．責任遺伝子 *OCRL1* はXq26.1上に存在し，コードする phosphatidylinositol-4,5-bisphosphate 5-phosphatase タンパク（OCRL-1）の活性低下が本態である．OCRLタンパクは，眼・腎・脳・肺・筋・胎盤・皮膚線維芽細胞に多く発現している．この酵素タンパクは，105 kDで血球以外の細胞内に広く存在し，多数の機能に関与している．なかでも，膜輸送とアクチン細胞骨格リモデリングは中心的機能と考えられる[3,4]．

遺伝学的検査の臨床的意義

　Lowe症候群の遺伝学的検査としては，培養皮膚線維芽細胞中の酵素活性測定と，原因遺伝子の変異解析がある[1,2]．両者とも病態・病因に直結した検査であり，確定診断としての意義が大きい．遺伝子解析の方法としては，Sanger法によるものが一般的であるが，染色体微細欠失による場合，マイクロアレイ染色体検査でも診断できることがある．Lowe症候群の遺伝子変異は多彩である．ミスセンス変異，ナンセンス変異，一塩基欠失や挿入に伴うフレームシフト，スプライス変異などのほかに，広範な欠失も認める．Lowe症候群の原因遺伝子はDent病の原因遺伝子の1つでもある．

　Lowe症候群における遺伝子検査の臨床的意義は，①臨床的・生化学的診断を補強する，②発端者の母親やその家系における保因者診断を可能にする，③その母親の次子の出生前診断に利用できる，などである．

　Lowe症候群においては，遺伝子型と臨床的表現型との間に明らかな相関がなく，遺伝子変異のパターンから重症型軽症型の型別予測や予後予測に役立てることには限界がある．

Lowe症候群はX連鎖劣性遺伝性疾患であり，3分の2の症例で発端者の母親は保因者であるとの報告があるが，保因者でない症例，すなわち発端者が新生突然変異により発症している場合がある．Lowe症候群では，母親が保因者であっても将来発症することはないが，母親が保因者か否かは，母親の次子や母親の姉妹の子どもたちの発症率に影響する．

遺伝カウンセリングのポイント

　Lowe症候群は典型的なX連鎖遺伝性疾患である．この遺伝形式とLowe症候群が希少遺伝性疾患であることを念頭に置いて遺伝カウセリングを進める必要がある．発端者の遺伝学的検査(酵素活性測定や遺伝子検査)の目的は，あくまで発端者の診断確定にあることから日本医学会ガイドラインが示すように検査前の遺伝カウセリングは必須ではない．ただし，次子の出生前診断が可能な時期である場合などは，その限りではない．また，母親から由来している可能性が高く，たとえ発端者の診断に際しても，保因者であるかもしれない母親を含めた遺伝カウンセリングが重要である．母親が保因者である場合，本症例の姉もまた保因者である可能性がある．ただ，そのことを理由に母親に保因者診断を行うよう誘導することは望ましくない．あくまでも母親自身の希望を重視し，保因者診断を受けるかどうかは自律的に決定されるべきである．

　遺伝カワセリングのポイントは，以下である．
①遺伝子診断を行うことにより確定診断できるが，予後の予測は困難である．
②母親の遺伝子解析を付加することで，母親が保因者であるか否かがわかる．
③(母親が保因者の場合は)遺伝子変異情報は次子の出生前診断に利用できる．
④(母親が保因者の場合は)遺伝子変異情報は家族の保因者診断に利用できる．
⑤治療法は日々進歩し，将来的には疾患進行抑制も可能になるかもしれないが，現時点では有効な治療法がない．次子の出生前診断を考える場合には，治療の限界を考慮し人工妊娠中絶などの対応も視野に入れる必要がある．

治療および管理の要点

　疾患機序特異的治療は存在せず，各徴候に対する対症療法が必要である．

家系内検索と出生前診断

　X連鎖性遺伝のため，家族歴から母親が保因者の推定が可能である．保因者診断においては遺伝子検査が可能である．

　保因者診断においてスリットランプによる水晶体の検査が有用である．水晶体皮質部分に，点状白内障を放射状に認めるのが特徴的である．遺伝子診断で保因者と同定された33人中31人(94.0%)，15人中14人(93.3%)にスリットランプ検査で，点状白内障を認めたとの報告がある．偽陰性の女性は，ほとんどが思春期前であった[5,6]．

　日本医学会ガイドラインでは，「未成年者に対する非発症保因者の診断は，原則として本人が成人し自律的に判断できるまで実施を延期すべきで，両親等の代諾で検査を実施すべきではない」とされている．本症例の姉はまだ，未成年であるため，この原則に従うべ

きである．

　Lowe 症候群では出生前診断の実施が考慮される．わが国での実施が容易ではない可能性があるが，保因者女性には出生前診断の機会があることを伝えることも考慮すべきである．

　Lowe 症候群では出生前診断を酵素活性測定で実施することが有効との報告がある．遺伝子診断で出生前診断を行うことも可能であるが，原因遺伝子にホットスポットがなく発端者の原因変異が確認されていないと遺伝子解析による出生前診断は困難である．いずれの方法においても，重症度の予測は困難である．

引用文献

1) Bökenkamp A, et al.: The oculocerebrorenal syndrome of Lowe: an update. *Pediatr Nephrol* 2016 Mar 24.［Epub ahead of print］
2) Hichri H, et al.: From Lowe syndrome to Dent disease: correlations between mutations of the OCRL1 gene and clinical and biochemical phenotypes. *Hum Mutat* 2011; **32**: 379-388.
3) Mehta ZB, et al.: The cellular and physiological functions of the Lowe syndrome protein OCRL1. *Traffic* 2014; **15**: 471-487.
4) Pirruccello M, et al.: Inositol 5-phosphatases: insights from the Lowe syndrome protein OCRL. *Trends Biochem Sci* 2012; **37**: 134-143.
5) Reilly DS, et al.: Tightly linked flanking markers for the Lowe oculocerebrorenal syndrome, with application to carrier assessment. *Am J Hum Genet* 1988; **42**: 748-755.
6) Lin T, et al.: Molecular confirmation of carriers for Lowe syndrome. *Ophthalmology* 1999; **106**: 119-122.

［中西浩一］

各論 ❷ 代謝

2 尿素サイクル異常症
（OTC欠損症など）

症例提示

症　例：日齢3，男児（III-1）．
主　訴：高アンモニア血症．
家族歴：母の弟（II-4）が4歳時に高アンモニア血症を発症し，OTC欠損症と診断された．母（II-3）は遺伝子解析を受けてOTC欠損症のヘテロ女性と診断されている（図1）．
既往歴：OTC欠損症の出生前診断は行われなかったが，男児であることは判明していた．出生後の代謝診断と遺伝子診断が計画され，両親に検査と治療について説明し同意が得られていた．
現病歴：妊娠39週4日，3,009 gにて出生．Apgar score 1分8点，5分9点．母乳を開始していたところ，日齢3に血中アンモニア値が上昇した．
現　症：体温37.0℃，けいれんや過敏性はみられなかった．
検　査：日齢1に採血し血中アミノ酸分析を行った．血液ガス分析ではアシドーシスは認めなかった．生化学検査ではBUNの低下を認めたが，低血糖やトランスアミナーゼの上昇はみられなかった．日齢3に血中アンモニア値91.8 μmol/L（≒160 μg/dL）と上昇を認めた．約1週間後にアミノ酸分析の結果が得られた（表1）．シトルリン（Cit）とアルギニン（Arg）の低下を認め，グルタミン（Gln）の上昇を認めた．また，尿中オロト酸は増加していなかった．出生後に行った遺伝子解析では，この家系に既知である *OTC* 遺伝子変異を確認し，OTC欠損症の診断を確定した．
治　療：日齢3にアンモニア値の上昇を認めたため，アルギニン200 mg/kg/日の内服を開始した．その後，シトルリン200 mg/kg/日の内服を追加した．アンモニア値は日齢5には基準値まで低下し，その後もアルギニンとシトルリンの内服を行い，血中アンモニア値の評価を続けている．

診断へのアプローチ

OTC欠損症のヘテロ女性である母親から生まれた男児であるため，OTC欠損症である可能性を考えて血中アンモニア値，血中アミノ酸分析，尿中オロト酸分析などの検査を行った．家系の遺伝子変異がすでに判明している場合には，同時に遺伝子解析を行うと確定診断が容易である．家族歴がない尿素サイクル異常症の場合には，嘔吐，哺乳力低下，多呼吸，けいれんなどの臨床症状から高アンモニア血症の存在を疑い，血中アンモニア値

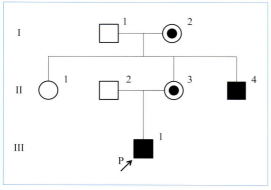

図1 家系図

表1 治療前後の血中アミノ酸の変化

アミノ酸 (nmol/mL)	出生時 日齢1	治療後 生後2か月	参考値
Asp	6.4	11.3	< 2.4
Asn	77.4	55.3	44.7 ～ 96.8
Glu	60.1	88.3	12.6 ～ 62.5
Gln	827	696	422.1 ～ 703.8
Ala	355.5	308	208.7 ～ 522.7
Pro	323.5	242	77.8 ～ 272.7
Val	181.2	171	147.8 ～ 307
Ile	55	73	43 ～ 112.8
Leu	119.1	125	76.6 ～ 171.3
Orn	91.3	103	31.3 ～ 104.7
Cit	5.6	7.1	17.1 ～ 42.6
Arg	37.1	108	53.6 ～ 133.6

を測定することが重要である．新生児期に血中アンモニア値 120 μmol/L（≒ 200 μg/dL）以上，乳児期以降に 60 μmol/L（≒ 100 μg/dL）以上を認めた場合には高アンモニア血症をきたす疾患の鑑別を行う．尿素サイクル異常症，有機酸血症，シトリン欠損症，リジン尿性タンパク不耐症などの先天代謝異常症のほか，肝不全をきたす疾患，薬物などが鑑別の対象となる．

疾患概要

尿素サイクル異常症では，オルニチン，シトルリン，アルギニノコハク酸，アルギニンの4つのアミノ酸から構成された尿素サイクルにおいて，アンモニアを解毒する機構が遺伝的な酵素の異常によって障害されている（図2）．その結果，高アンモニア血症を生じて神経症状，肝障害，尿細管障害などをきたす．尿素サイクル異常症は，それぞれの酵素の欠損によって，NAGS欠損症，CPS1欠損症，OTC欠損症，シトルリン血症Ⅰ型，アルギニノコハク酸尿症，アルギニン血症に分類されている．遺伝形式はOTC欠損症がX連鎖性，その他の各疾患は常染色体劣性である．

遺伝学的検査の臨床的意義

尿素サイクル異常症の診断では，臨床症状や家族歴などから高アンモニア血症の存在を疑うことが重要である．さらに，血中と尿中のアミノ酸分析，血中または尿中のオロト酸分析などによって診断される．確定診断には遺伝子解析が行われており，特にOTC欠損症ヘテロ女性の診断や発症前症例の解析には有用である．個々の尿素サイクル異常症の診断については日本先天代謝異常学会のガイドライン等が参考になる[1]．

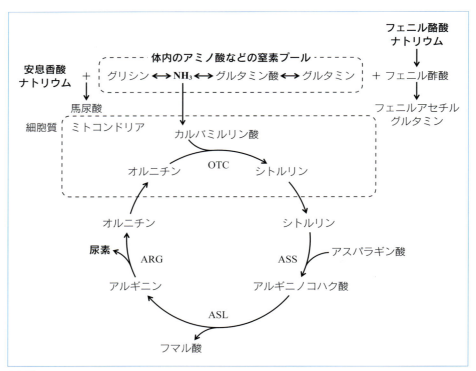

図2 尿素サイクルと窒素排出経路

遺伝カウンセリングのポイント

　OTC欠損症はX連鎖性の遺伝形式であるため，家系内にOTC欠損症の患者がいる場合には，母は発症していなくてもその男児はOTC欠損症を発症する場合がある．発端者が重篤であった場合には出生前診断の情報も含めた遺伝カウンセリングが行われる．また，ヘテロ女性も発症の可能性について遺伝カウンセリングを行う．特にヘテロ女性の発熱や嘔吐下痢のときや，妊娠，出産や授乳期には，タンパクの異化が亢進するため高アンモニア血症を生じやすくなることが知られている．それ以外の尿素サイクル異常症は常染色体劣性の遺伝形式である．同胞が重篤な高アンモニア血症を呈し，遺伝子型が確定した症例では出生前診断を行う場合がある．また，尿素サイクル異常症のそれぞれの疾患において特徴的な検査値の変化や臨床症状が認められるため，それらについても情報提供を行う．

治療および管理の要点

　高アンモニア血症と，疾患に特徴的な臨床症状の管理が重要である[2]．急性期にはまず絶食とし，ブドウ糖電解質の輸液，アルギニンの投与を行う．同時に先天代謝異常症の専門医師に連絡し，シトルリン（食品），安息香酸ナトリウム（試薬），フェニル酪酸ナトリウムなどを用いた治療を行う．シトルリンは日本先天代謝異常学会から配布されており，安息香酸ナトリウムは倫理委員会の承認を得て院内製剤として用いられている．また，フェニル酪酸ナトリウムは初期投与量に注意が必要であり，治療経験がある医師との連携が重要である．

家系内検索と出生前診断

　OTC欠損症はX連鎖性の，それ以外の尿素サイクル異常症は常染色体劣性の遺伝形式である．遺伝子変異が判明している場合には家系内検索が可能である[3]．不明である場合には血中アミノ酸値や血中アンモニア値を測定するが，OTC欠損症のヘテロ女性では検査値は正常であっても感染や妊娠・出産などを契機に発症する場合があるので注意が必要である．家系内に重篤な患者がみられた場合には，遺伝子解析による出生前診断を行う場合がある．

引用文献

1) 日本先天代謝異常学会(編)：新生児マススクリーニング対象疾患等診療ガイドライン2015；尿素サイクル異常症．診断と治療社，2015：41-49.
2) 中村公俊：尿素サイクル異常症．小児診療 2016; **79**: 839-843.
3) Fujisawa D, et al.: Early intervention for late-onset ornithine transcarbamylase deficiency. *Pediatrics Int* 2015; **57**: e1-e3.

［中村公俊］

各論 ❷ 代謝

3 有機酸代謝異常症

症例提示

症　例：1歳0か月，男児．
主　訴：意識障害．
家族歴・周産期歴・既往歴：特記事項なし．成長発達良好．タンデムマス分析を含む新生児マススクリーニング；正常判定．
現病歴：1歳0か月時，朝から嘔吐あり，同夜に救急病院受診．制吐薬を処方されるも，少量の嘔吐を反復していた．翌早朝に大量の嘔吐あり，近医にて便中ノロウイルス陽性．呻吟・意識障害あり，救急病院へ搬送．
入院時現症：意識 GCS 7（E2 V1 M4），体温 35.5℃，血圧 132 / 102 mmHg，脈拍 177/分，呼吸数 56回/分．陥没呼吸著明で呻吟を認めるも，胸部聴診では著変なく，酸素化は良好．腹部は平坦・軟．瞳孔径に左右差なく，対光反射正常．

診断へのアプローチ

入院時の血液検査で高度の代謝性アシドーシス（pH 6.981，PCO_2 12.2 mmHg，HCO_3^- 2.7 mEq/L，BE −27.7 mEq/L，anion gap 27 mEq/L）・ケトーシス・高アンモニア血症を認めたが，呼吸管理・血液浄化療法にて速やかに改善した．高乳酸血症はなく，他の不揮発酸の蓄積が推測され，血清アシルカルニチン分析を提出，遊離カルニチン低値と血清プロピオニルカルニチン（C3）の増加所見から，プロピオン酸血症またはメチルマロン酸血症と考えられた．尿中有機酸分析ではメチルマロン酸・メチルクエン酸が増加しており，メチルマロン酸血症と判明した．

しかし，リンパ球メチルマロニル CoA ムターゼ（EC5.4.99.2，MCM）は正常活性を示した．MCM 活性は補酵素アデノシルコバラミン（活性型ビタミン B_{12}）を添加した測定系で評価するため，本症例の原因としてはビタミン B_{12} 欠乏ないしコバラミン代謝異常が示唆された．障害部位の絞り込みのために測定した血清ビタミン B_{12}・血漿総ホモシステインは，いずれも正常であった．その後，シアノコバラミン投与によって異常代謝産物の明らかな減少が観察され，ビタミン B_{12} 反応性メチルマロン酸血症と診断された．

疾患概要

MCM は必須アミノ酸バリン・イソロイシン代謝経路上の酵素で，その活性低下により

メチルマロン酸をはじめとする短鎖カルボン酸が蓄積する，代表的な有機酸代謝異常症である[1]．典型例は新生児期，哺乳開始後間もなく重篤な代謝性アシドーシスと高アンモニア血症に伴う症状で急性発症するが，乳児期以降に急性発症する症例や，反復性嘔吐・成長発達遅延などから診断に至る症例もある．

タンデムマス法による新生児マススクリーニング試験研究(1997～2012年，被検者数195万人)による国内での頻度は1/11万人である．これはプロピオン酸血症の1/4.5万人に次ぐ数字であるが，後者には病的意義が乏しいとみられる"最軽症型"が数多く含まれる．発症後診断例の全国調査では，メチルマロン酸血症が国内最多の有機酸代謝異常症と報告されている．

遺伝学的検査の臨床的意義

メチルマロン酸の蓄積をきたす原因としては，アポ酵素障害であるMCM欠損症と，ビタミンB_{12}の摂取・腸管での吸収・輸送から，MCMの活性型補酵素アデノシルコバラミン合成までの諸段階における障害が知られている[2] (図1)．ビタミンB_{12}欠乏症を除き，いずれも常染色体劣性遺伝性疾患である．

コバラミン代謝異常はcblA～cblGに分類され，cblA，cblBはアデノシルコバラミン合成だけが損なわれてMCM欠損症と同様の症状・所見を呈するが，メチオニン合成酵素に必要なメチルコバラミンの合成にも影響するcblC，cblFはホモシステイン増加を伴い，臨床像を異にする．メチルコバラミン合成だけが低下するcblE，cblGでは，メチルマロン酸は増加しない．コバラミン代謝中間体の細胞内局在(ミトコンドリアまたは細胞質)の分配障害であるcblDは，メチルマロン酸・ホモシステインが共に増加する基本型のほか，ホモシスチン尿症単独型(variant 1)，メチルマロン酸血症単独型(variant 2)の症例が存在する．

末梢血リンパ球や培養皮膚線維芽細胞を用いて，アデノシルコバラミン共在下でMCM活性の測定が可能であり，反応低下があればMCM欠損症(責任遺伝子*MUT*)と確定する．化学診断による確実例で酵素活性が正常であれば，cblA，cblB，cblD variant 2のいずれかと考えられる．本症例が新生児マススクリーニングで陽性とならなかったことからも示唆されるように，コバラミン代謝異常によるメチルマロン酸血症の患児は，安定状態では生化学的異常所見が不明瞭となる可能性がある．発端患児に症状のない同胞がいる場合は，発症前の診断・治療開始には大きなメリットがあり，確実な診断のためには遺伝子解析(*MMAA*，*MMAB*，*MMADHC*)による変異の同定が必要である．

遺伝カウンセリングのポイント

MCM欠損症は典型的には新生児期に急性発症し，そのまま致死的となるか，救命されても中枢神経障害を遺す危険性が高い．また，診断以後も治療管理に難渋しがちであり，近年は生体肝移植が選択される事例も増えている．発端患児がこのような重篤な経過をたどる場合，次子の出生前診断が考慮されうる．方法としては，羊水中の特異的代謝産物の高感度分析，羊水培養細胞を用いてのMCM活性測定・遺伝子解析を組み合わせて，確度の高い診断が可能である．

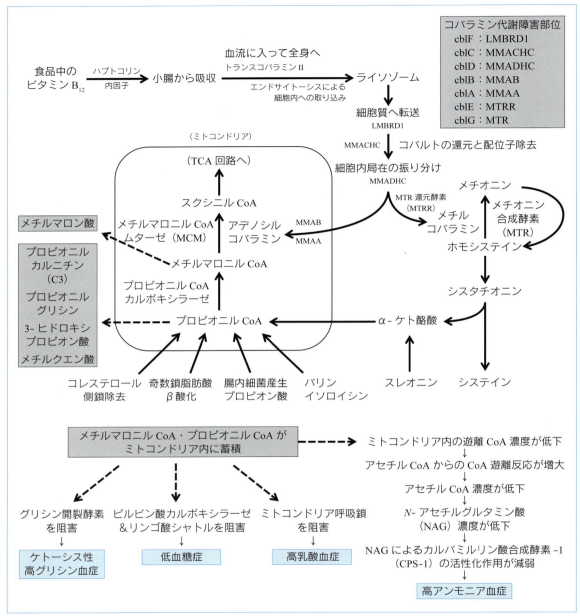

図1 メチルマロン酸血症とコバラミン代謝・ホモシステインの関係

　一方，コバラミン代謝異常の発症は乳児期以降となり，初回発作を乗り越えれば，その後の経過はビタミンB_{12}投与によって良好である．しかし，本症例も示すように急性発症時の病態は必ずしも軽くはなく，新生児マススクリーニングでの発見が強く望まれるが，濾紙血中のC3濃度を指標とする現行の方法の感度は十分とはいえないのが実情である．発端患児がこのタイプであった場合は，次子の出生後速やかに診断的検査を行うのが適切と考えられる．

　ビタミンB_{12}内服にて本症例は症状なく経過している[3]．その後，遺伝子解析によりcblD variant 2 と結論された．

引用文献

1) 日本先天代謝異常学会(編)：新生児マススクリーニング対象疾患等診療ガイドライン 2015；メチルマロン酸血症．診断と治療社，2015：50-61．
2) 坂本　修：コバラミン代謝異常．遠藤文夫(総編集)：先天代謝異常ハンドブック．中山書店，2013：304-307．
3) 小野浩明，他：新生児タンデムマス・スクリーニングで陽性とならず，1歳時ノロウイルス感染を契機に発症したビタミンB_{12}反応性メチルマロン酸血症の1例．日マス・スクリーニング会誌 2014; **24**: 43-47．

　　　［但馬　剛］

各論 ❷ 代謝

4 ミトコンドリア病

症例提示

症　例：4歳，男児．
主　訴：繰り返す低血糖発作．
既往歴：低出生体重児（36週1,980 g），発達の遅れ（座位9か月，独歩1歳9か月）．
現病歴：1歳11か月，感冒罹患時に低血糖による意識障害発作を起こす．その後4歳の現在まで年に数回の割合で低血糖発作を繰り返している．
家族歴：特記すべきことなし．
入院時診察所見：身長89.5 cm（−2.7 SD），体重11.9 kg（BMI 36パーセンタイル）．肝臓は右季肋下に触知せず．聴性脳幹反応検査で感音性聴力障害．眼底に異常所見なし．

診断へのアプローチ

　肝腫大のない低血糖発作の鑑別[1]に従い鑑別を進めると当初"ケトン性低血糖症"との暫定診断になり，空腹を避けるよう指導し経過をみていた（表1）．しかし，その後も低血糖発作を繰り返し，当初から存在したケトン体比（3OHB / AcAc）の高値，およびL / P比高値の高乳酸血症も気になり，飢餓テスト，およびOGTTを施行した（表2）．飢餓テストでは低血糖に見合うケトン体が産生されておらず，今度は低ケトン性低血糖症の結果となった．OGTTでは糖負荷に伴い乳酸値が上昇し，典型的なミトコンドリア障害のパターンとなった．表3に高乳酸血症の鑑別を示すが，ミトコンドリア病（≒ミトコンドリア呼吸鎖異常症〈mitochondrial respiratory chain disorder：MRCD〉）の典型例では食後に乳酸値やケトン体値が上昇し（奇異性ケトーシス），日内変動の確認やOGTTも診断の助けになる．

　図1にMRCDの診断システムを示す[2,3]．高乳酸血症あるいは髄液中乳酸高値はミトコンドリア病を強く疑わせる所見であるが，乳酸値の上昇しないミトコンドリア病もあることと，乳酸値は啼泣やけいれんで容易に上昇することには注意が必要である．高乳酸尿症や高アラニン血症の存在は慢性的高乳酸血症を意味し，MR spectroscopyによる乳酸ピークの検出も診断に役立つ．CTやMRIを中心とする各種画像診断，症状のある臓器（ミトコンドリア脳筋症では皮膚あるいは筋肉）の生検による酵素診断・組織診断，そしてミトコンドリアと核の病因遺伝子診断が大切となる．これまではMRCDと臨床診断のついた症例に対していきなり全エキソーム解析を行ってきたが，これには時間的のみならず費用

表1 初回入院時検査所見

AST	102	IU/L	血糖	48	mg/dL	
ALT	77	IU/L	総ケトン体	2,930	μmol/L	
LDH	300	IU/L	3-OH butyrate (3OHB)	2,630	μmol/L	
T. Bil	0.4	mg/dL				
ALP	589	IU/L	Acetoacetate (AcAc)	300	μmol/L	
γ-GTP	29	IU/L				
NH_3	46	μg/dL	3OHB / AcAc	8.8		
			乳酸(L)	53.2	mg/dL	
			ピルビン酸(P)	2.0	mg/dL	
			L / P	26.6		
			pH	7.342		
			ABE	−7.9	mmol/L	
			HCO_3^-	−16.4	mmol/L	
			AG	13.6		
ケトン性低血糖症			尿ケトン体	(+)		
			尿糖	(−)		

一見ケトン性低血糖症の所見である．ケトン体比（3OHB / AcAc）高値，およびL / P比高値の高乳酸血症の存在が当初より心配であった．

表2 精査時検査所見

【18時間飢餓テスト】

血糖	48	mg/dL
総ケトン体	1,640	μmol/L
3OHB	1,490	μmol/L
AcAc	150	μmol/L
3OHB / AcAc	9.9	
Alanine	208.9	nmol/mL
NEFA	2.66	mEq/L
NEFA / 3OHB	1.78	
Insulin	<0.3	μU/mL
乳酸(L)	25.4	mg/dL
ピルビン酸(P)	0.8	mg/dL
L / P	32.4	

（低）ケトン性低血糖
＋
ケトン体比・L / P 比高値
↓
ミトコンドリア障害疑い

【OGTT】	0分	30分	60分	90分	120分
血糖 (mg/dL)	65	202	118	80	102
乳酸 (mg/dL)	16.4	19.5	32.0	29.9	26.8
Insulin (μmol/mL)	0.9	69.8	12.6	8.1	14.5

飢餓テストでは低血糖に見合うケトン体が産生されておらず，今度は低ケトン性低血糖症の結果となった．OGTTでは糖負荷に伴い乳酸値が上昇し，典型的なミトコンドリア障害のパターンとなった．

面からも無駄が多い．今後はミトコンドリア遺伝子異常を含む既知の遺伝子異常についてまずキャプチャーシーケンス解析を行い，それで病因の同定できない症例について全エキソーム，あるいは全ゲノム解析を行う予定である．

表4に発端者（Pt276）の皮膚線維芽細胞を用いた呼吸鎖酵素活性[4]の測定結果を，図2に図1のシステムに従って発見された*MRPS23*（mitochondrial ribosomal protein S23）遺伝子異常についての解析結果[5]を示す．発端者は世界初の*MRPS23*遺伝子異常症例であった．

各論 ❷代 謝

表3 高乳酸血症の鑑別

時間帯	低血糖	ケトーシス	L／P	3OHB／AcAc	疾患名 or 欠損酵素名
食後	（＋）空腹時	（＋）空腹時	→	→	糖原病 III, VI, VIII 型, GS
	（＋／−）	（−）	→	→	PDHC
	（＋／−）	（＋）食後	↑	↓	PC, MC, αKGDHC
	（＋／−）	（＋）食後	↑	↑	呼吸鎖, TCA cycle
空腹時	（＋）空腹時	（＋）空腹時	→	→	糖原病 I 型, FDPase
	（＋）空腹時	（−）	→	→	FAO, FDPase

GS：グリコーゲン合成酵素．PDHC：ピルビン酸脱水素酵素複合体．PC：ピルビン酸カルボキシラーゼ．MC：マルチプルカルボキシラーゼ．αKGDHC：αケトグルタル酸脱水素酵素複合体．FDPase：果糖ジホスファターゼ．FAO：脂肪酸β酸化系．

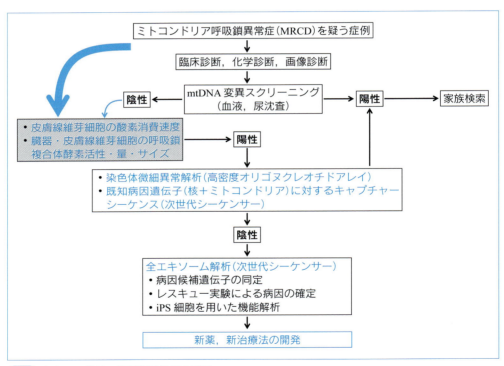

図1 ミトコンドリア呼吸鎖異常症の鑑別

疾患概要

ミトコンドリアの役割は多数あるが，最も大切なのはエネルギー（ATP〈adenosine triphosphate〉）の生合成であり，その役割を担うのが I〜V までの呼吸鎖複合体になる．し

表4 ミトコンドリア呼吸鎖酵素活性

	COI	COII	COII+III	COIII	COIV	CS
Pt276 (F221) nmol/min/mg (% of normal)	30.8 **40.2**	110.8 **104.6**	89.4 **97.8**	17.7 **114.1**	1.02 **20.4**	200.2 **136.0**
CS ratio (% of normal)	154 28.7	554 74.1	447 68.1	88 79.0	5.1 14.8	
COII ratio (% of normal)	278 38.2		807 90.6	159 108.6	9 19.9	

呼吸鎖 I + IV 欠損症

COI：呼吸鎖 I．COII：呼吸鎖 II．COIII：呼吸鎖 III．COIV：呼吸鎖 IV．CS：クエン酸合成酵素（内部標準として測定）．呼吸鎖酵素活性は通常 CS または COII との相対比を用いて表わされ，線維芽細胞では正常対照の 30% 以下で大基準，40% 以下で小基準を満たすとされる．

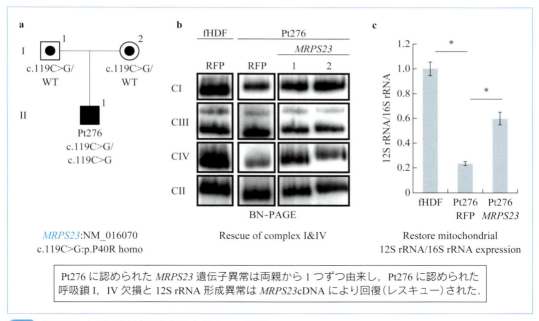

Pt276 に認められた *MRPS23* 遺伝子異常は両親から 1 つずつ由来し，Pt276 に認められた呼吸鎖 I，IV 欠損と 12S rRNA 形成異常は *MRPS23*cDNA により回復（レスキュー）された．

図2 家系図および遺伝子解析結果とレスキュー実験

a：家系図．*MRPS23*（mitochondrial ribosomal protein S23）遺伝子異常が患者ではホモに認められ，両親はその変異のヘテロであった．
b：*MRPS23*cDNA を組み込み，BN-PAGE（Blue Native Polyacrylamide Gel Electrophoresis）上の呼吸鎖 I（CI）と IV（CIV）の回復をみた実験．fHDF：胎児由来正常皮膚線維芽細胞．RFP：*MRPS23*cDNA 組み込みなし．Pt276 の RFP のレーンでは明らかに低下している呼吸鎖 I と IV の量が，*MRPS23*cDNA を組み込むことによって回復している．レーン 1 と 2 は同じ条件下での繰り返し実験．
c：*MRPS23*cDNA による 12S rRNA 量の回復実験．

たがって，ミトコンドリア病は MRCD と読み替えると理解がしやすい．いかなる症状，いかなる臓器・組織，いかなる年齢，そしていかなる遺伝形式でも発病しうるのがミトコンドリア病である．従来，神経・筋肉の病気と考えられていたが，ミトコンドリア心筋症，ミトコンドリア肝症など，単独の臓器障害を呈するミトコンドリア病も多い．

遺伝学的検査の臨床的意義

ミトコンドリア病の症状は多種多様であり，呼吸鎖酵素活性測定や最近は酸素消費速度の検討で診断に至るものが多い．しかし，病因遺伝子が核とミトコンドリア遺伝子の両方に跨ることもあり，その後の異常遺伝子の検索が大変で，従来の単一遺伝子病のような欠損酵素—異常遺伝子の1対1対応は望めない．そこで活用されるのが次世代シーケンス法である．ミトコンドリア遺伝子異常を含む既知の遺伝子異常についてまずキャプチャーシーケンス解析を行い，それで病因の同定できない症例について全エキソーム，あるいは全ゲノム解析を行うことは前述したが，これが現在考えられる最も迅速な病因遺伝子への迫り方と考える．

遺伝カウンセリングのポイント

ミトコンドリア病と診断された場合は母系遺伝を心配して来院する患者家族が圧倒的に多い．新生児科医が対応するミトコンドリア病は大多数が，小児科医の場合は約70%が，内科医の場合は約50%が核遺伝子異常によるミトコンドリア病であり，その割合は新規病因遺伝子の相次ぐ発見に伴い年々増加している．遺伝カウンセリングではくれぐれも母親にのみ負担のかからないような配慮が必要である．核遺伝子異常は常染色体劣性，常染色体優性，X連鎖劣性のすべての遺伝形式の報告があり，通常の遺伝性疾患と一緒なので，以下にはミトコンドリア遺伝子異常によるミトコンドリア病の要点を述べる．

1）遺伝子欠失

単一欠失は，通常発端者は突然変異（*de novo*）で発症する．遺伝する場合は母系遺伝形式をとるが，非罹患母からの遺伝は報告がない．罹患母における次子再発危険率も経験的に24人に1人とされ決して高くはない．さらに，染色体異常とは異なり突然変異の発症率と母の年齢にも相関はない．多発欠失の場合は核に病因遺伝子が存在し，常染色体優性・劣性遺伝形式をとることには注意が必要である．

2）点変異と重複

通常は母系遺伝である．父が病因遺伝子をもつ危険はない．母は通常異常ミトコンドリア遺伝子をもっているが，母本人は発病している場合も発病していない場合もある．次子再発危険率は理論上100%であるが，ヘテロプラスミーなどの理由で症状の出方が千差万別であることには注意が必要である．男性患者が子に病気を伝播することはない．女性患者の場合は子に100%病因遺伝子を伝えるが，同じく症状の出方には個人差がある．一部の遺伝子異常（m.8993T>G（C），m.3243A>G，m.8344A>G，m.11778G>A）では子の病状と母の血液中の病因遺伝子の割合には相関があるとの報告もあるが，これはあくまでも経験的なものであり遺伝カウンセリングに使ってはならない．

治療および管理の要点

ミトコンドリア病の根治的治療法はなく，一般的に高脂肪食およびミトコンドリア病ビタミンカクテルなどを使用していくことになる．これまでにMELASなどの一部疾患（症状）に対する治療薬の開発が行われているが，いずれも対症療法であり根治療法には成り

えていないのが現状である．現在も 5-アミノレブリン酸塩酸塩／クエン酸第一鉄ナトリウム，ピルビン酸ナトリウム，EPI-743，タウリンなどの多くの治験が計画ないし遂行されている．病気の原因により予後もまちまちといわざるをえないが，一般的に多くの疾患が進行性で予後不良である．

家系内検索と出生前診断

核遺伝子異常については通常の遺伝性疾患と同じ対応である．

ミトコンドリア遺伝子異常の要点は「遺伝カウンセリングのポイント」の項に述べた．通常はヘテロプラスミーなどの理由で出生前診断の適応にはならないが，ホモプラスミーにならないと発病しない m.8993T>G（C）変異のみは，出生前診断の報告がある．

引用文献

1) 大竹　明：総論 - 第 7 章 -K．低血糖．日本小児内分泌学会（編）：小児内分泌学．改訂第 2 版，診断と治療社，2016：93-96．
2) Yamazaki T, et al.: Molecular diagnosis of mitochondrial respiratory chain disorders in Japan: focusing on mitochondrial DNA depletion syndrome. *Pediatr Int* 2014; **56**: 180-187.
3) Ohtake A, et al.: Diagnosis and molecular basis of mitochondrial respiratory chain disorders: exome sequencing for disease gene identification. *Biochim Biophys Acta* 2014; **1840**: 1355-1359.
4) Bernier FP, et al.: Diagnostic criteria for respiratory chain disorders in adults and children. *Neurology* 2002: **59**; 1406-1411.
5) Kohda M, et al.: A Comprehensive Genomic Analysis Reveals the Genetic Landscape of Mitochondrial Respiratory Chain Complex Deficiencies. *PLoS Genet* 2016; **12**: e1005679.

［大竹　明］

各論 ❷ 代謝

5 ムコ多糖症
（ムコ多糖症 II 型を中心に）

症例提示

　症　例：2 歳 8 か月，男児（III-1）．
　主　訴：発達の遅れと関節拘縮．
　既往歴：右鼠径ヘルニア手術（1 歳 6 か月）．
　現病歴：正常分娩で出生．1 歳までの運動発達はほぼ正常であったが，2 歳まで意味のある単語を発しない．頭が大きい，両側上肢が十分に上がらない，腹部の突出，などの異常が次第に明らかになった．また，出生直後から蒙古斑に似た色素沈着が背部や下肢などに多数みられる．
　家族歴：母の兄（II-1）が 18 歳で死亡．病名は不明であるが，歩行困難，寝たきりの状態であったとのことである．母親は現在妊娠 10 週である（図 1）．

■ 診断へのアプローチ

　発達障害，多動，頭囲拡大，特有の顔貌，関節可動域制限，肝脾腫，騒音性呼吸などを認め，全身骨 X 線所見で，オール状肋骨，椎体の卵円化，中手骨近位端の先細りなどのいわゆる dysostosis multiplex に相当する複数の異常所見がみられた．腹部超音波および MRI で，肝脾腫を認めた．また，心臓超音波では，軽度の大動脈弁閉鎖不全と弁形態の異常が確認された．また，MRI では，軽度の脊椎狭小化を認めた．耳鼻科的には，両側で滲出性中耳炎を認め，聴性脳幹反応（auditory brainstem response：ABR）では，軽度の感音性難聴を認めた．
　これらの臨床所見と検査所見から，ムコ多糖症を疑い，尿中のムコ多糖分析を行った．その結果，ウロン酸（ムコ多糖）排泄量の増加を認めた．分画では，デルマタン硫酸（DS）とヘパラン硫酸（HS）の増加を認めた．この所見から疑われるムコ多糖症は I 型と II 型であるが，性別と頻度を考慮し，ムコ多糖症 II 型を初めに疑い，白血球中のイズロネート -2- スルファターゼの活性を測定したところ測定感度以下に低下していたことから，ムコ多糖症 II 型と診断した（表 1）．

■ 疾患概要

　ムコ多糖症は，グリコサミノグリカン（ムコ多糖）の分解に必要な酵素のなかの 1 つが先天的に欠損しているために，全身の細胞にムコ多糖が沈着することにより発症するライソ

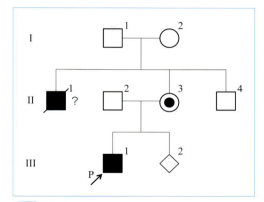

図1 家系図

ムコ多糖症 II 型の患者がいる家族の例．発端者(III-1)の母(II-3)は保因者．母の兄(II-1)はムコ多糖症 II 型と診断されていないが，症状などからムコ多糖症 II 型であった可能性がある．母の母(I-2)も保因者の可能性が高い．胎児(III-2)は男児であれば 50% でムコ多糖症 II 型罹患，女児であれば 50% で健常保因者となる．

表1 ムコ多糖症の病型分類

	病型	欠損酵素	蓄積物質
IH	Hurler		
IH / S	Hurler / Scheie	α-L-Iduronidase	DS, HS
IS	Scheie		
II	Hunter, severe		
	Hunter, intermediate	Iduronate sulfatase	DS, HS
	Hunter, mild		
III	Sanfilippo A	Heparan N-sulfatase	
	Sanfilippo B	α-N-Acetylglucosaminidase	HS
	Sanfilippo C	Acetyl CoA: α-glucosaminidase acetyltransferase	
	Sanfilippo D	N-Acetylglucosamine 6-sulfatase	
IV	Morquio A	Galactose 6-sulfatase	KS
	Morquio B	β-Galactosidase	
VI	Maroteaux-Lamy	N-Acetylgalactosamine 4-sulfatase (arylsulfatae B)	DS
VII	Sly	β-Glucuronidase	DS, HS, CS

DS：デルマタン硫酸．HS：ヘパラン硫酸．KS：ケラタン硫酸．CS：コンドロイチン硫酸．

ゾーム蓄積症である．生後早期には明らかな異常はなく，加齢とともに症状が現われ，次第に重症化する[1]．欠損酵素と蓄積するムコ多糖分画のパターンにより，7 種の病型に分類される(表1)．わが国で最も頻度が高いのがムコ多糖症 II 型(Hunter 症候群)である．Hunter 症候群は，X 染色体長腕に位置する *IDS* 遺伝子にコードされたライソゾーム酵素のイズロネート-2-スルファターゼの欠損に起因する X 連鎖劣性遺伝性疾患である[2]．女

性保因者が発症することは極めてまれで，ほぼ男児のみに発症する疾患と考えてよい．診断は，白血球中のイズロネート-2-スルファターゼの酵素活性の著明な低下（多くは測定感度以下）を証明することで確定できる．約70％の症例が知的障害を伴う重症型で，残りが知的障害を伴わない軽症型である．

治療は対症療法と根治的治療法に分けられる．対症療法は，心臓弁の弁置換や中耳炎に対するTチューブの挿入，水頭症に対するV-Pシャント，アデノイド切除などである．根治的治療法としては，造血細胞移植と酵素補充療法がある．いずれの治療も発症早期あるいは発症前から開始することで，治療効果や予後の面で好ましい結果が得られるため，新生児マススクリーニングの対象疾患の候補にもなっている．ただし，酵素補充療法は，精神発達遅滞や退行などの中枢神経症状への効果が期待できないので，酵素の髄腔内投与など，中枢神経系をターゲットとした新規治療法の研究が進んでいる[3]．

遺伝学的検査の臨床的意義

ムコ多糖症Ⅱ型の遺伝学的検査としては，白血球や培養皮膚線維芽細胞中のイズロネート-2-スルファターゼの活性測定と，イズロネート-2-スルファターゼをコードする遺伝子（IDS）の変異解析がある．前者は，病態に直結した検査であり，確定診断としての意義が大きい．後者は，いわゆる"遺伝子診断"に相当する．ムコ多糖症Ⅱ型の遺伝子変異は多彩である．ミスセンス変異，ナンセンス変異，1塩基欠失や挿入に伴うフレームシフト，スプライシング変異などのほかに，IDSとその近傍の遺伝子であるFMR2遺伝子などを含む広範な欠失を伴う隣接遺伝子症候群[4]や隣接する偽遺伝子IDS-2との組換え変異[5]などを認める．ムコ多糖症における遺伝子検査の臨床的意義は，①生化学的診断を補強する，②遺伝子変異のパターンから重症型軽症型の型別予測や予後予測に役立てる，③発端者の母親やその家系における保因者診断を可能にする，④この母親の次子の出生前診断に利用する，などである．

筆者らは，これまで60家系以上の日本人ムコ多糖症Ⅱ型患者とその家族の遺伝子検査を実施したが，その結果，ナンセンス変異，フレームシフト変異，スプライシング変異，偽遺伝子との組換え変異など，いわゆるヌル変異を有する症例はすべて重症型であった．また，軽症型のほとんどはミスセンス変異であった．なお，ミスセンス変異のなかには，明らかに重症型の臨床経過を示す症例も存在した[6]．上記の結果は，遺伝子型と臨床的な表現型との間に明らかな相関があることを示しており，遺伝子変異を確定することで型別診断や予後予測が可能なことを示唆している．現在，中枢神経系への治療方法の開発が注目されているが，型別診断と予後予測は，これらの治療法が可能になったときにはより一層その重要性を増すであろう．

ムコ多糖症Ⅱ型は，X連鎖劣性遺伝性疾患であり，ほとんどの症例で，発端者の母親は保因者であるが，まれに保因者でない症例，すなわち発端者が新生突然変異により発症している場合，あるいは母親が性腺モザイクである場合がある．ムコ多糖症Ⅱ型では，母親が保因者であっても将来発症することはないが，母親が保因者か否かは，母親の次子や母親の姉妹の子どもたちの発症率に影響する．X連鎖性疾患の保因者診断においては遺伝子検査が最も確実な方法である．なお，ムコ多糖症Ⅱ型のようなライソゾーム病では，

出生前診断を絨毛細胞や羊水細胞の酵素活性測定で実施することも可能であるが，活性値によっては判定に苦慮する場合もあり，遺伝子診断で出生前診断を行うほうが信頼性の高い結果が得られる．

遺伝カウンセリングのポイント

ムコ多糖症II型は，典型的なX連鎖劣性遺伝性疾患である．この遺伝形式とムコ多糖症II型が希少遺伝性疾患であるライソゾーム病に属する疾患であることを念頭に置いて遺伝カウセリングを進める必要がある[7]．発端者の遺伝学的検査(イズロネート-2-スルファターゼの酵素活性測定)の目的は，あくまで発端者の診断確定にあることから日本医学会ガイドラインが示すように検査前の遺伝カウセリングは必須ではない．速やかに発端者の診断を確定し治療を開始することが望ましい．遺伝カウセリングは発端者の治療が開始された後でも遅くはない．ただし，本症例で示したような，すでに次子を妊娠しており，しかも胎児の出生前診断が可能な時期である場合などは，その限りではない．遺伝カウセリングのポイントは，以下である．

①遺伝子診断を行うことにより型診断や予後予測が可能となる場合がある．
②母親の遺伝子解析を付加することで，母親が保因者であるか否かがわかる．
③(母親が保因者の場合は)遺伝子変異情報は次子の出生前診断に利用できる．
④(母親が保因者の場合は)遺伝子変異情報は家族の保因者診断に利用できる．
⑤治療法は日々進歩し，将来的には中枢神経症状の進行抑制も可能になるであろうが，現時点では中枢神経症状に有効な治療法がない．次子の出生前診断を考える場合には，治療の限界を考慮し人工妊娠中絶などの対応も視野に入れる必要がある．酵素補充療法という治療法が存在していることをもって，"ムコ多糖症は出生前診断の対象外である"ということにはならない．

なお，日本医学会ガイドラインにあるように，ムコ多糖症の遺伝カウンセリングは，ムコ多糖症やその他のライソゾーム病などの疾患の診療経験がある医師が中心となって行うのが望ましい．

引用文献

1) 奥山虎之：ムコ多糖症(MPS)I型. 衛藤義勝(責任編集), 奥山虎之, 他(編)：ライソゾーム病—最新の病態, 診断, 治療の進歩. 診断と治療社, 2011：186-189.
2) 田中あけみ：ムコ多糖症II型. 遠藤文夫(総編集), 山口清次, 他(専門編集)：先天代謝異常ハンドブック. 中山書店, 2013：192-193.
3) Calias P, et al.: CNS penetration of intrathecal-lumbar idursulfase in the monkey, dog and mouse: implications for neurological outcomes of lysosomal storage disorder. *PLoS One* 2012; **7**: e30341.
4) Honda S, et al.: Clinical and molecular cytogenetic characterization of two patients with non-mutational aberrations of the FMR2 gene. *Am J Med Genet A* 2007; **143A**: 687-693.
5) Tajima G, et al.: Effects of idursulfase enzyme replacement therapy for Mucopolysaccharidosis type II when started in early infancy: comparison in two siblings. *Mol Genet Metab* 2013; **108**: 172-177.
6) Kosuga M, et al.: Molecular diagnosis of 65 families with mucopolysaccharidosis type II (Hunter syndrome) characterized by 16 novel mutations in the IDS gene: Genetic, pathological, and structural studies on iduronate-2-sulfatase. *Mol Genet Metab* 2016; **118**: 190-197.
7) 奥山虎之, 他：ライソゾーム病の遺伝カウンセリング. 衛藤義勝(責任編集), 奥山虎之, 他(編)：ライソゾーム病—最新の病態, 診断, 治療の進歩. 診断と治療社, 2011：138-141.

[奥山虎之]

各論 ❷ 代謝

6 Fabry 病

症例①提示

症　例：10 歳，男児．
主　訴：発汗障害，四肢末端痛．
家族歴：母方祖父は，46 歳時に腎不全で死亡．36 歳の母親も幼少時に四肢末端痛を認めていた．12 歳の兄も，発汗障害，四肢末端痛を認めている（図 1）．
現病歴：5 歳頃より汗をあまりかかず，手掌の痛みを認めることがあった．8 歳より，運動すると体が熱くなり，手掌，足底に発作的に激痛を認めるようになったことから，体育を休みがちになった．この四肢末端痛は，発作的に数分から数時間持続し，長いと 1 日持続することがあった．激痛で何度か救急受診することが続き，今回精査目的で入院となった．

症例②提示

症　例：45 歳，男性．
主　訴：腎不全，心不全．
家族歴：65 歳の母親は 62 歳時より心肥大を指摘されている．23 歳の娘は，無症状だが妊娠 11 週である（図 2）．
現病歴：幼児期より汗をあまりかかず，手掌の痛みを認めることがあった．激痛であったが，各種検査で異常を認めず，原因不明とされた．24 歳時より，会社の定期検診でタンパク尿を認めるようになり，35 歳より心肥大を指摘されるようになった．タンパク尿は次第に増悪し，Cre ＞ 1.0 mg/dL と腎不全が進行したため，精査目的で入院となった．

診断へのアプローチ

　症例①は，幼少期より発症する四肢末端痛，四肢末端痛の家族歴から Fabry 病を疑われた．白血球中 α-galactosidase A（GLA）活性を測定し，残存酵素活性が著明に低下していたため，Fabry 病と診断した．

　症例②では，幼児期より発症する四肢末端痛，20 歳以降より尿タンパクで発症する進行性の腎障害，30 歳以降に認められる心肥大から，Fabry 病が疑われた．腎障害の精査のために腎生検を施行したところ，光学顕微鏡所見ではメサンギウム細胞の泡沫状変化（空胞様変化）を，電子顕微鏡所見では同心円状の構造物（ゼブラボディ）を認め，腎生検所見

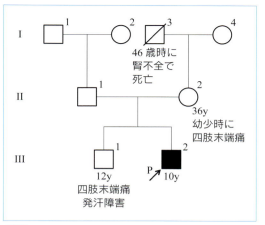

図1 家系図（症例①）

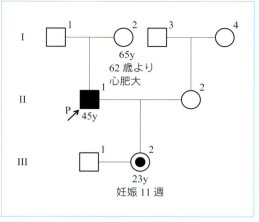

図2 家系図（症例②）

からFabry病が強く疑われた．心肥大に対して心臓超音波検査を施行したところ，全周性の左室肥大を認めた．また，眼科所見では角膜の渦巻き状混濁を，頭部MRI所見では脳室周囲の多発性ラクナ梗塞を認めた．眼科所見，頭部MRI所見もFabry病に一致する所見であり，白血球中GLA活性の著明低下から，Fabry病と診断した．

疾患概要

　Fabry病は，ライソゾーム酵素であるGLA活性の欠損により発症するX連鎖遺伝形式の先天代謝異常症である．古典型では，幼少期・学童期より発汗障害，四肢末端痛で発症し，特に四肢末端痛は，灼熱感を伴う耐えがたい激しい痛みで，疼痛発作（Fabry crisis）と表現されることがある．思春期以降より被角血管腫，角膜の渦巻き状混濁，尿タンパクを認めるようになり，腎障害は次第に進行し，40歳以降に腎不全に至る．また，30歳以降より心肥大，不整脈などの心合併症，脳血管障害を認めるようになる．古典型で認められる四肢末端痛は，最も多い初発症状であるが，激痛にもかかわらず他覚的所見に乏しく，NSAIDsは無効である．各種検査を施行してもFabry病の診断に至らず，症例②のように成人期以降に尿タンパクの精査（腎生検）でFabry病を疑われ，診断されることも多い．遅発型では，30歳以降より心肥大を認めるようになるが，古典型で認められる発汗障害，四肢末端痛は認められず，尿タンパクを認めることがあっても腎不全に至ることは少ない．Fabry病の特徴は，X連鎖遺伝形式であるが，女性ヘテロ接合体も発症することである．その臨床症状の重症度は，男性患者と同レベルのもの（幼児期より四肢末端痛で発症し，進行性の腎障害から腎不全に至る例）から，ほとんど発症しないものまで多様性に富むが，60歳を超えると半数以上が心肥大を発症する[1]．2004年にわが国でも酵素補充療法が承認されており，治療が可能となっている．Fabry病における酵素補充療法では，腎臓，心臓の進行した線維化病変には効果が乏しいため，組織障害が進行し線維化を認めるようになる前に酵素補充療法を開始することが効果的であると報告されている[2,3]．しかし，発症から診断までの期間は平均12年と報告されており[1]，発症後早期に診断することが重要である．

表1 Fabry病の診断のための検査

検査項目	男性	女性
GLA活性測定 （白血球，線維芽細胞）	活性の低下で診断可能	活性が低下しないことがあり，診断に有用でない
遺伝子解析	変異の同定で診断可能	変異の同定で診断可能
Gb3の蓄積の証明 （血液，尿）	＋	＋あるいは－
病理所見	・心筋細胞の空胞化 ・メサンギウム細胞の泡沫様変化 ・電子顕微鏡でのゼブラボディの存在	男性と同様の所見があれば，Fabry病が強く疑われる

遺伝学的検査の臨床的意義

　Fabry病の遺伝学的検査としては，白血球や培養線維芽細胞中のGLA活性の測定と，*GLA*遺伝子解析がある．確定診断には至らないが，GLAの基質であるglobotriaosylceramide（Gb3）の血中あるいは尿中での蓄積の証明，腎生検あるいは心生検検体を用いた病理所見（光学顕微鏡所見での糸球体上皮細胞の泡沫状変化，心筋細胞の空胞様変化，電子顕微鏡所見での同心円状の構造物：ゼブラボディの存在）は，Fabry病を強く疑わせる参考所見となる．男性患者では白血球あるいは培養皮膚線維芽細胞中のGLA活性測定，*GLA*遺伝子解析のいずれかで確定診断ができるが，女性ヘテロ接合体では，GLA活性値は軽度低下〜正常となることが多く，遺伝子解析が唯一の診断方法となる（表1）．病原性のある*GLA*遺伝子変異は，これまでに650以上報告されているが，遺伝子変異と臨床病型の間に相関がある場合が多いので，既報の変異であれば遺伝子変異から臨床病型を推測することは可能である．わが国におけるFabry病の*de novo*症例（新規突然変異例）の頻度は，約7％と報告されており[4]，男性発端者の母親が女性ヘテロ接合体でないことがあることから，両親の診断には遺伝子解析が必要となる．

遺伝カウンセリングのポイント

　Fabry病は，X連鎖遺伝形式を呈する疾患であるが，前述のとおり女性ヘテロ接合体でも発症する可能性が高いことを念頭に遺伝カウンセリングを進める必要がある．すでに発症している発端者の遺伝学的検査の目的は発端者の診断の確定であることから，日本医学会ガイドラインが示すように，遺伝学検査前の遺伝カウンセリングは必須ではない．診断の確定を優先させ，治療を開始することが望ましい．
　Fabry病男性患者の娘は女性ヘテロ接合体となることから，症例②で示したように娘の子も男性患者，あるいは女性ヘテロ接合体となる可能性がある．このような場合，症例②のようなすでに発症している男性発端者であっても，遺伝学的検査を行う前に遺伝カウンセリングを行うべきである．
　遺伝カウンセリングのポイントは以下である．

①遺伝学的検査を行うことにより，診断を確定し，臨床病型の予測が可能となる．
②X連鎖遺伝形式を示すが，女性ヘテロ接合体でも発症する可能性が高い．
③*de novo* 症例が存在するため，男性患者の場合は母親，女性患者の場合は両親の遺伝子解析を行わなければ，親の診断は確定できない．
④発端者および母親の遺伝子変異情報は，血縁家族の診断に利用できる．未発症の血縁家族を診断する場合は，遺伝カウンセリングが必要である．
⑤酵素補充療法が可能であり，治療可能な先天代謝異常症である．発症しても，就学，就職，結婚可能な疾患であり，出生前診断の適応とはならない．
⑥小児慢性特定疾患，指定難病の公的医療費助成対象疾患である．

なお，日本医学会ガイドラインにもあるように，Fabry病の遺伝カウンセリングはFabry病やその他のライソゾーム病などの疾患の診療経験がある医師が中心となって行うのが望ましい．

引用文献

1) Kobayashi M, et al.: Clinical manifestations and natural history of Japanese heterozygous females with Fabry disease. *J Inherit Metab Dis* 2008; **31** (Suppl 3): 483-487.
2) Germain DP, et al.: Sustained, long-term renal stabilization after 54 months of agalsidase beta therapy in patients with Fabry disease. *J Am Soc Nephrol* 2007: **18**: 1547-1557.
3) Weidemann F, et al.: Long-term effects of enzyme replacement therapy on Fabry cardiomyopathy: evidence for a better outcome with early treatment. *Circulation* 2009; **119**: 524-529.
4) Kobayashi M, et al.: Frequency of *de novo* mutations in Japanese patients with Fabry disease. *Mol Genet Metab Rep* 2014; **1**: 283-287.

［小林正久］

各論 ❷ 代謝

7 Pompe病

症例提示

症　例：12歳，女児（II-2）．
主　訴：高CK血症，筋力低下．
家族歴：姉は妹の診断が確定する6か月前に（7歳10か月時）にRSウイルス感染による呼吸不全で亡くなっている．転びやすい，階段を登りたがらない，しゃがみ込みが困難などの下肢の筋力低下がみられていた．弟（7歳）（II-3）は特記すべき既往なし（図1）．
現病歴：3歳時に高CK血症を指摘されていた．近医で精査を行ったが，原因不明で経過観察となっていた．7歳時にも高CK血症を指摘されたが，異常検査所見は認めなかった．8歳4か月時に高CK血症に加えて，易疲労性，歩行障害や下肢近位筋優位の軽度筋力低下も出現した．

診断へのアプローチ

　近位筋の筋力低下，高CK血症などから，肢帯型筋ジストロフィー，先天性ミオパチー，Pompe病などの筋疾患が疑われた．鑑別のために行われた筋生検の筋病理学的所見では，中等度の筋線維大小不同がみられ，グリコーゲンの蓄積と思われる比較的大きな酸ホスファターゼ陽性の空胞を少数認めた．これらの所見からPompe病が疑われ，筋組織を用いた酸性α-グルコシダーゼ（acid α glucosidase：GAA）酵素活性測定を実施したところ，酵素活性低値を認めたためPompe病と診断が確定した．その後，リンパ球におけるGAA酵素活性測定も実施したところ，同様に活性は低値であった．GAA遺伝子解析では，既知報告のミスセンス遺伝子変異の複合ヘテロ接合体であることが確認された．また，いわゆるpseudodeficiency（偽欠損）の多型のホモ接合が認められた．

疾患概要

　Pompe病は，グリコーゲンの分解に関与するライソゾーム酵素である酸性α-グルコシダーゼ（GAA）の先天的な欠損により，ライソゾーム内にグリコーゲンが蓄積する常染色体劣性遺伝形式の先天代謝異常症である．Pompe病は，発症時期と臨床経過に基づいて，乳児型と遅発型に分類される（表1）．乳児型は，出生早期から筋緊張低下，肝腫大，心肥大，呼吸障害を呈し，急激に心不全と呼吸不全が進行して生後1年以内に死亡する．遅発型は，小児期もしくは成人期になってから，高CK血症，近位筋低下が著明となり，

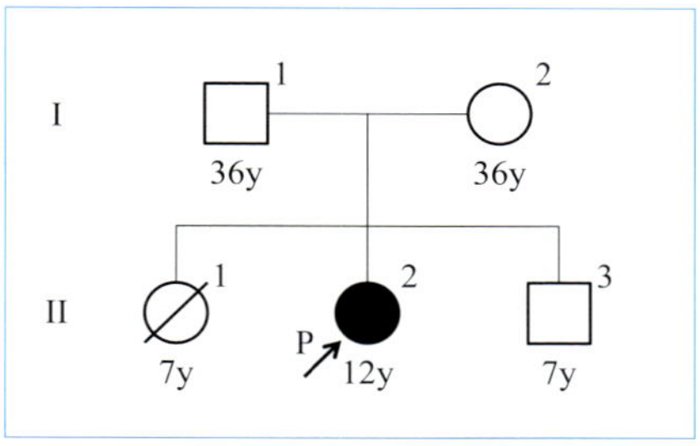

図1 家系図

表1 Pompe 病の病型分類

	発症時期	おもな症状	予後
乳児型	生後数か月以内	著明な心肥大，筋緊張低下，フロッピーインファント	1年以内に心不全・呼吸不全で死亡
遅発型	生後6〜12か月以降	近位筋筋力低下（心肥大がみられることもある）	進行性の呼吸障害，歩行障害（重症例は成人前に心不全・呼吸不全で死亡）
	成人期以降	近位筋筋力低下	進行性の呼吸障害，歩行障害

呼吸障害，歩行障害などが徐々に進行していく．その後，人工呼吸器着用，車イス使用となり，最終的には，呼吸不全や呼吸器感染症などの合併により死亡する[1]．

遺伝学的検査の臨床的意義

　従来，Pompe 病の診断は，筋生検による筋病理学的所見に基づいた診断や筋組織および培養皮膚線維芽細胞における GAA 酵素活性測定によって行われていた．近年，リンパ球や乾燥濾紙血検体における GAA 酵素活性測定が可能となり，侵襲を伴わず簡便かつ迅速に診断が可能となった[2]．GAA 酵素活性低下の証明により Pompe 病は診断可能であり，必ずしも *GAA* 遺伝子解析は必要ではないが，pseudodeficiency（偽欠損）の除外には遺伝子解析が必要となる．Pompe 病における偽欠損とは，GAA 活性値は正常対照の 10〜20％ と低値であるものの，Pompe 病は生涯発症せず，治療を必要としない集団を指す．東アジアに多く，日本人の約 3〜4％ が偽欠損に属すると考えられている[3]．そのため，酵素活性測定のみでは，偽欠損と未発症 Pompe 病患者の鑑別ができない症例が認められる．偽欠損群では，*GAA* 遺伝子において G576S（c.1726G>A）の多型をホモ接合体で認めるため，その判定には遺伝子検査が有用である．また，遺伝子解析による病因変異の同定により，残存酵素活性の有無の推測が可能となり，病型や予後判定にも有用である．本症例の弟は無症状であり，筋原性酵素の上昇も認められなかったが，姉の確定診断後に Pompe 病の鑑別診断を行った．濾紙血検体，リンパ球の GAA 活性は，それぞれ正常対照の 10.3％，7.2％ と低値であったため，さらに *GAA* 遺伝子解析を実施した．遺伝子解析の結果，弟は変異アレルと正常アレルのヘテロ接合であり，また偽欠損の多型のホモ接合であることも認められた．したがって，GAA 酵素活性低値の原因は偽欠損および Pompe 病保因者によるものであり，弟は非罹患者であると診断された．

遺伝カウンセリングのポイント

Pompe病は常染色体劣性遺伝形式をとるため，発端者の同胞に罹患者が存在する可能性がある．特に遅発型Pompe病の場合，罹患者であっても無症状もしくは症状に気づかれていない場合があるため，家系内における遺伝学的検査による早期の診断の必要性について，保護者あるいは本人に遺伝カウンセリングを実施すべきである．本症例では，姉の診断後確定前に亡くなった妹も病歴からPompe病であったと考えられたが，診断実施のための検体が存在しなかったため，確定診断を行うことはできなかった．

発症前診断，出生前診断

Pompe病は，進行性の先天代謝異常症であり，不可逆的な病態が進行する前に治療を開始することが必要である．そのため，未発症の可能性がある同胞に対する遺伝学的検査による診断は早期に実施されることが望ましい．また，乳児型Pompe病は，酵素補充療法が実施できる前はほぼ100％が乳児期に死亡する予後不良の疾患であったが，現在は症状発現前より酵素補充療法を開始することにより，救命が可能となり，生存後のQOLにも劇的な改善が認められるようになった．しかし，長期間の酵素補充療法における治療効果，特に中枢神経症状への影響などは未だ不明であり，これらの治療の現状も考慮したうえで出生前診断の実施や結果の判断をすることが望ましい．

引用文献

1) Pompe Disease Diagnostic Working Group. Winchester B, et al.: Methods for a prompt and reliable laboratory diagnosis of Pompe disease: report from an international consensus meeting. *Mol Genet Metab* 2008; **93**: 275-281.
2) Lukacs Z, et al.: Diagnostic efficacy of the fluorometric determination of enzyme activity for Pompe disease from dried blood specimens compared with lymphocytes-possibility for newborn screening. *J Inherit Metab Dis* 2010; **33**: 43-50.
3) Kumamoto S, et al.: High frequency of acid alpha-glucosidase pseudodeficiency complicates newborn screening for glycogen storage disease type II in the Japanese population. *Mol Genet Metab* 2009; **97**: 190-195.
4) Yang CF, et al.: Very Early Treatment for Infantile-Onset Pompe Disease Contributes to Better Outcomes. *J Pediatr* 2016; **169**: 174-180.

［小須賀基通］

各論 ❷ 代謝

8 ペルオキシソーム病
（副腎白質ジストロフィーを中心に）

症例提示

症　例：7歳，男児（IV-2）．
主　訴：転びやすい．
既往歴：落ち着きのなさ，斜視．
現病歴：小学校入学前後より落ち着きのなさや多動が目立つようになり注意欠如/多動性障害も視野に経過観察されていたが，最近，歩行時に転ぶことが多くなったため近医を受診し，頭部CTにて白質の低吸収域を指摘され紹介受診となった．母親は入学時前より本児の斜視が気になっていた．
家族歴：兄（IV-1）が7歳時に色素沈着の精査にて副腎機能低下症と診断されステロイド補充療法を受けている．また，母親の弟（III-3）が30代後半より歩行障害，母親の母（II-2）も最近，軽度の歩行障害が出現し，遺伝性痙性対麻痺が疑われている（図1）．

診断へのアプローチ

　受診後，脳MRI検査にて後頭葉白質に左右対称性の異常信号を認め，臨床経過と家族歴より副腎白質ジストロフィー（adrenoleukodystrophy：ALD）が疑われ，専門機関に依頼し，極長鎖脂肪酸の増加，*ABCD1*遺伝子異常より小児大脳型ALDと診断された．さらに，ACTH高値，負荷試験により副腎機能不全の存在も明らかになった．MRIの進行度評価（Loes score），知能検査などにより造血細胞移植適応と判断され，2人の兄弟に対して，HLA検査と両親を交えた遺伝カウンセリングが行われた．同意後に施行された家系解析にて母親（III-2）は極長鎖脂肪酸が軽度増加しており遺伝子解析により保因者であることが確定した．副腎機能低下症として治療を受けていた兄（IV-1）と特に症状のない弟（IV-3）は共に極長鎖脂肪酸の著増と遺伝子変異を有することより，それぞれAddison型と発症前ALDと診断された．発端者については移植医とも相談し，臍帯血バンクにてフルマッチのドナーより移植を行い，生着後，多少症状の進行は認めたものの，現在は症状の進行は停止して特別支援学校に通っている．
　その後，母親の母（II-2）と弟（III-3）も，極長鎖脂肪酸と遺伝子解析により女性保因者発症例とadrenomyeloneuropathy（AMN）と診断された．また，弟の娘（IV-5）は未検査であるが，絶対保因者と考えられる．

各論 ❷代　謝

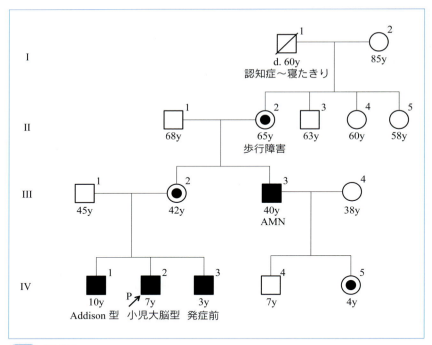

図1 家系図

疾患概要

　ペルオキシソーム病は脂質代謝を中心に生体内で重要な生理的機能を有するペルオキシソームの代謝系に異常をきたす疾患群で，タンパクのペルオキシソームへの局在や膜の生合成に関わる *PEX* 遺伝子の異常によりペルオキシソーム代謝系が広範に障害されるペルオキシソーム形成異常症や，ペルオキシソームに局在する個々のタンパクの遺伝子異常に基づく単独酵素欠損症が存在する．多くは常染色体劣性の遺伝形式を呈するが，最も頻度が高い ALD は X 連鎖性の遺伝形式をとる．ALD は中枢神経系の脱髄と副腎皮質機能不全を特徴とし，遺伝子型に相関しない多彩な臨床型を有している．この遺伝子産物はペルオキシソーム膜タンパク ALDP で，極長鎖脂肪酸の膜輸送に関わっているため，患者の血液や組織内では飽和極長鎖脂肪酸が増加しており，重要な診断マーカーとなる．臨床的には 7 歳をピークに 2 歳半から 10 歳頃にかけて視覚や聴覚異常，行動異常，知能低下などで発症し，大脳半球の広範な進行性脱髄を特徴とする小児大脳型から，思春期や成人期に大脳症状を発症する思春期大脳型や成人大脳型，20 歳以降に痙性歩行や直腸膀胱機能異常などの脊髄症状で発症する AMN，副腎機能不全のみの Addison 型などがあり（表 1），Addison 型以外の男性患者でも多くは副腎機能不全をきたす．また，発症前男性患者や Addison 型でも AMN や大脳型に，さらに AMN でも大脳型に進展することがあるので注意を要する．大脳型では唯一，発症早期の造血細胞移植が有効とされており，発端者からの家系解析による男性患者の早期発見・早期介入が疾患克服に向けて期待されている．また，女性保因者も年齢とともに軽度の AMN 様症状をきたすことがあるので注意を要する[1]．

表1 副腎白質ジストロフィーの病型

病型	概要
小児大脳型	7歳をピークに2歳半～10歳に性格変化，視力低下，知能障害，歩行障害などで発症．急速に進行し数年で臥床状態に
思春期大脳型	11～21歳に発症．小児大脳型と同様の症状でより緩徐に進行
adrenomyeloneuropathy（AMN）	思春期以降に脊髄症状で発症
成人大脳型	22歳以降に性格変化や知能低下，精神症状などで発症
小脳・脳幹型	小脳失調，歩行障害で発症．日本人に多い
Addison型	副腎不全症状のみ．大脳型やAMNに進展する例もみられる
女性発症者	女性保因者で加齢とともにAMN様症状で発症することがある
発症前男性	どの病型をいつ発症するかも現時点では予測できない

遺伝学的検査の臨床的意義

　ALDでは男性患者の場合は臨床症状，脳MRI検査所見に血中極長鎖脂肪酸の蓄積を認めればほぼ診断可能であるが，女性保因者の場合は10～20%では極長鎖脂肪酸が正常範囲にあるため，男性発端者の遺伝子変異の有無を確認する必要がある．男性患者では遺伝子変異を同定しても遺伝子型と臨床型の相関はないため，同じ家系内であっても臨床型や予後の予測は困難である．また，女性保因者も遺伝子型や極長鎖脂肪酸値から発症を予測することはできない．

遺伝カウンセリングのポイント

　ALDの遺伝カウンセリングとしては，まず新たに大脳型患者と診断された際に，患者への骨髄移植治療のドナー候補としての同胞（IV-1, 3）の罹患診断が想定される．その場合，男性では発症前診断，女性では保因者診断となり，両親も交えた十分な遺伝カウンセリングが必要である．また，母方家系に家族歴がない場合には，de novo 変異の可能性もあり，母親の保因者診断も遺伝カウンセリングを経て，検討される必要がある．本症例ではAddison型と診断された10歳の兄は副腎不全に対する治療を継続しながら大脳型発症に対する定期的な脳MRI検査，発症前と診断された3歳の弟も副腎機能検査と脳MRI検査を定期的に受けることになる．いずれもAMN発症の可能性も含めて長期にわたるフォローが必要となる[2]（図2）．また，AMNや成人大脳型と診断された男性患者の子どもに対しては，息子は非患者（IV-4），娘は絶対保因者（IV-5）となるため，娘とその子どもに対する遺伝カウンセリングが想定される．

　大脳型における唯一の治療法は現在，発症早期の造血細胞移植のみであることや，生命

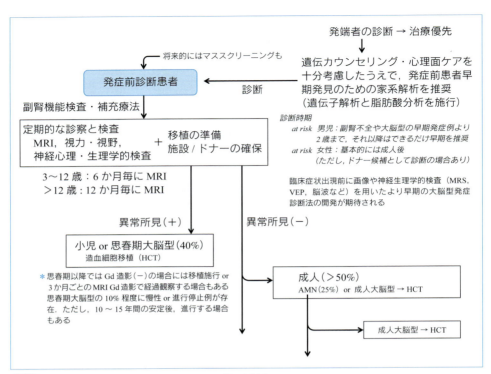

図2 発症前診断男性患者のフォローアップ指針（案）

　予後にも関わる副腎機能不全がステロイド補充により治療可能なことより，ALD男性患者の発症前診断〜早期介入を国内に広めることは本症克服につながる重要な取り組みと考えられる．ただ，臨床型と遺伝子型との相関が明らかでないため，現時点では発症前患者がどのような臨床経過をとるかは，たとえ兄弟例でも予測困難である．したがって，発症前患者の発見とともに，診断した発症前患者の長期にわたるフォローアップ体制の提示も重要な課題となる（図2）．at risk 男性患者の診断時期は小児大脳型や Addison 型の早期発症例から2歳まで，それ以降ではできるだけ早期が推奨される．一方，女性保因者ではドナー候補の場合以外は，成人以前の女性保因者発症が極めてまれであることより，基本的には診断は本人が自律的に判断できる年齢以降に行われることが望まれる．

　ALDの家系解析のための遺伝カウンセリングを行う際には，前述した de novo の存在や同一家系内でも患者の臨床経過が多彩であることより，例えば，図1のII-3〜5の子や孫への家系解析を進める場合でも，at risk の対象は世代や性別，現在の居住地域も含め，かなり複雑になることが予想される．その場合，確定診断されているII-2の女性保因者発症例の遺伝子変異が，認知症から60歳で死亡した父親(I-1)由来なのか，85歳の母親(I-2)由来なのか，それとも de novo なのかで遺伝カウンセリングの対象も多岐にわたる．父親由来ならII-3は男性非患者でII-4, 5は女性保因者，母親由来なら3人とも at risk，もし父親の残存試料と母親の解析より de novo と判明されれば3人とも at risk ではないと考えられる．

　ALDはその病因遺伝子 *ABCD1* は特定されたものの，発症機序や病態の解明も途上にある．さらに，希少疾患で，かつ症例ごとに同一家系内でも多彩な経過をとるため，本症の

遺伝カウンセリングに際しては，主治医と臨床遺伝専門医や認定遺伝カウンセラーの連携とともに，できればALDの遺伝子診断施設への依頼時に，事前相談や最新の情報提供を受けたうえで，慎重に検討して進めることも重要な選択肢と思われる．

引用文献

1) 下澤伸行（監）：副腎白質ジストロフィー診療ハンドブック 2013 ALD患者を支えている関係者の皆様へ．西濃印刷，2013.
2) Engelen M, et al.: X-linked adrenoleukodystrophy（X-ALD）: clinical presentation and guidelines for diagnosis, follow-up and management. *Orphanet J Rare Dis* 2012; **7**: 51.

参考文献

- 副腎白質ジストロフィーのページ．　http://www.japan-lsd-mhlw.jp/ALD/index.html
- Adrenoleukodystrophy Database.　http://www.x-ald.nl

［下澤伸行］

各論 ❷ 代謝

9 銅代謝異常症
（Wilson病）

症例提示

症　例：5歳3か月，女児（II-1）．
主　訴：遷延する肝機能障害．
家族歴：近親者に肝疾患を有する者はいない．血族結婚なし．臨床上健常な1歳9か月の妹がいる（図1）．
既往歴：特記すべきことなし．
現病歴：生来健康であった．5歳0か月時に発熱精査のための血液検査にて炎症反応の軽度上昇とともに肝機能異常を指摘された．その後解熱し，約1か月後に再検査を行ったところ肝機能異常は続いていた．精査を行い，B型肝炎，C型肝炎，EBならびにサイトメガロの各ウイルス感染は血清学的に否定されたが，血清セルロプラスミン値と血清銅値の低下が認められた．
検　査：血清セルロプラスミン値2.5 mg/dL，血清銅値9 μg/dLと著明な低下を認め，また尿中銅排泄量64.1 μg/日（3.4 μg/kg/日）と増加を認めた．*ATP7B*遺伝子検査を行ったところ，p.Ala1270Serとp.Asp1279Glyの複合ヘテロ接合体であり，Wilson病と診断を確定した．
家系内検索：両親の希望があり，1歳9か月の妹（II-2）に対して，血清セルロプラスミン値ならびに血清銅値測定を含む血液検査と*ATP7B*遺伝子検査を行った．血清セルロプラスミン値2.1 mg/dL，血清銅値6.0 μg/dLと低値であり，*ATP7B*遺伝子検査では姉と同様のp.Ala1270Serとp.Asp1279Glyの複合ヘテロ接合体であり，本児もWilson病であると診断された．

診断へのアプローチ

　3歳以降の肝機能障害，溶血を伴う肝機能障害あるいは肝不全，8歳以降の神経障害（特に錐体外路症状），学童期以降の血尿・タンパク尿と肝障害あるいは神経障害の合併，思春期以降の精神障害と肝障害あるいは神経障害の合併を診たときには，Wilson病の可能性を考え，検査を進める．また，Wilson病と診断された患児に同胞がいる場合は，必ず家系内検索を行うべきである．
　特殊検査としては，血清セルロプラスミン値，血清銅値ならびに尿中銅排泄量の測定を行う．Wilson病に特徴的な理学的所見であるKayser-Fleischer角膜輪の有無をみるために

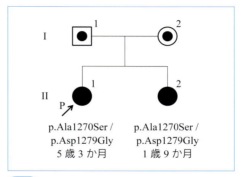

図1 家系図

眼科的検索も行う．図2に診断へのアプローチの方法を，表1に診断基準を示す[1,2]．

疾患概要

　Wilson病は，常染色体劣性遺伝形式をとる先天性銅代謝異常症の代表的疾患である．わが国における発症頻度は出生3万5,000〜4万5,000人に1人と考えられている[3]．肝臓をはじめ，中枢神経，角膜あるいは腎臓などに銅が蓄積し，種々の症状を引き起こす．Wilson病の原因遺伝子 *ATP7B* は，染色体13番長腕，13q14.3に位置する．*ATP7B* 遺伝子は，肝臓において最も強く発現している．肝臓におけるATP7Bタンパクの役割は，肝細胞内から胆汁中への銅の排泄と，活性型セルロプラスミンタンパクの合成過程における銅の受け渡しと考えられている．

　Wilson病は進行性の疾患であり，無治療では肝障害や神経障害によって死亡したり，寝たきりとなったりする予後不良な疾患である．しかし，銅キレート薬や亜鉛薬による薬物療法が確立されており，適切な時期から治療が行われれば，十分な社会復帰や発症の予防が可能である．

遺伝学的検査の臨床的意義

　Wilson病の遺伝学的検査は，*ATP7B* 遺伝子の変異解析である．ATP7Bタンパクの酵素活性測定の方法は残念ながら未だ確立されていない．*ATP7B* 遺伝子の構造解析により，本遺伝子の2つのアリル両方に変異が同定されれば，Wilson病と診断を確定することが可能である．特に年少例や非定型的な検査所見を示す症例では有用な診断確定法である（図2）．ただし，Wilson病であっても遺伝子解析にて変異が同定できない症例が約10%程度存在する[4]．すなわち，本検査の結果が陰性であってもWilson病を完全に否定することはできない．この点は十分に注意する必要がある．

　ATP7B 遺伝子の変異解析が最も有用なのは，同胞間の家系内検索である．発端者における遺伝子変異が両方のアリルにおいて同定されていれば．その同胞が，患者か保因者か，あるいは健常かを正確に診断することができる．

遺伝カウンセリングのポイント

　Wilson病は常染色体劣性遺伝性疾患である．Wilson病における遺伝カウンセリングの

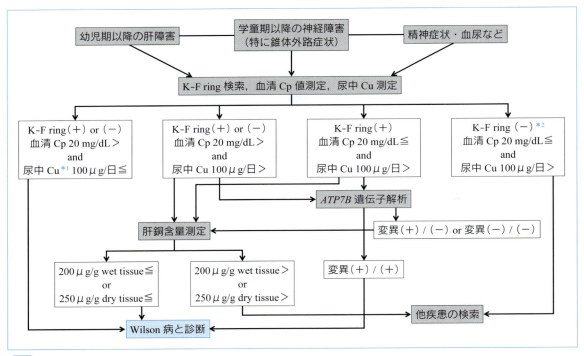

図2 Wilson 病診断確定までの流れ

K-F ring：Kayser-Fleischer 角膜輪．Cp：セルロプラスミン．Cu：銅．
*1：尿中銅排泄量は小児では 1.5μg/kg/ 日を基準とする．
*2：血清セルロプラスミン値正常例が約 5% 存在することと，4 歳以下の症例では尿中銅排泄量増加がみられないことが多い点は注意を要する．
〔日本先天代謝異常学会（編）：新生児マススクリーニング対象疾患等診療ガイドライン 2015；Wilson 病．診断と治療社，2015：204．〕

表1 Wilson 病の診断基準

検査所見	
1. 肝銅含量	≧ 250μg/g dry tissue (≧ 200μg/g wet tissue)
2. 血清セルロプラスミン値	≦ 20 mg/dL
3. 尿中銅排泄量	① ≧ 100μg/ 日 ② ≧ 1.5μg/kg/ 日 (≧ 0.2μg/mg creatinine)

診断基準
上記検査所見 1．2．3．のうち 2 つ以上を満たせば Wilson 病と診断してよいと考える 　ただし，肝銅含量の増加が認められれば Wilson 病と診断できる 　3 歳未満の症例の場合は，1．＋2．あるいは 2．＋遺伝子診断が必要となる

〔藤井秀樹：発症前 Wilson 病のセルロプラスミン及び銅代謝に関する研究：診断基準作成の試み．Biomed Res Trace Elements 1997；**8**: 75-83. を改変〕

　最も重要なポイントは，家系内検索である．Wilson 病と診断された症例に同胞がいる場合は，同胞の発症率は 25% であり，家系内検索は必須である．
　また，Wilson 病患者が挙児を望んだ場合にも遺伝カウンセリングは必要となる．Wilson 病患者のパートナーが Wilson 病の保因者でなければ，患者の子どもが Wilson 病を発症す

ることは原則ありえない．しかし，子どもは全員保因者である．もしパートナーが Wilson 病保因者である場合は，患者は 50% の確率で生まれ，他の 50% は保因者である．なお，現在同胞間の遺伝子検査以外に，Wilson 病保因者を正確に診断する方法は確立されていない．

治療および管理の要点

　薬物療法による除銅と低銅食療法が基本的な治療法である．また，急性あるいは慢性に肝不全に陥った症例は肝移植の適応となる．薬物療法は 2 種類の銅キレート薬，D-ペニシラミンおよび塩酸トリエンチン，ならびに亜鉛薬として酢酸亜鉛である．銅キレート薬は血液中の銅と結合して尿中へ排泄させる．亜鉛薬の薬理機序は，腸管からの銅の吸収阻害である．

家系内検索と出生前診断

　前述のように，発端者となる Wilson 病患者に同胞がいる場合は，家系内検索は必須である．Wilson 病の発症年齢は多岐にわたるため，発端者より年長の同胞であっても検索の対象となる．血清セルロプラスミン値，血清銅値ならびに尿中銅排泄量の測定を行う（図 2）．ATP7B 遺伝子検査を行って発端者の遺伝子変異を同定することができれば，最も正確な家系内検索が可能である．また，Wilson 病患者の子どもに対しても，Wilson 病の検索を行うことを推奨する．

引用文献

1) 日本先天代謝異常学会（編）：新生児マススクリーニング対象疾患等診療ガイドライン 2015；Wilson 病．診断と治療社，2015：202-210．
2) 藤井秀樹：発症前 Wilson 病のセルロプラスミン及び銅代謝に関する研究：診断基準作成の試み．Biomed Res Trace Elements 1997; **8**: 75-83.
3) Aoki T, et al.: Nationwide survey of clinical feature of Wilson's disease in Japan. Lam STS, et al. (eds): Neonatal and Perinatal Screening, the Asian pacific perspective, Hong Kong: The Chinese University Press, 1996: 25-28.
4) Nakamura H, et al.: Molecular diagnosis of Wilson disease in Japanese patients. J Med Soc Toho 2009; **56**: 65-70.

［清水教一］

各論 ❸ 神経・筋

1 MELAS（mitochondrial myopathy, encephalopathy, lactic acidosis, and stroke-like episodes）

症例提示

症　例：5歳, 男児.

主　訴：全身けいれん.

家族歴：健康な両親の第1子. 同胞なし. 母方祖母は65歳で脳卒中のため死亡. 35歳の母親は最近耳が聞こえづらいらしい（図1）.

既往歴：特記すべきことなし.

現病歴：ある日の朝, 頭痛と軽い風邪症状を訴えたため体温を測ると37.7℃と微熱があったため, 幼稚園を休ませベッドで寝たまま過ごしていた. 母親が昼食を食べさせようと様子を見に行ったところ, 口から泡を吐いていた. よく見ると普段はしない失禁をしていた. 様子がおかしいと思い, 体をゆすってみたが覚醒しなかった. とりあえず衣服を着替えさせようとしていたところ, 急に全身のけいれん発作が出現した. すぐに救急要請し, 搬送された.

現　症：受診時, けいれんはなかったが意識はなく, JCS III-200であった. 体温が38.0℃と上昇していた以外には, バイタルサインとしては特別な異常はなかった. 身長101 cm, 体重12 kgとやや小柄でやせ気味. 顔貌に特記すべき所見はなく, 外傷, 肝脾腫はなかった.

検　査：血液検査では貧血はなく, 血小板数は正常範囲で播種性血管内凝固（DIC）を疑う所見はなかった. CRPの上昇もなかった. 血液ガス分析ではアシドーシスは認めなかったものの, 乳酸11.8 nmol/Lと乳酸値の著明な上昇を認めた. 静脈ラインを確保し, 鎮静薬の持続静注を開始し, 頭部CT検査を行ったところ, 後頭葉に梗塞を疑わせる所見を認めた. 脳圧亢進所見がないことを確認して, 髄液検査を行ったところ, 乳酸81.5 mg/dL, ピルビン酸2.43 mg/dLと上昇を認めた.

診断へのアプローチ

　突然の脳梗塞症状で発症している. 血液, 髄液中の高乳酸値が認められている. これらの所見より, ミトコンドリア関連疾患を鑑別にあげることができる. なかでも, MELAS（mitochondrial myopathy, encephalopathy, lactic acidosis, and stroke-like episodes）は脳卒中様症状と高乳酸血症を特徴とするミトコンドリア病の1病型であり, 典型的な症状を認める場合は診断に辿りやすい.

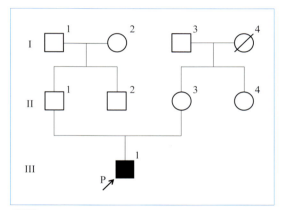

図1 家系図
母方祖母(I-4)は脳卒中で死亡．

疾患概要

　ミトコンドリア病は細胞内小器官であるミトコンドリアの機能障害によって生じる．ミトコンドリアでは，細胞内でエネルギー供給を担う呼吸鎖を担っており，障害があればおもにエネルギー需要の高い脳や筋肉に症状を呈する．ただ，症状や罹患臓器は多様性に富み，鑑別診断が容易でない場合も多い．

　MELASはミトコンドリア病の1つであり，中枢神経のほかに骨格筋，心，眼，肝臓，腎臓，血液，内耳，消化管，内分泌臓器など，多臓器にわたる症状を示す[1]．脳卒中様症状を示す前から筋力低下や知的発達の遅れもしくは退行，高乳酸血症などを示す．その他てんかん発作や片頭痛，易疲労性，外眼筋麻痺，低身長，糖尿病など，多岐にわたる合併症を示すことがある．

遺伝学的検査の臨床的意義

　細胞内小器官であり，呼吸鎖を担うミトコンドリアには独自のDNA（ミトコンドリアDNA：mtDNA）が存在しており，ミトコンドリアの複製は核に支配されていない．そのため，ミトコンドリアそのものが細胞外から来て共生するパラサイトであるとする説もある．MELASはこのmtDNAにコードされた遺伝子の変異，おもに3243A>Gが原因であることが多い．細胞内には核は1つしかないので，遺伝子セットは1組しか存在しないのに対して，ミトコンドリアは1つの細胞内に多数存在する．このような状態をヘテロプラスミー（heteroplasmy）という．仮に一部のミトコンドリアに遺伝子変異があったとしても，その割合が低い場合には細胞機能にまでは影響を及ぼさない．逆に言えば，細胞内における変異ミトコンドリアの割合がある一定の割合以上になると，機能障害を生じると考えられている．さらに言えば，細胞内変異ミトコンドリアの割合は各臓器においても様々である．そのため，末梢血を調べても脳や筋肉の状態を正確に反映している保証はなく，変異が検出されないこともある．ただ，MELASを疑って，末梢血から抽出したDNAでMELASに特徴的な3243A>Gが認められれば，診断は概ね確定したと考えられる．

　一方，呼吸鎖も含むエネルギー産生系に関連するすべての酵素がmtDNAによってコー

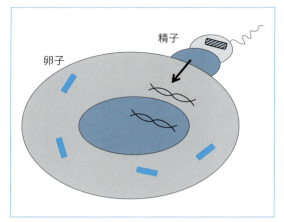

図2 受精時のイメージ

受精時に，精子の核は卵子内に挿入されるが，精子のミトコンドリア（斜線長方形）は卵子内に挿入されない．

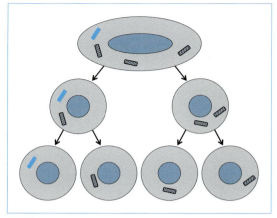

図3 ボトルネック効果のイメージ

ミトコンドリア（長方形）は細胞内に複数存在する．長く卵巣に留まる卵子にはミトコンドリアは多く必要がないため，減数分裂によって卵子内のミトコンドリアの数が減るが，元々一部に変異DNAをもつミトコンドリア（色塗り長方形）が存在すると，一部の卵子内には変異DNAをもつミトコンドリア（色塗り長方形）が多くを占めることとなる．

ドされているのではなく，核内DNAによってコードされている酵素遺伝子もある．したがって，ミトコンドリア病という概念であっても，核内DNAによって常染色体劣性遺伝形式でメンデル遺伝する場合もあり，複雑である．

遺伝カウンセリングのポイント

mtDNAの変異によるミトコンドリア病は，母系遺伝することが知られている．それは，精子と卵子が受精する段階で，精子はその核だけを卵内に挿入させるためである（図2）．そのため，受精卵にあるのは元々卵子内にあった母親由来ミトコンドリアだけであり，男性由来ミトコンドリアは次世代に受け継がれない．したがって，ミトコンドリア遺伝子変異によるミトコンドリア病は母親からしか遺伝しない．MELAS患者に変異mtDNAが証明されれば，その母にも変異mtDNAが検出されることがほとんどである．しかし，MELAS患者の母はヘテロプラスミーのため，変異mtDNAをもっていても症状はないか，あったとしてもごく軽いことが多い[2]．変異mtDNAの頻度が低い場合，調べても母親には変異が認められないこともある．

母親世代では頻度が低いヘテロプラスミーであるのが，子の世代において頻度が高いヘテロプラスミーとなり，症状を発症する理由はボトルネック効果で説明される（図3）．卵子は長く卵巣内で留まっており，エネルギーを大量に必要とすることはない．そのため，卵子形成過程の減数分裂において，卵子内のミトコンドリアの数が極端に低下する．体細胞内のミトコンドリアでは老化現象により様々なミトコンドリア遺伝子変異が生じるが，この卵子内のミトコンドリアの数が極端に低下するボトルネック効果によって，変異をもつミトコンドリアの割合が減ると個体にとって有利になるが，逆に変異をもつミトコンドリアの割合が増えてしまうとミトコンドリア病を発症させてしまうことになる[3]．

ここで説明したように，ミトコンドリア病は母系遺伝するとはいえ，母親が保因者であ

ると断定できない．ボトルネック効果だけではなく，臓器ごとに変異ミトコンドリアの割合が異なることも診断を困難にさせる要因となる．

　核内 DNA にコードされたミトコンドリア代謝系の遺伝子変異による場合はメンデル遺伝の法則に従い，常染色体劣性遺伝するため，遺伝子変異が同定できていればリスクの判定は比較的容易である．ただ，関連遺伝子は多岐にわたり，変異の種類も患者ごとにまちまちである．遺伝子変異が同定されても，それが本当に疾患と関連していることを証明することが困難である，などの理由から診断は実際にはそう容易くない．実際には，ミトコンドリアの診断や治療を専門とする研究者と協力して診断を進めていくこととなろう．

治療および管理の要点

　ミトコンドリア病は治療ができる疾患である．特に MELAS の場合，L-アルギニン療法に一定の効果があると考えられている．遺伝子診断はともかく，臨床診断が得られたら，ビタミン剤の投与など，遅滞なく治療を開始したい．

家系内検索と出生前診断

　ミトコンドリア病は，核内ゲノムによってコードされた遺伝子の変異による場合であって，責任変異が明らかにされている場合，通常の常染色体劣性遺伝性疾患同様に出生前診断することは可能である．しかし，mtDNA にコードされた遺伝子による場合は，臓器や組織ごとにヘテロプラスミーの状態が異なるうえに，そのヘテロプラスミーの状態を正確に調べることができない．そのため，胎児由来組織における変異の有無を調べて変異が検出されなかったとしても，その胎児が症状を発症しないと判断することはできないし，変異が検出されたとしても本当にその胎児が重篤な症状を発症するかどうかも判断できない．したがって，mtDNA によるミトコンドリア病の出生前診断は実際には困難である．

引用文献
1) 古賀靖敏：筋疾患の診断と治療 Update；ミトコンドリア病．小児臨 2010; **63**: 1913-1924.
2) 後藤雄一：骨格筋症候群（第 2 版）―その他の神経筋疾患を含めて―下；ミトコンドリア病 ミトコンドリア病の臨床的表現型による分類 MELAS（mitochondrial myopathy, encephalopathy, lactic acidosis and stroke-like episodes）．日本臨牀 2015; 別冊 : 190-194.
3) 菅野純夫，他（監訳）：ゲノム医学．メディカル・サイエンス・インターナショナル，2016.

［山本俊至］

各論 ❸ 神経・筋

2 筋緊張性ジストロフィー

症例提示

症　例：日齢 0 日，男児．

主　訴：呼吸不全．

家族歴：42 歳の父親と 35 歳の母親との間の第 1 子（図 1）．両親はこれまで大きな病気をしたことがないが，母方祖父は糖尿病と白内障で通院中である．

妊娠歴：両親は結婚 10 年目．母親はこれまで 2 回，妊娠中期の自然流産の既往があり，2 年前から不妊クリニックで検査を受けていた．両親ともに染色体検査を受け異常はなかったらしい．流産や不妊に至るはっきりとした原因も認められなかったらしい．タイミング法を行っていたところ自然妊娠した．その後，妊娠 26 週頃より羊水過多，切迫早産となり，本院産科に入院した．その際，血清 CK の上昇が認められ（3,567 IU/L），筋強直性ジストロフィーの可能性が指摘され，診察でも叩打性筋強直（percussion myotonia）が認められた．神経内科に紹介し，確定診断のための遺伝子診断を受けることを勧められたが，出産へのこだわりからすぐに決断できず，そのまま慎重に経過観察されていた．妊娠 32 週頃より胎児切迫仮死徴候が出現するようになったため，帝王切開による娩出が行われた．

周産期歴：Apgar score 4/6 にて出生．出生体重は 1,967 g であった．自発呼吸が弱く，呼吸不全を認め，気管挿管が行われ，そのまま新生児集中治療室（NICU）に入室した．

現　症：入院時，frog-leg position を示し，全身の著明な筋緊張低下を認めた．テント状の上口唇，縦長の顔貌を認めたが，それ以外には外表奇形は認められなかった．

検　査：NICU 入院時，著明なアシドーシスを認めたが，CK 値を含め，逸脱酵素の上昇は認めなかった．胸部 X 線では右横隔膜の挙上と肋骨の菲薄化がみられた．心臓超音波検査では，明らかな心奇形はなく，遷延性肺高血圧を示す所見もなかった．頭部画像診断においても明らかな構造異常はなかった．

診断へのアプローチ

出生直後より著明な筋緊張低下とそれによる呼吸不全を示す新生児である．呼吸不全によるアシドーシス以外に代謝疾患を疑わせる所見はなく，CK の上昇もない．これらの臨床情報に加え，本児が示す横隔膜挙上とテント状の上口唇から，筋緊張性ジストロフィー（myotonic dystrophy type 1：DM1）の先天型が鑑別にあがる．先天性筋緊張性ジストロフィーは，筋緊張性ジストロフィーの母親から生まれるため，母親の情報は重要である

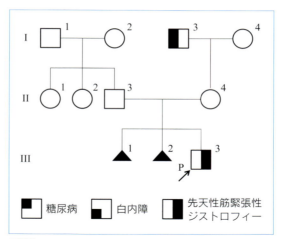

図1 家系図
母方祖父(I-3)に糖尿病と白内障あり．母親には自然流産の既往が2回ある．

が，妊娠経過から母が筋緊張性ジストロフィーである可能性がすでに示唆されており，先天性筋緊張性ジストロフィーと考えて矛盾はない[1]．

疾患概要

　先天性筋緊張性ジストロフィーは，生直後から呼吸不全・フロッピーインファントの所見を示す遺伝性疾患である．基本的に常染色体優性遺伝形式を示すが，疾患原因変異は19番染色体q13.3に位置するmyotonic dystrophy protein kinase(*DMPK*)遺伝子の第15エクソン3'側非翻訳領域にあるCTG反復配列の延長によることが知られている[2]（図2）．CTG反復配列が世代を経る毎に延長することにより，親世代より症状が重篤化するという世代間促進現象がみられるため，通常のメンデル遺伝の法則には当てはまらない，いわゆるトリプレットリピート病として理解される．2〜14/100,000人と非常にまれである．先天性筋強直性ジストロフィー患者の母親は，ほとんどの場合，筋緊張性ジストロフィーである．ただ，その親世代における筋緊張性ジストロフィーの臨床症状は，先天性筋強直性ジストロフィーとは大きく異なる．*DMPK*に関連する筋強直性ジストロフィーはtype 1 (DM1)に分類されているが，CCHC-type zinc finger, nucleic acid binding protein(*CNBP*〈zinc finger protein 9: *ZNF9*〉)遺伝子に関連するtype 2筋強直性ジストロフィー(DM2)も知られている．ただし，先天性筋強直性ジストロフィーを示すのはDM1だけである．

　DM1の重症度はある程度CTG延長に比例する[3]（表1）．通常繰り返し回数は34未満であるのに対し，繰り返し回数が延長し，50以上となってくると最も軽いタイプの筋強直性ジストロフィーとして認識される．この場合，白内障や軽いミオトニア現象しか認められない．100以上1,000未満の繰り返し回数による古典型では白内障や軽いミオトニア現象に加え，筋力低下や心機能障害を生じ，生命予後にも影響する．1,000以上の繰り返し回数では先天性筋強直性ジストロフィーを示し，乳児期から筋緊張低下や呼吸不全，知的障害など，神経発達への影響が認められる．CTG繰り返し回数は34を超えると不安定化し，世代を超えるに従って性腺細胞を経由して延長すると考えられており，特に先天性筋

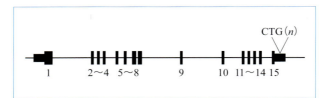

図2 *DMPK* 遺伝子構造

19q13.3 に位置する *DMPK* はアンチセンス側に，15 のエクソンによってコードされている．3' 側非翻訳領域に CTG の繰り返し配列がある．繰り返しの延長が伸展することにより，転写された RNA がヘアピン構造をとりやすくなり，RNA が不安定になると考えられている．

表1 繰り返し回数と症状

CTG 反復回数	タイプ	症状
34 未満	正常	
50 以上	軽症型	白内障，糖尿病，軽いミオトニア現象のみ
100 以上 1,000 未満	古典型	白内障，糖尿病，軽いミオトニア現象，筋力低下，心機能障害など
1,000 以上	先天型	乳児期から筋緊張低下・呼吸不全・知的障害など

強直性ジストロフィーで認められる急激な延長は多くの場合，DM1 の母親から生まれてくる子に認められる．

遺伝学的検査の臨床的意義

　先天性筋強直性ジストロフィーは，その特徴的な臨床症状によって診断は比較的容易である．ただ，遺伝学的検査以外に診断を確定させる方法がないため，確定診断のためには遺伝学的検査が必須となる．CTG 繰り返し回数の過剰な延長 (expansion) が認められれば診断が確定する．

　1,000 以上の繰り返し回数を示す場合，PCR 法では十分に解析できないため，Southern 法が用いられることが多い．この場合，繰り返し回数を正確に数えることは技術的に困難である．

遺伝カウンセリングのポイント

　先天性筋強直性ジストロフィーは多くの場合，DM1 の母親から生まれてくる．そのため，先天性筋強直性ジストロフィーを示す子が生まれてきた場合，母親が DM1 であることが強く疑われることとなる．また，妊娠経過中に本症例のように羊水過多や母体の高 CK 血症などの所見から，母親自身が DM1 であることが強く疑われるような場合もある[2]．これらの所見から，母親が DM1 であることを疑って母親の所作を注意深く観察し，ミオトニア現象を見抜くことで診断がついてしまう場合もある．ただ，妊娠するまで

自分自身が遺伝性疾患に罹患していることを考えもしなかった母親にとって，自らの意思とは関係なく，突然遺伝性疾患を診断されてしまうという出来事は受け入れられないことがある．特にそれが妊娠中であり，胎児は自分自身が遺伝性疾患であったために，それよりさらに重篤になって生まれてくる可能性があるということを突き付けられ，強い抑うつ状態に陥るおそれがある．妊娠前から自分自身の運動機能が低下していることをひそかに自覚していたが，それを夫や家族に隠したいという気持ちがあったとしたら，一方的にそれをあからさまにされることはなおさら受け入れられないだろう．母親にあまりに強いストレスを与えてしまうと，出産後の育児にも前向きになれなくなってしまうおそれもある．生命予後の不安をもって生まれてきた子の診断のためとはいえ，その子の診断に伴って母親の診断も明るみになってしまうかもしれないということを念頭に，母親自身の心理状態を気遣い，その気持ちに寄り添いつつ，時間をかけて診断を進めていくべきである．

治療および管理の要点

本症例のように，出生後早期に筋緊張低下から呼吸不全を生じることがあり，NICUでの呼吸管理を要することがある．出生後早期には嚥下機能も十分でなく，口腔内持続吸引や経管栄養が必要となることがある．ただ，これらの症状は，経過とともに次第に改善することがある．運動機能の遅れを伴いながらも成長が見込まれるため，長期にわたる支援が必要である．

家系内検索と出生前診断

DM1合併女性の妊娠時には，CTG繰り返し回数がexpansionし，先天性筋強直性ジストロフィーの子が生まれるリスクがある．100回以上の繰り返しを示すDM1合併女性の妊娠時では，730回以上の繰り返し延長を示す先天性筋強直性ジストロフィーの児を妊娠する可能性は62%であるとの報告がある[4]．このリスクを回避するために，羊水，あるいは絨毛などの胎児由来細胞を用いて，胎児の遺伝子診断を行うことは可能である．ただ，出生前診断の前提として，胎児のCTG繰り返し回数を比較する対象として，両親のCTG繰り返し回数が明らかになっていることが望ましい．母親がDM1の場合，母親のCTG繰り返し回数と比べて，胎児の繰り返し回数がほとんど延長していない場合は先天性DM1を生じない可能性がある．しかし，CTG繰り返し回数がある程度延長している場合には，正確に繰り返し回数を明らかにすることが困難であること，繰り返し回数の延長には体細胞ごとにモザイクが存在する場合があること，などの理由から，生まれてくる子の臨床症状の重症度を正確に予測することは困難である．

引用文献
1) 武藤順子，他：先天性筋強直性ジストロフィー．神経内科 2004; **60**: 343-349.
2) 堀部 悠，他：羊水過多の精査にて診断された母体および胎児筋強直性ジストロフィーの1例．東京産婦会誌 2014; **63**: 242-245.
3) 門間一成，他：筋強直性ジストロフィーと妊娠・出産．神経内科 2013; **78**: 520-524.
4) 高木香津子，他：羊水過多を合併した先天性筋強直性ジストロフィーの1例．現代産婦人科 2015; **63**: 341-344.

[山本俊至]

3 Xq28重複症候群

症例提示

症　例：14歳，男児．

主　訴：言葉の遅れ．

家族歴：健康な姉と妹がいる（18歳と11歳）．母方祖母の男兄弟（II-6）は小児期から知的障害があり，15歳頃に死亡したらしいが，詳細不明である（図1）．

現病歴：乳児期より軽度の発達遅滞があり，1歳で立位保持できるようになったものの2歳近くまで自力で歩くことができなかった．その後現在に至るまで運動は苦手で上手に走ることはできていない．言葉の遅れもあり，2歳頃に単語の表出が始まったが，言葉は単語レベルで2語文の表出は認められていない．コミュニケーションに乏しく，意思を伝えることが難しい．小学校から支援学校に通っているが，トイレや食事はほとんど介助が必要な状態である．13歳のとき，突然脱力発作が出現するようになり，転んで舌を噛み切って大量出血し，救急受診することがあった．

現　症：受診時意識は清明であったが，言葉による受け答えができず，表情は無欲様であった．体幹の筋緊張低下が認められ，歩行は失調様であった．明らかな顔貌異常や小奇形は認められなかった．診察中には明らかな発作はみられなかった．

検　査：一般血液検査や生化学検査に異常なし．脳波では高振幅徐波が連続して認められ，正常な基礎律動が確認できない状態であった．頭部MRI検査では非特異的な深部白質T2高信号が認められたが，明らかな構造異常は認められなかった．Gバンド法による染色体検査では46,XYと正常男性核型であった．脆弱X症候群を疑いfragile X mental retardation 1（*FMR1*）遺伝子検査を行ったが異常は認められず，マイクロアレイ染色体検査を行ったところ，Xq28領域の微細重複が認められた（図2）．重複領域にはRett症候群の原因遺伝子であるmethyl CpG binding protein 2（*MECP2*）遺伝子が含まれていた．

診断へのアプローチ

　乳児期より精神運動発達の遅れを示す男児である．母方の親戚に知的障害を示した男性がいたという家族歴があり，X連鎖知的障害の可能性が示唆される．そのため，脆弱X症候群が疑われ，検査を行ったが，診断は否定された．筋緊張低下を示し，脱力発作が出現してきている．非特異的な所見であるが，頭部MRI検査で非特異的な深部白質T2高信号が認められている．これらの所見はマイクロアレイ染色体検査で診断が確定したXq28

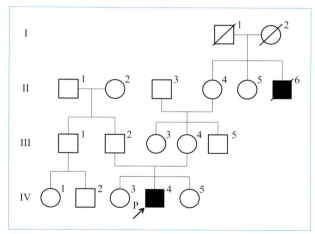

図1 家系図
母方叔父（II-6）は小児期より発達遅滞を示していた．

重複によるものと考えられる．

疾患概要

　MECP2 遺伝子を含む Xq28 領域の微細重複は，X 連鎖知的障害の原因の1つである[1,2]．乳幼児期から精神運動発達の遅れを示し，年齢が長じるに連れててんかんや失調性歩行などの症状を示すようになる．これらの症状は次第に進行し，徐々に自力歩行ができなくなり，嚥下障害から誤嚥性肺炎を繰り返すようになる．このため，寝たきりとなり，20歳頃に死亡する例がある．根本的な治療法はない．

　てんかん発作は脱力発作だけではなく，強直発作やミオクロニー発作を示すこともあり，非常に難治である．脳波は本症例のように徐波優位の所見を示すことが多い．頭部MRI検査では，側脳室後角周囲白質の非特異的な T2 高信号が認められることがある．この所見は進行すると囊胞形成に至り，診断の一助となることがあるが，臨床症状や検査所見だけでは確定診断に至らない．Xq28 領域の重複は微細であることがほとんどであり，通常の G バンド法や FISH 法で診断することは難しい．MLPA 法かマイクロアレイ染色体検査によって Xq28 領域の重複を証明することが必要となる[3,4]．

遺伝学的検査の臨床的意義

　X 連鎖劣性知的障害には非常に多くの原因遺伝子が関わっている．*FMR1* 遺伝子のトリプレットリピート延長による脆弱 X 症候群は X 連鎖劣性知的障害の1つであり，比較的頻度が高いとされている．本症例で認められた Xq28 の重複は，脆弱 X 症候群と同等か，あるいはそれ以上の頻度で認められる．マイクロアレイ染色体検査によって認められる微細重複のなかで最も頻度が高い[5]．

　MECP2 遺伝子を含む数 Mb の大きさの Xq28 重複が多くを占める．ほとんどの場合，無症状の母親から由来している．Xq28 重複をヘテロでもつ女性では，Xq28 重複を示す X 染色体が選択的に不活化されることにより発症を免れているが，まれに不活化機構が働か

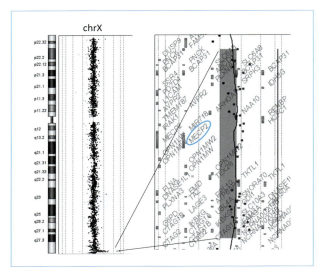

図2 マイクロアレイによるXq28重複の同定
Xq28領域のコピー数増多が認められる（左）．Xq28領域の拡大図（右）にて MECP2 遺伝子（色丸）が重複領域に含まれている．

ず，発症することがある[1]．

MECP2 はX染色体長腕末端近傍にあり，Xq28の部分的な重複だけではなく，X染色体長腕末端が常染色体と転座することによって MECP2 遺伝子のコピー数が増えることによって生じる場合がある[6]．この場合はX連鎖劣性遺伝形式をとらず，性別にも関係せずに発症することがある．

Xq28重複症候群は，マイクロアレイ染色体検査などの遺伝学的検査で MECP2 領域の重複を確認するしか診断方法がない[3,4]．重複のパターンによっても遺伝形式が異なるため，遺伝学的検査による確定診断は重要である．

遺伝カウンセリングのポイント

遺伝学的検査によって発端者のXq28重複を診断することは，通常の診療のなかで行われることがほとんどである．ただ，Xq28重複はほとんどの場合，無症状の母親から由来しているため，たとえ発端者の診断であってもXq28重複保因者であるかもしれない母親を含めた遺伝カウンセリングを通じて進めていくべきである．本症例の場合，母方の親戚に原因不明の知的障害を示す男性の家族歴があることから，母親が保因者である可能性が高いと考えられた．母親が保因者である場合，本症例の2人の姉妹もまた保因者である可能性がある．ただ，そのことを理由に母親に保因者診断を行うよう誘導することは望ましくない．あくまでも母親自身の希望を重視し，保因者診断を受けるかどうかは自律的に決定されるべきである．

治療および管理の要点

Xq28重複症候群は根本的な治療法がないため，てんかんのコントロールや医療的ケアなどの対症療法を行うしかない．抗てんかん薬の選択や医療的ケアの方法は，個々の症例

の症状によって決められるべきであり，決まった方法はないのが現状である．

家系内検索と出生前診断

　日本医学会ガイドラインでは，未成年者に対する非発症保因者の診断は，原則として本人が成人し自律的に判断できるまで実施を延期すべきで，両親等の代諾で検査を実施すべきではない，とされている．本症例の姉妹はまだ未成年であるため，この原則に従うべきである．ただし，本症例の姉は未成年とはいえ，18歳に達しており，本人の正しい理解と同意があり，両親も認めている場合には必ずしも避けるべきものではない．適切な遺伝カウンセリングを行って対応すべきである．

　Xq28重複症候群は予後不良で治療法のない難治性疾患であるため，保因者女性が出生前診断を望む可能性がある．そのため，最低限出生前診断という機会があることを伝え，さらに希望があれば実施する場合の大まかなタイムスケジュールや実施した場合の不利益などについても情報提供すべきである．

引用文献

1) Shimada S, et al.: MECP2 duplication syndrome in both genders. *Brain Dev* 2013; **35**: 411-419.
2) Yamamoto T, et al.: Xq28 Duplications and Epilepsy: Influence of the Combinatory Duplication of *MECP2* and *GDI1*. *J Pediatr Epi* 2015; **4**: 30-34.
3) 山本俊至：マイクロアレイ染色体検査の臨床応用．日児誌 2012; **116**: 32-39.
4) 山本俊至：臨床遺伝に関わる人のためのマイクロアレイ染色体検査．診断と治療社，2012.
5) Yamamoto T, et al.: Clinical impacts of genomic copy number gains at Xq28. *Hum Genome Var* 2014; **1**: 14001.
6) Shimada S, et al.: Clinical manifestations of Xq28 functional disomy involving MECP2 in one female and two male patients. *Am J Med Genet A* 2013; **161A**: 1779-1785.

［山本俊至］

各論 ❸ 神経・筋

4 Rett 症候群

症例提示

症　例：1 歳 3 か月，女児．
主　訴：発達が伸びない．
家族歴：血縁関係のない健康な両親と健康な 3 歳の兄の 4 人家族（図 1）．父方伯父の子（III-1）に発達障害の男児がいる．
周産期歴：妊娠中の経過は順調であった．在胎 40 週 2 日，3,221 g にて出生した．身長 46 cm，頭囲 33 cm であり，Apgar score 9 で特に問題なかった．
現病歴：生後 2 か月頃よりあやすと笑うようになった．生後 4 か月には首が据わった．5 か月で寝返りもできるようになり，順調に発達しており，7 か月健診でも特に異常を指摘されることはなかった．ただ，その後の運動発達の伸びが緩慢になり，10 か月でようやくおすわりができるようになり，1 歳になっても這い這いができていなかった．1 歳 2 か月頃にはそれまで遊びに使っていたおもちゃに興味を示さなくなり，何も持たずに両手を合わせて口に運ぶようになった．この頃よりゲップを頻回にするようになった．母親は 1 歳半健診まで様子をみるつもりだったが，友人に受診を勧められ，健診を受けた病院を受診した．
現　症：受診時，身長 75 cm，体重 10.5 kg と体格は標準であったが，頭囲は 42 cm と 5 パーセンタイル未満であり，小頭症を示した．栄養状態には異常がなく，バイタルサインにも異常はなかった．ただ，時に不規則な深呼吸をしており，バギーに座っていると常に両手を合わせて口に入れるか，下顎を突き出して歯ぎしりをしていた．肝脾腫はなかったが，腹部は膨満していた．診察時，視線が合わず，人見知りもみられず，泣くことがなかった．抗重力運動に異常はなく，体位変換に対する抵抗力には異常を認めなかった．深部腱反射も異常なかった．ただ，全身の筋緊張はやや低下しており，関節可動域の亢進が認められた．
検　査：一般血液検査や生化学検査に異常なし．代謝スクリーニング検査も異常なかった．頭部 MRI 検査，脳波検査でも特に異常所見を認めなかった．

診断へのアプローチ

乳児期早期には順調に発達していたが，乳児期後期から発達の停滞を示している．周囲への関心に乏しく，常同運動が認められることなどの自閉的な症状が認められ，女児であ

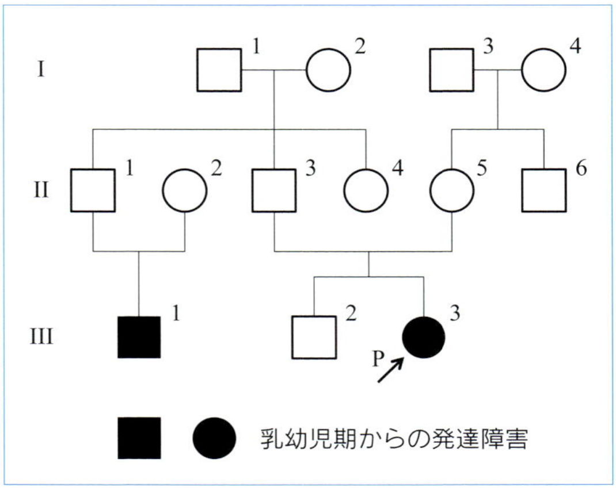

図1 家系図
父方伯父の長男(III-1)も乳幼児期からの発達障害を示すが，症状の程度は軽くRett症候群とは全く異なる．

ることからもRett症候群が鑑別にあげられる[1]．

疾患概要

　Rett症候群はXq28に位置するmethyl CpG binding protein 2(*MECP2*)遺伝子の変異によって生じるX連鎖優性遺伝性疾患である[2]．女性特有の疾患であり，Rett症候群で認められる*MECP2*変異は基本的に*de novo*変異である[2]．

　通常女性のX染色体は2本のうちのどちらかが不活化を受けるため，多くのX連鎖劣性遺伝性疾患の場合，遺伝子変異を示すアリル側のX染色体が優先的に不活化されるため(skewed X)，女性の場合は症状の発現を免れ，いわゆる保因者となる．ただ，*MECP2*変異は不活化の時期にselectionがかからず，変異アリルと健常なアリルがどちらも均等に不活化を受けるため，女性であっても発症するようである．Rett症候群患者で認められる変異をもつ男性が存在しないことは，変異アリル単独の場合，男性では致死性になるという理解を支持するものである．

　Rett症候群患者の症状は，年齢的な時期によって4つのステージに分類されるが(表1)，ステージ2までに診断されることがほとんどである．

遺伝学的検査の臨床的意義

　Rett症候群の診断は臨床症状によるため，遺伝学的検査は必須ではない．ただ，確定的な診断法としては遺伝学的検査によって*MECP2*遺伝子の変異を明らかにするしか方法がない．Rett症候群における*MECP2*変異はこれまで世界中から多くの報告がある．変異の大部分は翻訳領域の塩基置換や欠失であるが，なかにはエクソンレベルの欠失の報告もある[3]．エクソンレベルの欠失では通常のSanger法では検出できない．*MECP2*遺伝子を解析しても変異がみつからない場合は，このような解析方法の限界による場合があるが，それだけではなく，Rett症候群に極めてよく似た症状を示す疾患遺伝子(cyclin-dependent kinase-like 5〈*CDKL5*〉遺伝子やforkhead box G1〈*FOXG1*〉遺伝子など)の変異によるもの

表1 Rett症候群のステージ分類

	歴年齢		症状
ステージ1	生後6か月から1歳半	発達停滞期	発達遅滞，筋緊張低下
ステージ2	1歳から4歳	急速な退行期	習得した能力の喪失，易興奮性，進行性の小頭症，過呼吸
ステージ3	2歳から10歳	安定期	てもみ運動，けいれん発作
ステージ4	10歳以降	運動機能低下期	運動機能の喪失，側弯症

である可能性がある．いずれにせよ，多くの関連遺伝子の変異も *de novo* による．

遺伝カウンセリングの実際

1）遺伝学的検査の説明

　これまでの経過や症状からRett症候群が診断として最も考えられることを説明し，希望があれば原因遺伝子である *MECP2* 遺伝子の解析を行うことは可能であるが，遺伝子診断には限界もあるため必ずしも必須ではなく，検査を受けるかどうかは家族の主体的な意見によることを説明した．両親は遺伝子診断による確定を希望したので，まずは患児から採血した．

2）解析方法と結果

　血液からDNAを抽出してSanger法による *MECP2* のDNA塩基配列を解析したが，変異は認められなかった．

3）遺伝学的検査結果の説明

　遺伝子解析の結果，*MECP2* の翻訳領域には変異が認められなかったことを両親に説明したところ，まだできる検査方法があるなら，とことん検査を行ってほしいという希望であった．そこで，次にエクソンレベルの微細欠失を疑い，MLPA（multiplex ligation-dependent probe amplification）法を行ったところ，exon 2の欠失が認められた．両親にはこの欠失は認められず，*de novo* 変異であることが明らかになった．

4）追加の質問

　最終的な結果を説明したところ，父親の兄の子に発達障害が認められており，それとの関連について質問を受けた．基本的に *de novo* 変異であるので関係があるとは考えられない．もし父親に低頻度モザイク変異があったとしても，兄にも同じ低頻度モザイクが存在する可能性はほとんど考えにくい．さらに，発端者と同じ変異が男性にあった場合，基本的には致死性であり，発達障害の原因になるとは考えにくい，ということを説明した．

遺伝カウンセリングのポイント

　いわゆるSanger法によるDNA塩基配列決定法は，目的とする遺伝子領域をPCR法で増幅し，増幅されたPCR産物を鋳型にして一方向からSanger反応を行って塩基配列を調べる方法である．2本ある染色体のうちの一方でエクソンレベルの欠失があったとして

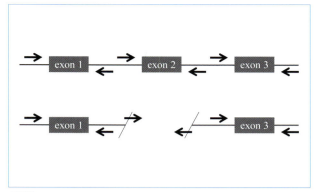

図2 エクソン欠失がSanger法で見落とされる理由
2本の染色体の一方に微細な欠失があった場合，その部分はPCRがかからない．Sanger法で得られるシーケンス結果は正常アリルだけであり，欠失していることを見抜くことはできない．男性の場合はX染色体が1本しかないので，PCRがかからないと，その部分が欠失していることがわかる．

も，残った染色体上の遺伝子を増幅するので一見目的のPCR産物が正しく得られたように見えるため，この方法では欠失を検出することはできない（図2）．

　本症例の場合，女性であるのでX染色体を2本もつ．そのため，Sanger法では欠失していないほうの*MECP2*アリルを調べただけになるため，何も異常が認められなかった．MLPA法は任意の領域のコピー数を正確に検出することができる方法である．*MECP2*遺伝子の全エクソンのうち，exon 2だけの部分欠失が明らかになった．このように，遺伝子配列の変異だけではなく，Sanger法では検出できないエクソンレベルの微細な欠失が原因となっている場合があり，Sanger法には限界があることを知っておく必要がある．ちなみに，エクソンが1つだけ欠失しているような小さな欠失は，次世代シーケンサーを用いた高速シーケンス（next generation sequencing：NGS）でも，さらに通常使われる標準的な解像度のマイクロアレイ染色体検査でも検出することは難しい．

　本症例のように，疾患の原因遺伝子の *de novo* 変異で発症したことが明らかになれば，次の妊娠時における再発リスクはほとんど考慮する必要がないと考えてよい．ただ，100%安心と言ってはならないことに留意が必要である．発端者の血液検体で認められた*MECP2*変異が *de novo* 変異であると判断した理由は，同じ変異が両親の血液検体でみつからなかったからである．しかし，遺伝子変異が体細胞の一部でのみ生じているいわゆるモザイク変異の場合は，血液検体では変異がみつからない場合がある．もし両親の生殖細胞（つまり精子か卵子）にモザイク変異があれば，一見 *de novo* 変異と考えられても，次子以降に繰り返して遺伝する可能性が残っている．そのため，「血液検体で行った検査では *de novo* 変異と考えられ，基本的に次子以降に反復して現れることはないと考えられるが，非常にまれなケースとしてモザイク変異の例があるので，絶対大丈夫とは言えない」と説明しておく必要がある．

家系内検索と出生前診断

　Rett症候群のように，*de novo* 変異によって生じる遺伝子変異の場合，基本的には出生

前診断の対象とはならないが，完全には排除できないモザイク変異の可能性を説明した場合に，心理的な不安が拭いきれず，出生前診断を強く希望する場合もある．そのような場合は，発端者と同じ変異がないかどうかを調べるために出生前診断が行われることもある．

引用文献

1) キャシー・ハンター（著），日本レット症候群協会（訳）：レット症候群ハンドブック．第2版，日本レット症候群協会（翻訳事務局），2013.
2) 近藤郁子．病気の責任遺伝子 Rett症候群の遺伝子診断．小児科 2011; **52**: 245-252.
3) Kobayashi Y, et al.: Congenital variant of Rett syndrome due to an intragenic large deletion in MECP2. *Brain Dev* 2012; **34**: 601-604.

［山本俊至］

各論 ❸ 神経・筋

5 脊髄性筋萎縮症

症例提示

症　例：日齢 5，女児．
主　訴：哺乳不良．
家族歴：両親は生来健康．家系内に神経筋疾患なし．初回妊娠による出産である（図 1）．
周産期歴・現病歴：妊婦健診で胎動の有無を助産師から聞かれたが，初めての妊娠であったので，胎動というのがどういうものかよくわからなかった．胎児超音波検査で，体格が小さいこと，いつもおとなしくしていて体の動きが少ないことが指摘されていた．出生時，身長 47 cm（−1.0 SD），体重 1,996 g（−2.8 SD），胸囲 29 cm（−1.9 SD），頭囲 32.8 cm（−0.2 SD）と子宮内発育不全（intrauterine growth restriction：IUGR）を認めた．在胎 39 週 0 日，自然分娩にて出生した．出生直後，呼吸は浅く，ほとんど啼泣せず，四肢の自発的な動きがみられなかった．その後自発呼吸は落ち着いていたので経過観察されていたが，哺乳がうまくできないため，新生児集中治療室（NICU）施設のある病院に転院となった．
現　症：入院時，バイタルサインに明らかな異常はなかったが，四肢の自発的な動きは全くなかった．frog-leg position を示しており，引き起こし反応では頭部が後屈し，上肢の屈曲も全く認められず，筋緊張低下が明らかであった．深部腱反射も認められなかった．舌をよく観察すると，線維束攣縮が観察された．覚醒時には活発に眼球が動いていた．
検　査：一般血液検査，生化学検査に異常は認められず，筋逸脱酵素の上昇はなかった．頭部 MRI 検査を行ったが，形態異常はなく，占拠性病変や出血性病変もみられなかった．

診断へのアプローチ

出生直後より筋緊張低下が認められたが，既往歴から胎児期よりすでに胎動が少なかったことが示唆され，先天的な要因が考えられる．血液検査で筋逸脱酵素の上昇はなく，筋ジストロフィーは否定的である．舌の線維束攣縮が観察されたことから，脊髄性筋萎縮症（spinal muscular atrophy：SMA）が疑われる[1]．

疾患概要

SMA は，脊髄前角細胞の異常によって引き起こされる筋肉の廃用性萎縮による[2]．最重度の乳児型（I 型）は Werdnig-Hoffmann 病ともよばれ，乳児期早期に発症する．生涯座位の獲得ができず，人工呼吸器なしに 2 歳以上生存できない．1 歳半以降に発症する軽症型（III

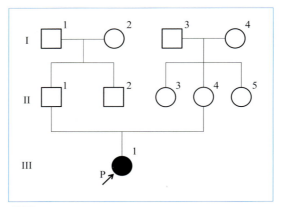

図1 家系図
血縁関係のない夫婦の第1子(III-1)がSMAと診断された.

表1 脊髄性筋萎縮症の臨床的分類

	発症年齢	疾患名	症状	$SMN1$の欠失
I型	0〜6か月	Werdnig-Hoffmann病	寝たきりで頸定不能	95%以上
II型	7〜18か月	Dubowitz病	座位まで	95%以上
III型	18か月以降	Kugelberg-Welander病	歩行可能	80〜90%

型)はKugelberg-Welander病とよばれる.この中間型(II型)はDubowitz病ともよばれる(表1).
　いずれも5番染色体q13に存在するsurvival motor neuron 1 ($SMN1$) 遺伝子が原因となる(図2)[3].$SMN1$の下流にはneuronal apoptosis inhibitory protein ($NAIP$) 遺伝子が存在する.$NAIP$の機能不全は神経細胞死に関わることが知られており,$SMN1$の直下流に存在する$NAIP$が$SMN1$と共に欠失すると,症状を悪化させる要因となる.$SMN1$と$NAIP$が存在するほんの数百kbのゲノム領域は,重複断片が隣接するセントロメア側に逆向きに挿入されている.この逆向きに挿入された$SMN1$のコピーは$SMN2$とよばれるが,$SMN2$はスプライシング異常のため,ほとんど機能していない.$SMN1$と$SMN2$では,exon 7と8におけるたった5塩基が異なっているだけであり,両者を区別して調べることができるのはexon 7と8だけである.これまでの知見で,$SMN1$のexon 7と8の欠失,あるいはexon 7のみの欠失が多くの患者で認められる.隣接する$NAIP$の同時欠失は重症型で頻度が高い.

■ 遺伝学的検査の臨床的意義

　SMAは臨床症状や筋電図などの電気生理学的検査により,十分臨床診断可能である.ただ,SMAは常染色体劣性遺伝性疾患であるので,発端者の両親は基本的に保因者であり,次子において再発のリスクがある.出生前診断はそのリスクを回避することができる手段の1つであるが,このためには確定的な診断法により,胎児を確実に診断できる方法がなければならない.SMAの確定的な診断法としては,遺伝学的検査が唯一の方法である.出生前診断を行うにはその家系における発端者の遺伝型を明らかにしておく必要がある.SMA患者では$SMN1$の欠失が最もよく認められる変異である.発端者が$SMN1$欠失

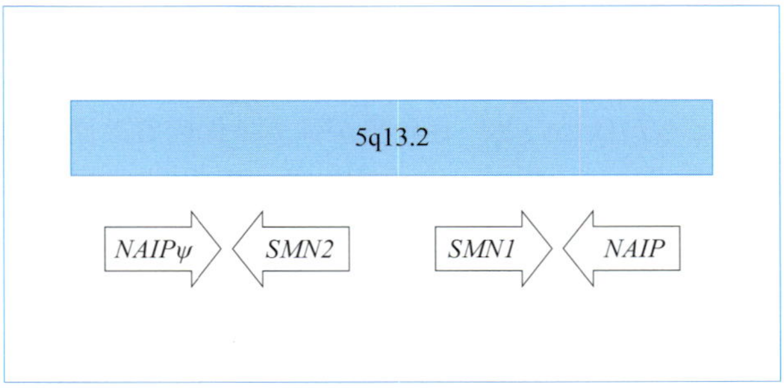

図2 脊髄性筋萎縮症の責任領域（5q13.2）領域の遺伝子地図と疾患との関連

SMA患者で最も多く認められるのが SMN1 の exon 7 と 8 の欠失である．SMN1 の上流には，SMN1 と非常に配列がよく似た遺伝子 SMN2 が存在しており，exon 7 と 8 にそれぞれわずかに 1 塩基だけ SMN1 とは配列が異なる部分がある．この 1 塩基置換のためスプライシングの異常をきたすので，SMN2 はほとんど機能していない．SMN1 の下流に位置する NAIP の欠失は SMA の重症度と関連しているとされている．NAIP も SMN1 と同様にセントロメア側に配列が似た遺伝子領域がある（NAIPψ）．

のホモ接合を示す場合，出生前診断は比較的容易であるが，ホモ欠失を示さず，何らかの複合ヘテロ変異が疑われるような場合で，直接的に原因となる変異が捉えられない場合も有りうる．そのような場合は変異を直接調べず，SMN1 近傍の多型マーカーによる連鎖解析が用いられる場合もある．

遺伝カウンセリングの実際

1）遺伝学的検査の説明

臨床症状やそれまでに得られた検査結果から，臨床的に SMA が最も疑われることを説明した．疾患のメカニズムを説明するにあたり，常染色体劣性遺伝性疾患であり，ほとんどの場合，両親が保因者であることを説明することとなった．ただ，両親は，子どもが難病であることを聞かされただけで相当のショックを受け，遺伝的なことより，治療法がないかどうかや将来の見通しに関する質問ばかり投げかけていた．すぐに退院できる見込みがなかったため，遺伝学的検査の実施は両親の様子をみながら実施の時期を探ることとした．

入院して 3 か月頃には疾患への理解や受容が進んだのか，診断を確定するための検査を行ってほしいとの申し出があった．そこで再度，検査のためのインフォームド・コンセントと合わせ，遺伝カウンセリングを通じて，診断が確定したらその結果を踏まえて出生前診断を実施することも可能になる，ということも情報提供した．その結果，両親から検査実施の同意が得られたため，実施することとなった．

2）解析方法と結果

PCR 法による SMN1，SMN2 遺伝子解析を行ったところ，SMN1 遺伝子の exon 7 と 8 ともにホモ欠失であることが明らかになった．

3）遺伝学的検査結果の説明

結果は I 型 SMA 患者で最も多いパターンであることを説明した．そして，両親ともに SMN1 遺伝子の exon 7 と 8 のヘテロ欠失保因者である可能性が高いことも説明した．この結果からは次子が SMA を発症する場合には，発端者と同じパターンが考えられるため，

同じ検査手法で出生前診断は可能であること，実際に出生前診断を行うなら，両親が保因者で間違いないことを確認しておくべきであることを説明し，納得が得られた．両親ともに健康な子どもがほしいという希望が強く，保因者診断をすぐに実施することとなった．

遺伝カウンセリングのポイント

SMA は非常に頻度の低い希少疾患であるが，保因者頻度は 100 人に 1 人程度と考えられ，集団中ではある一定の頻度で必ず生まれてくる．そのため，血族婚でない家系にも認められる．生まれてきた子どもが希少難病であることを知っただけでも両親は相当深刻なショックを受けることになる．そのうえ，診断のために遺伝学的検査が必要で，その結果，両親がともに保因者であることが確定する可能性があることを説明しなければならない．この一連の流れは遺伝カウンセリングそのものである．クライエントが自発的に問題意識をもって臨床遺伝専門医を受診して受けるような狭義の遺伝カウンセリングが存在する一方で，このように全く問題意識をもたず，生まれてきた子どもの診断のために，両親が受動的に遺伝学的検査に導いていかれるような場合もある．ただ，このような診療の一部として行われる広義の遺伝カウンセリング（ここには，インフォームド・コンセントも含まれる）においても，遺伝カウンセリングの作法に従う必要がある．その第一は非指示的な態度である．診断のためには遺伝学的検査は避けられないかもしれないが，主治医の方針を受け入れるよう誘導するような態度は好ましくない．ある程度時間をかけ，両親が正しく理解して，自発的に検査を希望することが望ましい．

また，生涯変化することがないという遺伝学的検査の結果の特殊性に留意し，取り扱いにも十分注意する．しばしば経験されるのは，遺伝性疾患の子どもが生まれた場合，両親の祖父母が互いに自分たちの家系には遺伝性疾患はないので，相手方の家系によるものではないか，というような無理解からくる誤った意見を述べてくることがある．このように当事者以外に意見を差し挟まれることによって，患者の両親がますます追いつめられるようなケースがある．主治医は両親が孤立しないよう，十分サポートをする必要がある．

家系内検索と出生前診断

SMA は常染色体劣性遺伝性疾患であるので，保因者夫婦の子が罹患する確率は 25% である．しかし，この確率はあくまでも集団としてみた場合の確率であり，連続して罹患児を妊娠する可能性は十分にある．SMA 児の主治医は，主治医の信条はさておき，両親が自らの判断で意思決定できるよう，遺伝子診断により診断を確定させることができた場合には，出生前診断という手段をとることもできる，という情報だけは最低限提供しておくべきである．

引用文献

1) SMA 診療マニュアル編集委員会（編）：脊髄性筋萎縮症診療マニュアル．金芳堂，2012．
2) 西尾久英：脊髄性筋萎縮症［SMA I 型（infantile acute SMA, Werdnig-Hoffmann 病），SMA II 型（infantile chronic SMA, Dubowitz 病）］．別冊日本臨牀 新領域別症候群シリーズ No.27 神経症候群（第 2 版）II—その他の神経疾患を含めて—．日本臨牀社，2014：533-537．
3) 西尾久英：脊髄性筋萎縮症 遺伝子診断から治療戦略まで．日児誌 2014; 118: 1315-1323.

［山本俊至］

各 論 ❸ 神経・筋

6 もやもや病

症例提示

症　例：9歳，女児．
主　訴：意識消失発作．
家族歴：両親，姉（12歳）とも健康．母方祖母（I-4）は75歳時に脳出血により死亡（図1）．
現病歴：学校の音楽の授業でピアニカの練習中，突然意識がなくなり転倒した．しばらくして意識は戻ったものの頭痛を訴えて保健室で休んだ．本人によると，しばらく前から音楽の時間に頭痛を起こすことがよくあったが我慢していたらしい．学業成績は良好で，授業態度にも問題はなかったらしい．学校からの勧めで受診した．
現　症：受診時意識は清明で受け答えもスムーズで神経学的異常所見はなかった．CTによる頭部画像診断では特に異常がなかったため，一通りの検査計画を立てた．
検　査：一般血液検査や生化学検査に異常なし．脳波では基礎律動に異常はなく，突発波は認められなかったが，過呼吸負荷後しばらくして高振幅徐波が連続する所見が認められた（re-build-up）．頭部MRI検査ではT1，T2強調画像に異常信号は認められなかったが，MR angiographyで中大脳動脈の狭窄と網目状の血管像が認められた．

診断へのアプローチ

　特に既往歴のない小学生に過呼吸時の意識消失のエピソードがあり，脳波検査によるre-build-up所見が認められたことからもやもや病が鑑別にあがる．MR angiographyにより中大脳動脈の狭窄ともやもや血管像が認められたため，診断はほぼ確定した．
　2011年，連鎖解析の手法により，17q25-terの領域に強い連鎖がみられることが明らかになり，この領域にあるring finger protein 213（*RNF213*）の共通した変異（c.14576G>A）が日本人のもやもや病患者に非常に多く認められることが明らかになった[1,2]．ただ，もやもや病の診断は脳血管撮影に基づくもので十分であり，遺伝子診断は必須でない．

疾患概要

　もやもや病は中大脳動脈の狭窄により血行障害を起こし，中大脳動脈領域の脳梗塞ないし一過性脳虚血発作をきたす疾患である．発症年齢に二峰性があり，学童期に梗塞症状で発症する場合と成人期以降に脳出血で発症する場合がある．どちらも脳血管撮影で代償性に新生した毛細血管がもやもやとして見えることで診断される（図2）．

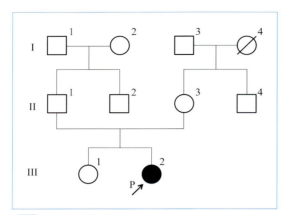

図1 家系図
発端者（III-2）以外にもやもや病患者はいないが，母方祖母（I-4）は脳出血後のため死亡している．

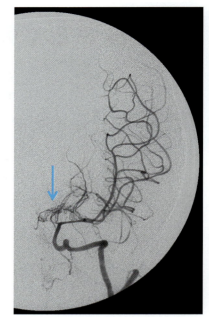

図2 脳血管撮影像
中大脳動脈直上にもやもや血管が認められる（矢印）．

　もやもや病は日本人をはじめとする東アジアの民族に多く認められることが知られている．そのため，"moyamoya disease" という病名が世界的に通用している．この疾患が食事などの生活習慣や風土によるものではないことは，ハワイに住む日系人では日本人と同様の頻度で認められることから明らかにされていた．

　これまで多くの連鎖解析が行われてきたにもかかわらず，疾患遺伝子はなかなか明らかにされなかったが，2011年に一塩基多型（single nucleotide polymorphism：SNP）解析による連鎖解析を組み合わせて，ついに *RNF213* が突き止められ，日本人もやもや病患者の多くが共通の common variant（c.14576G>A）をもつことが明らかになった．*RNF213* 変異によるもやもや病は moyamoya disease 2（MYMY2; MIM #607151）として OMIM に登録されている．この common variant 以外にも多くの variant が認められており，もやもや病患者の8割は，*RNF213* に何らかの variant を示す[3]．この遺伝子の変異がなぜもやもや病を引き起こすのか，遺伝子機能の詳細はまだ分かっていない．

遺伝学的検査の臨床的意義

　もやもや病患者には家族歴を有する者が多く，親子例の存在などから常染色体優性遺伝性疾患である可能性が示唆されてきた．ただし，一見孤発にみえる患者の親を調べると中大脳動脈が軽度に狭窄しているような所見がみられることから，浸透率が低い優性遺伝と考えられてきた．このことは *RNF213* 遺伝子が明らかになったことで明確になった．家族性のもやもや病患者で認められる common variant の頻度は 95.1% であったが，家族歴のない，一見孤発にみえるもやもや病患者においても *RNF213* 遺伝子の common variant をもつ頻度が 79.2% に達した[4]．つまり，家族性か孤発性かは遺伝子変異の違いではなく，単

表1 *RNF213* c.14576G>A 変異の頻度

	total	c.14576G>A genotype			G/A+A/A
		G/G	G/A	A/A	
もやもや病患者	204	36(17.6%)	153(75.0%)	15(7.4%)	168(82.4%)
正常対象	283	278(98.2%)	5(1.8%)	0	5(1.8%)

〔Miyatake S, et al.: Homozygous c.14576G>A variant of RNF213 predicts early-onset and severe form of moyamoya disease. *Neurology* 2012; **78**: 803-810.〕

に浸透率の違いであり，ほとんどの患者は突然変異ではなく，無症状の両親のどちらかから受け継いでいることが明らかになった．さらに，この common variant は無症状の日本人一般集団のなかにも 1.8% と高い頻度で認められた（表1）．この variant は非アジア人種では頻度が低いといわれており[5]，このことがもやもや病が日本人を中心とする東アジア人種で頻度が高い要因となっており，このような現象を創始者効果（founder effect）という．

RNF213 の common variant はもやもや病の発症条件といえるが，この variant をもつことで必ずしももやもや病を発症するとはいえない．したがって，この *RNF213* 変異の診断によってもやもや病の発症を予期することはできないということになる．

ただ，もやもや病患者のなかには乳児期から急速に進行する重度の乳児もやもや病を示す患者が存在することが知られていた．これらの重篤な乳児もやもや病患者においては，*RNF213* 変異がホモ接合で認められることが明らかになった[4]．そのため，乳児期に発症したもやもや病患者においては *RNF213* 変異の診断が予後予測に役立つと考えられる．

遺伝カウンセリングのポイント

もやもや病の原因遺伝子はすでに明らかである．*RNF213* common variant のホモ接合による重篤な乳児もやもや病の診断には大きな意義があると考えられる．その一方，common variant のヘテロ接合ではもやもや病発症の浸透率は低く，遺伝子診断を行うことによる臨床的な意義は十分に検討されなければならない．

治療および管理の要点

もやもや病の治療は今のところ脳血管のバイパス手術や大網移植などの外科的な治療法しかなく，内科的な治療法はない．治療方針の決定は遺伝子診断にかかわらず，臨床症状の進行度に準じて決められるべきである．

家系内検索と出生前診断

提示した症例においては，家族歴はなく，一見孤発にみえるが，両親のどちらかが同じ変異をもっているものと考えられる．母方祖母（I-4）の死因は脳卒中となっているが，もやもや病による脳出血であった可能性は否定できない．発端者の健康な姉（III-1）も変異をもっている可能性は 50% 程度ある．しかし，もやもや病は浸透率が低いため，遺伝子診断により *RNF213* 変異の保因者診断をしても発症の危険度を予想することができない．したがって，患者における遺伝子診断は，乳児型以外では臨床的な意義は確立しているとは

いえず，現時点で行う*RNF213*遺伝子解析は臨床診断目的ではなく，研究目的となる．*RNF213*変異のホモ接合では重篤な乳児型を引き起こすため，出生前診断の対象とされる可能性は否定できないが，今のところ実施したという報告はない．

引用文献

1) Liu W, et al.: Identification of RNF213 as a susceptibility gene for moyamoya disease and its possible role in vascular development. *PLoS One* 2011; **6**: e22542.
2) Kamada F, et al.: A genome-wide association study identifies RNF213 as the first Moyamoya disease gene. *J Hum Genet* 2011; **56**: 34-40.
3) Moteki Y, et al.: Systematic Validation of RNF213 Coding Variants in Japanese Patients With Moyamoya Disease. *J Am Heart Assoc* 2015; **4**: pii: e001862.
4) Miyatake S, et al.: Homozygous c.14576G>A variant of RNF213 predicts early-onset and severe form of moyamoya disease. *Neurology* 2012; **78**: 803-810.
5) Cecchi AC, et al.: RNF213 rare variants in an ethnically diverse population with Moyamoya disease. *Stroke* 2014; **45**: 3200-3207.

[山本俊至]

各論 ❸ 神経・筋

7 Prader-Willi 症候群

症例提示

症　例：日齢2日，男児．
主　訴：筋緊張低下．
家族歴：49歳の父親と42歳の母親の間の第1子(図1)．
周産期歴：3年前に結婚した現在の夫との間の子を強く望んでいたがなかなか妊娠しないため，体外受精でようやく妊娠した．高齢妊娠であったため，妊娠が判明してから新型出生前診断(non-invasive prenatal testing：NIPT)を受けたが異常なしとの結果であった．妊娠経過は順調であった．在胎38週6日，自然経腟分娩にて出生．出生体重3,015 g，Apgar score 8で新生時仮死はなかった．ただ，筋緊張が低下しており，出生時にほとんど啼泣しなかった．その後バイタルは落ち着いていたが，経口哺乳が進まないため，日齢2で入院となった．
現　症：心音・呼吸音に異常を認めず，腹部は平坦で肝脾腫を認めなかった．ただ，全身の筋緊張が低下しており，frog-leg positionを示した．全身の色素がやや薄く色白であった．テント状の口唇を示し，薄い耳朶と小さな手が認められた．陰茎が小さく，陰囊は未発達で精巣は両側とも触知できなかった．
検　査：一般血液検査や生化学検査に異常なし．代謝スクリーニングで明らかな異常なし．頭部MRI検査でも異常は認められなかった．

診断へのアプローチ

代謝疾患を疑わせる所見や周産期障害による脳障害を示唆する所見のない新生児である．いわゆるフロッピーインファントの鑑別診断となるが，色白であることや外陰部の低形成などからPrader-Willi症候群(PWS)が鑑別にあがる．

疾患概要

PWSは新生児期の筋緊張低下，色素低下，外性器低形成を主症状とする先天奇形症候群であり，父親由来15q11.2領域の欠失によって生じる．乳児期のフロッピーインファントの鑑別診断となることがよく知られているが，乳児期以降は食欲亢進による肥満や行動障害が問題となる．

103

各論 ❸神経・筋

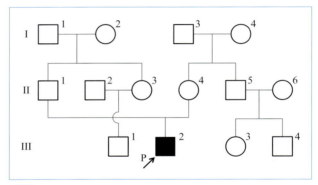

図1 家系図
発端者(III-2)は健康な両親の第1子である.

遺伝学的検査の臨床的意義

　PWS は，特徴的な臨床症状から鑑別にあげられることが多い症候群であるが，1p36 欠失症候群など，15q11.2 以外の領域の染色体微細欠失によっても類似した症状を示すことがあり，特に症状がまだ確実に認識できない乳児期早期では，臨床症状だけでは診断を確実にはできないため，遺伝学的検査による確定診断が必要となる.

　PWS の直接的な要因は，父親由来 15q11.2 領域が正しく機能しないことによる．15q11.2 領域はゲノム刷り込みを受けており，父親由来アリルと母親由来アリルによって遺伝子発現パターンが異なる．そのため，父親由来 15q11.2 領域が欠失した場合は PWS を，母親由来 15q11.2 領域が欠失した場合には Angelman 症候群という全く別の表現型を示す[1]．

　15q11.2 領域の遺伝子発現機構の障害は染色体微細欠失による場合が多い．それにはこの領域の両端に存在する繰り返し配列(low copy repeat：LCR)による構造不安定性が関与している．ただし，微細欠失によって発生する例は 70% 程度であり，それ以外のメカニズムも存在する(図 2)[2]．妊婦の高齢化によって近年増えてきているメカニズムは母親性片親性ダイソミー(maternal uniparental disomy：maternal UPD)である．高齢妊娠においては卵子における染色体不分離が生じる確率が上昇し，Down 症候群などの染色体トリソミーの要因となることはよく知られている．生まれてくることができる染色体トリソミーは 13, 18, 21 トリソミーに限られているが，受精卵レベルではどの染色体のトリソミーも生じうる．ただ，致死性であるため生まれてこないだけである．15 番染色体トリソミーも生まれてくることができない．そのため，トリソミーレスキューというメカニズムが働き，余分な 15 番染色体が受精卵の分割早期に排除されることがある．卵子の減数分裂で生じた 15 番染色体の不分離により，生じた 15 番染色体トリソミーにおいて，父親由来の 15 番染色体がトリソミーレスキューによって排除された場合，残る 2 本の 15 番染色体はどちらも母親由来のため maternal UPD となる(図 3)．この場合，父親由来 15 番染色体が存在しないので PWS を生じる．

　15 番染色体 maternal UPD は染色体 G バンド法や FISH 法では診断することができないため，メチル化テストにより，父母両方のアリルパターンが認められるかどうかで診断できる．SNP タイプを調べることができるマイクロアレイ染色体検査のプラットフォーム

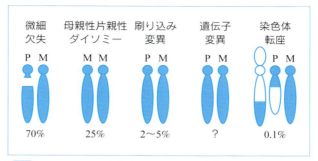

図2 Prader-Willi症候群の原因とその頻度

15番染色体の様々な変異が原因となる．Pは父親由来染色体，Mは母親由来染色体を示す．父親由来染色体15q11.2領域の微細欠失が70%を占める．母親由来15番染色体が2本の母親性片親性ダイソミーは25%，その他刷り込み変異は染色体転座によるものがある．

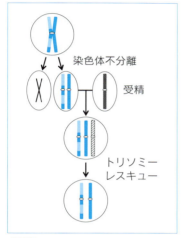

図3 トリソミーレスキューのメカニズム

染色体不分離のため，受精直後にはトリソミーとなるが，それでは致死性となるため，1本の染色体が脱落する．元々1本しかない父親由来染色体が脱落すると，残るのは母親由来染色体が2本となり，母親性片親性ダイソミーが生じる．

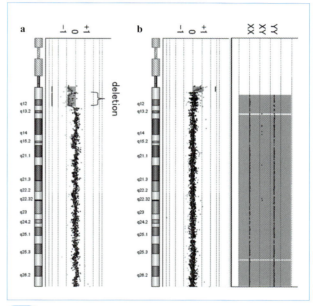

図4 マイクロアレイ染色体検査の結果

a：欠失型PWS．15q11.2領域の微細欠失を示す．
b：maternal UPDによるPWS．CGH＋SNPによるUPD解析結果．左のCGHデータではコピー数の変化はないが，右のSNPデータでは，15番染色体は全体にわたり，heterozygousを示すSNPがなく，loss of heterozygosity（LOH）を示す．

を用いると診断できる場合がある（図4）．

遺伝カウンセリングの実際

1）遺伝学的検査の説明

臨床症状からPWSが疑われ，診断の確定には15番染色体の微細欠失の有無を調べるのが一般的であることを説明した．母親は，高齢妊娠だったのでNIPTを受け，異常がなかったので安心して出産したのになぜこのようなことになったのかという質問があった

が，NIPT は染色体トリソミーの一部だけしか調べることができないので，PWS はそもそも調べることができない旨説明した．母親自身はそのことには納得していなかったようであるが，検査には同意したので FISH 法を行った．

2）解析結果と説明

1 か月後，検査会社から戻ってきた FISH 法の結果では 15 番染色体の微細欠失は認められなかった．このことを両親に説明し，次にメチル化テストを行うことを説明した．すると母親は，その間に自らインターネットを利用して情報収集してきたようで，なぜ最初からメチル化テストを行わなかったのか，maternal UPD なら高齢妊娠であった自分の責任なのではないかと問い詰めてきた．同意が取得できたので，メチル化テストを行った．

3）2 回目の結果の説明

さらに，1 か月後戻ってきたメチル化テストの結果，父親アリルがないことが明らかとなり，maternal UPD による PWS であることが確定した．母親はやはり自分のせいだと自責の念を示し，抑うつ症状が疑われたため，心理カウンセリングを紹介するとともに，家族会の連絡先を伝えた．

治療および管理の要点

出生直後は哺乳不良があり，一時的に経管栄養を開始した．ただ，一般的には哺乳力は徐々に改善し，遅れながらも成長発達してくる．1 歳を過ぎた頃になると過食症状を示してくることが多く，これ以降はむしろ過食による肥満にならないように管理することが重要である．PWS の親の多くは，新生児早期の哺乳不良を経験しているため，子どもがたくさん食べるようになると喜びを感じ，ついつい過食に至らしめてしまうことが多い．定期受診時にきめ細かく体重をチェックし，食事管理をする必要がある．

家系内検索と出生前診断

PWS は基本的に de novo で生じるため，家系内で繰り返して生じることはない．ただ，ごく稀なケースとして，染色体転座による場合があり，その場合には繰り返して生じることがあるため，遺伝学的検査によって確定診断を行っておく必要がある．de novo によって生じた場合には，出生前診断の適応はなく，今のところ NIPT などのスクリーニングによる出生前診断も行われていない．

引用文献

1) 城戸康宏，他：Prader-Willi 症候群と Angelman 症候群．周産期医 2013; **43**: 372-376.
2) 斉藤伸治：プラダー・ウィリー症候群とアンジェルマン症候群の遺伝学と臨床—小児神経疾患の系統的遺伝学的診断のモデルとして．日児誌 2007; **111**: 1143-1149.

[山本俊至]

各論 ❹ 免疫

1 原発性免疫不全症

症例提示

症　例：0歳1か月，男児．
主　訴：発熱．
出生歴：41週1日，3,328 g，52 cm，正常分娩にて出生．
現病歴：生後1か月20日，昼から哺乳量が減少し，夜間38℃の発熱をきたして，救急外来を受診した．全身状態は良好だったが，入院し経過観察．sepsis work-up が行われたが，大きな異常なく，翌日には無治療にて解熱したため，いったん退院となった．5日後に再度発熱し，再受診した際に，多呼吸を認め，入院となった．
家族歴：父29歳，母29歳，姉4歳，いずれも健康．母の弟（III-5）が生後1か月半で，肺炎に罹患し入院加療したが，輸血後急変し，死亡．母方祖母の兄（II-2）が10か月時に重症の肺炎のため死亡．母方曾祖母は悪性リンパ腫のため72歳で死亡（図1）．
身体所見：体重5,264 g，身長57.2 cm，頭囲38.6 cm．全身状態，活気良好．体温38℃，呼吸数60回/分，心拍数118/分，血圧76/40 mmHg，SpO$_2$ 98%（room air）．口内炎を認め，扁桃はほとんど認めない．リンパ節触知せず．肺野にて捻髪音と喘鳴を聴取した．心音異常なし，肝脾腫なし，皮疹は認めない．
検査所見：赤血球382万/μL，Hb 12.1 g/dL，MCV 95.5 fL，白血球4,760/μL（Seg 6%，Stab 69%，Lym 15%，Mo 6%，Eo 4%），血小板35.0万．IgG 498 mg/dL，IgA 2 mg/dL，IgM 16 mg/dL，IgE＜5 IU/mL，CH50 59.2 U/mL．β-D-グルカン50 pg/mL，胃液 *Pneumocystis jirovecii* PCR：陽性．CD3$^+$T cell 0.8%，CD19$^+$B cell 88.2%，CD16$^+$56$^+$NK cell 0.5%．TREC＜10 copies/μg DNA，KREC 1.4×10^3 copies/μg DNA．

診断へのアプローチ

　遺伝子解析にて，*IL2RG* 遺伝子の exon 3 にミスセンス変異（c.407G>C, p.Arg136Pro）を認め，FACSにて，B細胞上のγC鎖発現の低下を認め，IL21＋sCD40L刺激によるB細胞のSTAT5のリン酸化を認めず，X連鎖重症複合免疫不全症（X-linked severe combined immunodeficiency：X-SCID）へのニューモシスチス肺炎の合併と診断した．

疾患概要

　原発性免疫不全症（primary immunodeficiency）は，易感染性や自己免疫疾患などの免疫調

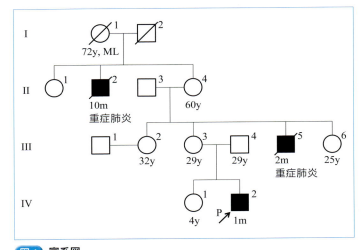

図1 家系図
ML：悪性リンパ腫

節異常を呈する疾患からなり，300以上の原因遺伝子が明らかになっている単一遺伝子疾患である．重症複合免疫不全症（SCID）は，そのなかでも最重症の病型であり，約30の原因遺伝子が知られている．そのなかで，X-SCIDはX連鎖性劣性遺伝の重症複合免疫不全症である[1]．IL-2, 4, 7, 9, 15, 21に共通の，細胞内シグナルを伝えるγ鎖（γc）の変異により，Tリンパ球，NK細胞数が欠損または著減し，IgG, IgA, IgE（, IgM）の低下を伴うことにより，日和見感染をきたす疾患であり，1年以内に根治療法である造血幹細胞移植（hematopoietic stem cell transplantation：HSCT）（臍帯血移植，骨髄移植）あるいは遺伝子治療を行わなければ致死的である．症状としては，肺炎（特にニューモシスチス肺炎，サイトメガロウイルス肺炎），伝染性膿痂疹，難治性下痢症（ノロ・ロタ・アデノウイルスなど），鵞口瘡，カンジダ皮膚炎，敗血症などがあげられる．生ワクチンの重症化も知られており，ロタウイルスワクチン，BCGワクチンは特に要注意である．治療は，免疫グロブリンの補充療法（静注あるいは皮下注，トラフレベルを700～1,000に保つ），罹患感染症に対する治療と予防（ST合剤，抗真菌薬，抗ウイルス薬）を行い，ドナー検索の後，同胞，臍帯血，両親からのHSCTを計画し，感染症の安定化後，化学療法による前処置後に移植を行う．海外では遺伝子治療が行われており，良好な結果が得られている．また，米国をはじめ，世界中で感染症前の早期診断のためにT細胞受容体遺伝子再構成産物（T cell receptor recombination excision circle：TREC）による新生児スクリーニングが開始されており，わが国でも一部開始している[2]．

遺伝学的検査の臨床的意義

SCIDの原因遺伝子は約30種類が知られており，臨床症状からだけで，その病型を決めることは困難である．また，原因遺伝子のなかには，V(D)J再構成の際のDNA損傷修復に関わるものがあり（Artemis, Cernunnos, LIG4など），移植前処置の強度によっては，致死的経過をたどる可能性もある．一方，ADA欠損症は酵素補充療法が有効であるため，早期の移植ではなく，酵素補充により状態を安定させた後に，適したドナーがいれば

前処置後造血幹細胞移植，いなければ将来的な遺伝子治療での根治も検討される．そのため，遺伝子診断は必須である．注意点としては，SCIDでは，約半数の症例で，母親のリンパ球(特にT細胞・NK細胞)が児の血中に存在することが知られており，遺伝子診断の際に混乱する可能性があるため，性染色体FISH法あるいはSTR法により母親の細胞の有無について検討する必要がある．なお，母親の細胞はメモリーT細胞であり，TRECは低値を示すため，TREC検査はそうした面でも有用である．免疫グロブリンκ鎖遺伝子再構成産物(kappa chain recombination excision circle：KREC)についても比較的軽症の遺伝子変異患者でも低値を示すため，より鋭敏である可能性があり，同時に施行することが望ましい．

γc鎖をコードする *IL2RG* 遺伝子変異については，ホットスポットとよべるものはなく，全領域にわたっており，ミスセンス変異，スプライス部位変異などによる軽症例も報告されているため，全長のシーケンスとタンパク発現解析，および前述のシグナル伝達解析も行っておくことが望ましい．一方，SCIDは救急疾患であり，病原体への治療，速やかな免疫系の再構築を図らなければ，救命は困難である．そのため，遺伝学的検査なしでの緊急移植もやむをえない場合もある．

遺伝カウンセリングのポイント

SCIDは，症例に提示したX連鎖型が半分程度を占め，残りは常染色体劣性遺伝型であるとされてきたが，近年報告された新生児マススクリーニングの結果では，X連鎖型の割合が1/3〜1/4ほどに減少し，原因不明例が10％ほどを占めている．原発性免疫不全症の原因遺伝子は現在300以上が知られており，近年の次世代シーケンサーによる家系解析では，新生突然変異(*de novo*)による疾患も知られてきているため，SCIDの原因遺伝子としても考慮する必要がある．発端者の遺伝子診断は，適確な治療のためにも必須であるが，家系内の診断については，その家族の状況，要望などによるため，家族の状況がわかり，児の状態がいったん安定したところで，遺伝カウンセリングを行うことが妥当ではないかと思われる．特に原発性免疫不全症では，X連鎖性疾患が多く，父およびその実家などの無理解により，離婚にいたるケースもあり，慎重を要する．症例によっては，発端児のHSCT後安定したのちに，第2子を検討する際に相談されることもある．その際にも，感染症非罹患状態での出生後3か月未満での移植成績は90％以上であり，生直後致死的ということではないため，臍帯血，新生児血による遺伝子解析を行う．出生直後の診断・治療は可能であるため，一般的には，出生前診断は行っていない．

本症例では，発端児(IV-2)の母(III-3)を通じ，母の姉妹(III-2，6)，母方の祖母(II-4)および患児の姉(IV-1)の遺伝子解析の依頼があった．長姉(III-2)は既婚であり，挙児希望があった．また，三女(III-6)は未婚である．本症例の家系では，母方祖母(II-4)の兄(II-2)が重症肺炎で乳児期に死亡しているが，戦後すぐの時期であり，必ずしもSCIDとは限らない．ただ，母の弟(III-5)は，輸血製剤への白血球除去フィルターと放射線照射が行われていなかった当時にSCIDの合併症として知られていた輸血後GVHDと思われる病歴と，主治医から免疫不全の疑いがある，と祖母が聞いていたとの情報もあり，SCIDの可能性が高い．以上のことを，希望により，母姉妹および祖母同席の遺伝カウンセリングで説明

し，本患児が新生突然変異によるX-SCIDである可能性は低いが，母の保因者診断をまず行うこととした．その結果については，母のみに開示するか，それとも母の母である祖母にも開示するかは，家族で話し合ってもらうこととした．また，母が保因者であることがわかった場合，母の姉妹の遺伝子診断を行うこととした．一方，祖母については，必ずしも保因者診断は必要ないが，亡くなった長男の原因を知りたいという希望があり，遺伝子診断を行うことになった．なお，希望のあった，患児の姉の保因者診断は，未成年であるため，日本医学会ガイドラインに従い，母が保因者であったとしても，成人期まで行わない．ただし，未成年であっても，予期せぬ妊娠にいたる可能性もあり，中学・高校生頃には家族と相談のうえ，遺伝カウンセリングを行い，保因者診断の希望について検討することが望ましい[3]．

引用文献

1) 岡野　翼，他：γc欠損症(X連鎖重症複合免疫不全症)．別冊日本臨牀 新領域別症候群シリーズNo.36 免疫症候群(第2版)(III)―その他の免疫疾患を含めて―．日本臨牀社，2016：16-19.
2) 今井耕輔：免疫不全 新しい診断技術TREC，KRECによる原発性免疫不全症のスクリーニング．小児内科 2013; **45**: 1148-1151.
3) 今井耕輔：原発性免疫不全症における遺伝学的検査の取り扱いと諸問題について．日小児血がん会誌 2013; **50**: 415-417.

［今井耕輔］

各論 ❺血液・がん

1 血友病

症例提示

症　例：8か月，男児（IV-2）．
既往歴：特記事項なし．
家族歴：家系内に血友病患者はいない．3歳の姉（IV-1）にも出血症状はない（図1）．
現病歴：両肘と両膝の紫斑に気づき，受診した．

診断へのアプローチ

　肘と膝以外には出血症状はみられず，顔色不良もなく，そのほかにも特に症状はなかったが，出血症状がみられたことから血液検査が行われた．血小板数は正常であり，貧血や白血球増多もみられなかった．凝固検査では活性化部分トロンボプラスチン時間（activated partial thromboplastin time：APTT）の延長が認められたが，プロトロンビン時間（prothrombin time：PT）は正常であった．凝固因子活性を測定したところ，第VIII因子活性が正常値の1％以下であったため，血友病Aと診断した．

疾患概要

　血友病Aと血友病Bがある．血友病Aは第VIII因子欠乏，血友病Bは第IX因子欠乏が原因である先天性血液凝固障害症である．原因遺伝子である*F8*と*F9*はそれぞれ，Xq28とXq27.1にあり，共にX連鎖劣性遺伝形式をとる．先天性血液凝固障害症のなかで最も頻度が高く，罹患率は男性5,000〜1万人に1人とされている．発生比率は約5：1で血友病Aが多いが，両者での症状の違いなどは特にない．凝固因子欠乏によるおもな症状としては，関節内出血や筋肉内出血が有名であるが，初発症状としては皮下出血が最も多い[1]．そのほかに，血尿，口腔内出血，頭蓋内出血，腹腔内出血，頸部出血などがある．新生児期に出血症状をきたすことは少ないが，鉗子分娩や吸引分娩による頭部の血腫や頭蓋内出血で気づかれることがある．保因者でも軽い出血症状をきたすことがあり，月経過多が初経時からみられる場合は，症候性保因者の可能性を疑うきっかけとなる．

　血友病治療の基本は，第VIII因子製剤または第IX因子製剤の補充療法である．出血時に投与する方法と予防的に投与する方法があり，予防的投与ではさらに，運動会などの出血リスクが高いときなどに一時的に行う方法と，重症例などでの長期間にわたる定期補充療法がある．死因となることが多い頭蓋内出血の予防と，長期的な生活の質に影響する関

111

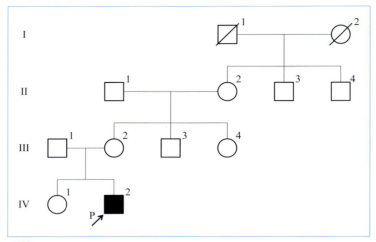

図1 家系図

節内出血による血友病性関節症の予防が特に重要である．凝固因子製剤による凝固因子の適切な補充によりほとんどの場合は日常生活を支障なく送ることが可能である．しかし，重症例で頻度が高いインヒビターが発生した場合は，補充療法の止血効果が激減するため治療管理が困難になる．また，近年は定期補充療法が必要な患者の高齢化により，認知症患者などでの補充療法を誰が担うのかなどの新たな問題も発生している．

遺伝学的検査の臨床的意義

血友病の診断は，第 VIII 因子および第 IX 因子活性の測定により容易であるため，診断を目的として $F8$ および $F9$ 遺伝子検査が行われることは通常ない．確定診断のために遺伝子検査が有用な場合は，type 2N von Willebrand 病と軽症血友病 A との鑑別が困難である場合などに限られる．そのため，遺伝性疾患である血友病を診断できる凝固因子活性検査は，日本医学会ガイドラインでは遺伝学的検査として取り扱うことが求められている[2]．

一方，保因者診断においては，凝固因子活性の値は個人差が大きく，女性の場合には月経周期による変動や，妊娠中では週数が進むにつれて活性が上昇するため，保因者であっても凝固因子活性が正常範囲内にあることも多い．そのため，凝固因子活性検査だけでは保因者かどうかを確実に診断するのは難しい．遺伝子検査が最も確実な検査であるが，その場合にはまず家系内罹患者における変異の検出が必須である．しかし，現在 $F8$ および $F9$ の遺伝子検査を実施している衛生検査所はなく，一部の大学の研究室などでの研究的な実施に限られるため，実際にはほとんど実施されていない．

遺伝カウンセリングのポイント

血友病の遺伝カウンセリングでのクライエントは，罹患者の母親や姉妹など，保因者である可能性がある女性や，今後保因者を生む可能性がある罹患者の妻や婚約者などであることが多い．散発例であっても約 2／3 では母親が保因者である．そして，その母親の保因の約半分がさらにその母親（発端者の祖母）の保因に由来する．保因者である可能性がある人にとっての最も重要な関心事は，次子での罹患の確率であり，それらは発端者の母親

の保因状態によって決まる．罹患者の妻や婚約者に対しては，その娘はすべて保因者となるものの，息子が罹患することはないことを伝えることは重要である．

　保因者かどうかを判定する確実な方法は遺伝子検査であるが，保険未収載の検査であり，実施している施設も限られるため，実施は容易ではない．前述のように凝固因子活性測定も確実な検査ではないため，詳しい家系情報を入手し，保因者である確率をできるだけ正確に推定することがまず重要である．

1）確定保因者（絶対保因者）
①父親が血友病患者である女性．
②2人以上の血友病患者を出産した女性．
③1人の血友病患者を出産した女性でかつ，母方家系に血友病患者がいる女性．

2）保因者疑い例
①1人の血友病患者を出産したが，家系内にほかに血友病患者がいない女性．
②母方家系に血友病患者がいるが，血友病患者の出産歴がない女性．

　保因者であることが判明した場合は息子の50％が罹患者となり，娘の50％は保因者となる．また，保因者の凝固因子活性は理論的には正常の半分であるので，事故や分娩時に適切な対応ができるように保因情報を知っておくことは有用である[3,4]．ただ，その場合に必要な情報は凝固因子活性の程度であり，正常範囲内の凝固因子活性をもつ場合に，真の保因者かどうかを明らかにする必要は必ずしもない．

　一方，胎児が血友病に罹患している場合には，胎児側の要因によって分娩時にリスクが生じる．胎児が血友病であることが判明していれば，鉗子分娩や吸引分娩を避けるなどの適切な対応を行うことができるため，分娩管理のための重要な情報が得られるという点では，出生前診断を行うことは有用と考えられる．ただし，遺伝子検査による出生前診断のためには，家系内罹患者の遺伝子変異の同定が必要である．また，治療法が確立され，生命予後が良好な疾患であるため，中絶につながる可能性がある出生前診断の実施については慎重な対応が求められる．

引用文献
1) 嶋　緑倫：血友病（第VIII因子欠乏，第IX因子欠乏）．日本小児血液・がん学会（編）：小児血液・腫瘍学．診断と治療社，2015：443-448．
2) 矢田弘史，他：血友病の遺伝子診断．日小児血がん会誌 2013；**50**: 411-414．
3) 松尾陽子，他：血友病保因者の妊娠・出産．日産婦新生児血会誌 2011；**20**: 37-41．
4) 西田恭治：血友病・von Willebrand病（VWD）と妊娠．産と婦 2013；**80**: 40-46．

［滝　智彦］

各論 ❺ 血液・がん

2 先天性赤芽球癆
（Diamond-Blackfan 貧血）

症例提示

症　例：2 か月，女児．
既往歴：妊娠分娩歴に異常なし．外表奇形なし．
家族歴：両親および 3 歳の姉には貧血はない．
現病歴：発熱，活気不良，哺乳不良を認め，近医を受診した．採血で高度の貧血が認められた．

診断へのアプローチ

　血液検査では高度の貧血のみがみられ，白血球数と血小板数は正常であった．貧血の種類は大球性正色素性で，網状赤血球は減少していた．骨髄は正形成であったが，赤芽球系細胞がほとんど観察されなかった．明らかな外表奇形はみられなかったが，発症月齢，赤芽球系のみの低形成，大球性正色素性貧血から Diamond-Blackfan 貧血（Diamond-Blackfan anemia：DBA）を疑い，HbF，赤血球アデノシンデアミナーゼ活性（eADA），還元型グルタチオン（eGSH）を測定したところ，いずれも高値であった．遺伝子解析の結果，*RPS19* 遺伝子にヘテロのミスセンス変異を認めた．

疾患概要

　赤芽球癆は赤血球造血のみが障害される造血不全症である．先天性と後天性があり，後天性には病因不明の特発性と基礎疾患を有する続発性があり，いずれもすべての年齢で発症する．
　Diamond-Blackfan 貧血は，乳児期に発症する先天性赤芽球癆である（表 1）[1]．骨髄は正形成であるが赤芽球系細胞のみが著減し，末梢血では網状赤血球減少を伴う大球性正色素性貧血を呈する．約 40％ の症例で，顔貌異常や口蓋裂などの頭部の異常，上肢の異常，泌尿生殖器系の異常，先天性心疾患，低身長などを合併する．ほとんどが散発例であるが，約 10〜20％ の症例では家族歴があり，その大半は常染色体優性遺伝形式をとる．Fanconi 貧血や先天性角化不全症などの他の先天性骨髄不全症では常染色体劣性遺伝が多いことと異なる．今日までに 18 遺伝子に変異が同定されており，最も頻度が高い *RPS19* 遺伝子（約 25％）を含む 16 遺伝子がリボソームタンパクをコードする[2]．残りの 2 遺伝子である *GATA1*（Xp11.23）と *TSR2* 遺伝子（Xp11.22）での変異は低頻度であるが，X 連鎖劣性遺伝形

式をとる．

　生命予後は一般的に良好である．治療の基本は副腎皮質ステロイド療法であり，約80％の症例で反応が認められ，約20％の症例はステロイドから離脱可能となる[1,3]．しかし，成長障害などの副作用への注意が必要であり，6か月未満の症例ではステロイド療法は推奨されていない．ステロイド抵抗性の場合には輸血が必要となるが，長期間の輸血は鉄過剰症をきたすため，除鉄療法の併用が推奨されている．ステロイド不応性の輸血依存症例は，造血幹細胞移植の適応となる．

　ステロイド療法依存症例および輸血依存症例が約40％ずつ存在しており，副作用および合併症に長期にわたり悩まされることが多い．また，Fanconi貧血よりは頻度は低いものの，骨髄異形成症候群，白血病，大腸癌，骨肉腫などの悪性疾患を合併しやすいため，患者管理において注意を要する．

　本疾患の女性患者では，妊娠・分娩時の合併症が増加する可能性がある．Faivreらの報告では，26人のDiamond-Blackfan貧血患者女性の64回の妊娠中，42回（66％）で流産，子癇前症，子宮内胎児死亡，子宮内発育遅滞，胎盤後血腫，早期産，胎児奇形などの合併症がみられた[4]．このなかには12回の流産を経験した後に非罹患児を出産した1例が含まれていて全体の回数を押し上げているものの，それを除いたとしても半数近くの妊娠に何らかの合併症がみられている．女性患者の妊娠・分娩においては適切な管理が必要であり，そのためにも本疾患患者をしっかり診断することが重要と思われる．

遺伝学的検査の臨床的意義

　典型例であれば臨床像や血液学的検査所見による診断は難しくなく，遺伝学的検査は必ずしも必要ない．しかし，実際にはその表現型は多様で，貧血の程度が軽く身体奇形を伴わない軽症例も多く存在する．そのため，臨床像のみですべての本疾患患者を診断するのは不可能である．厚生労働省の遺伝性貧血の病態解明と診断法の確立に関する研究班（研究代表者：伊藤悦朗）では「Diamond-Blackfan貧血診療の参照ガイド」を作成し，診断基準案（定義）と診断のためのフローチャートを示している（図1）[1]．診断のフローチャートの最後には「DBAとして遺伝子診断」が示され，診断基準案の大支持基準の1つとして「古典的DBAにみられた遺伝子変異を有する」が含まれており，診断確定にとって遺伝子診断は重要な役割を担っている．ただし，半分以上の患者では遺伝子変異が同定されず，遺伝子検査によって本疾患を確実に診断できるわけではない．

遺伝カウンセリングのポイント

　明らかな家族歴があるのは約10～20％に過ぎないが，遺伝子変異が同定されている40％程度は少なくとも遺伝性であり，実際にはもっと多くが遺伝性であると考えられる．遺伝性の大部分は常染色体優性遺伝であるが，X連鎖劣性遺伝もある．常染色体優性遺伝形式の場合に，発端者がもつ変異の40～45％は両親のいずれかに由来するが，50～55％は新生突然変異である[5]．変異が明らかになった親のなかには外表奇形だけでなく貧血症状を全くもたない人もおり，このことは，家族歴がない場合でも無症候性の保因者が家系内に存在している可能性を示唆するものである．そのため，同種骨髄移植のドナーを

表1 先天性赤芽球癆（Diamond-Blackfan 貧血：DBA）の定義

A．診断基準

1. 1歳未満である
2. 大球性貧血（あるいは正球性貧血）で他の2系の血球減少を認めない
3. 網状赤血球減少を認める
4. 赤芽球前駆細胞の消失を伴う正形成骨髄所見を有する

B．診断を支持する基準

大支持基準
1. 古典的 DBA にみられた遺伝子変異を有する
2. 家族歴を有する

小支持基準
1. 赤血球アデノシンデアミナーゼ活性（eADA）と還元型グルタチオン（eGSH）の高値*
2. 古典的 DBA にみられる先天奇形を有する
3. HbF の上昇
4. 他の先天性骨髄不全症候群の証拠がない

古典的 DBA は4つの診断基準をすべて満たす
非古典的 DBA は，下記の①～③のいずれかを満たす
　①3つの診断基準と1つの大あるいは2つの小支持基準
　②2つの診断基準と2つの大あるいは3つの小支持基準
　③2つの大支持基準

＊：eADA と eGSH を同時測定し，SVM 法による判別式により判定する．
〔Diamond-Blackfan 貧血診療の参照ガイド 平成25年度改訂版．厚生労働科学研究費補助金 難治性疾患克服研究事業 遺伝性貧血の病態解明と診断法の確立に関する研究班（研究代表者：伊藤悦朗）．〕

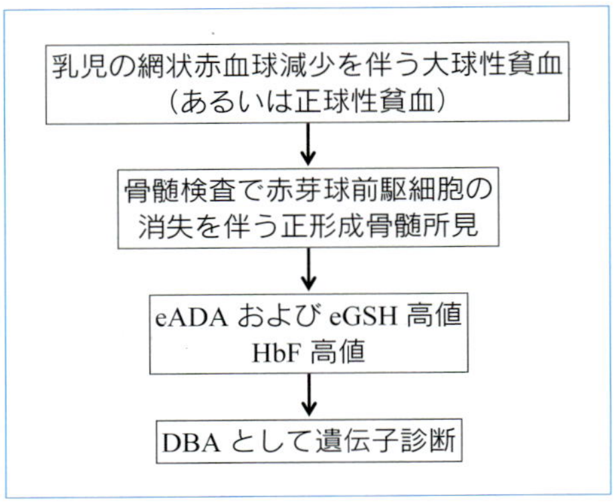

図1 診断のフローチャート

乳児の網状赤血球減少を伴う大球性貧血（あるいは正球性貧血）
↓
骨髄検査で赤芽球前駆細胞の消失を伴う正形成骨髄所見
↓
eADA および eGSH 高値
HbF 高値
↓
DBA として遺伝子診断

〔Diamond-Blackfan 貧血診療の参照ガイド 平成25年度改訂版．厚生労働科学研究費補助金 難治性疾患克服研究事業 遺伝性貧血の病態解明と診断法の確立に関する研究班（研究代表者：伊藤悦朗）．〕

選択するうえでも軽症例の診断は重要である．

　散発例であっても，常染色体優性遺伝形式の遺伝子変異を有する場合は，子どもへの変異遺伝子の遺伝の可能性は理論的には50％である．ただし，最も多くの症例を報告している Faivre らの報告では，Diamond-Blackfan 貧血26人の女性から出生した34人中13人（38％）が罹患者であった．出生児に対する罹患割合は50％以下であるが，罹患胎児では流産の割合が高い可能性や，軽症例が診断されていない可能性などが示唆される[4]．発端者の変異が明らかな場合は理論的には出生前診断が可能であるが，本疾患では一般的に出生前診断の適応とはならない．

　以上のことを総合した，DBA における遺伝カウンセリングにおいて提供すべき情報のポイントは，次のとおりである．
①発端者の親が無症候性であっても変異保因者の可能性がある．親が変異保因者であれば，発端者の同胞に変異遺伝子が伝わる可能性は50％である（常染色体優性遺伝形式の場合）．
②発端者の変異が新生突然変異の場合，同胞での再発危険率は一般頻度とほとんど変わら

ないと考えられるが，次世代には 50％ の確率で変異遺伝子が伝わる．
③現時点での浸透率は不明であるが，変異保因者がすべて発症するわけではない．
④X 連鎖劣性遺伝形式の場合は血友病などと同様である．

引用文献

1) Diamond-Blackfan 貧血診療の参照ガイド 平成 25 年度改訂版．厚生労働科学研究費補助金 難治性疾患克服研究事業 遺伝性貧血の病態解明と診断法の確立に関する研究班（研究代表者：伊藤悦朗）．
2) Clinton C, et al.: Diamond-Blackfan Anemia. Pagon RA, et al.(eds): GeneReviews® [Internet]. Seattle(WA): University of Washington, Seattle; 1993-2016, 2009 Jun 25〔updated 2016 Apr 7〕.
http://www.ncbi.nlm.nih.gov/books/NBK7047/
3) Vlachos A, et al.: Diagnosing and treating Diamond Blackfan anaemia: results of an international clinical consensus conference. *Br J Haematol* 2008; **142**: 859-876.
4) Faivre L, et al.: High-risk pregnancies in Diamond-Blackfan anemia: a survey of 64 pregnancies from the French and German registries. *Haematologica* 2006; **91**: 530-533.
5) Orfali KA, et al.: Diamond Blackfan anaemia in the UK: clinical and genetic heterogeneity. *Br J Haematol* 2004; **125**: 243-252.

［滝　智彦］

各論 ❺ 血液・がん

3 白血病における生殖細胞系列染色体異常

症例①提示

症　例：10か月，男児．
既往歴：特記事項なし．
家族歴：特記事項なし．
現病歴：急性リンパ性白血病の診断時に行った骨髄染色体検査で 47,XY,+X,t(4;11)(q21;q23) を 20 細胞すべてに認めた．

症例②提示

症　例：6歳，女児．
既往歴：特記事項なし．
家族歴：家系内に不妊，反復流産などはない．
現病歴：急性骨髄性白血病の診断時に行った骨髄染色体検査で 44,X,-X,t(8;21)(q22;q22),der(13;14)(q10;q10) を 20 細胞すべてに認めた．

症例③提示

症　例：4歳，女児．
既往歴：特記事項なし．
家族歴：家系内に不妊，反復流産などはない．
現病歴：急性リンパ性白血病の診断時に行った骨髄染色体検査で 46,XX,t(4;10)(p12;q22) を 20 細胞すべてに認めた．

■ 診断へのアプローチ

　白血病細胞でみられた染色体異常が生殖細胞系列染色体異常であると判明するのは，寛解期に行った染色体検査の結果によることが多い．骨髄中の白血病細胞がほとんど消失しているのにもかかわらず，分析細胞すべてに初診時と同じ染色体異常（または初診時にみられた複数の染色体異常の一部）がみられることで，その異常が後天的なものではなく生殖細胞系列染色体異常であることが判明する．
　一方で，白血病細胞の染色体検査の結果から，観察された異常が生殖細胞系列染色体異常かどうかをある程度予想することも可能である．白血病の染色体検査のなかで偶然見つ

かる生殖細胞系列染色体異常のおもな種類を示す[1].

1) 性染色体の数的異常（症例①）

X染色体の過剰を示すKlinefelter症候群は様々な身体的特徴をもつ疾患だが，診断されるきっかけとして不妊が多いように，実際には臨床的な診断が難しい．そのため，白血病の染色体検査で偶然見つかることがしばしばある[2].

X染色体の欠失によるTurner症候群も小児期での診断が難しい疾患である．白血病の染色体検査結果のなかでX染色体の欠失を観察することがあり，その場合にTurner症候群を疑いたくなるが，こちらは注意が必要である．急性骨髄性白血病のt(8;21)(q22;q22)ではすべての細胞または一部の細胞で1本のX染色体が欠失（男性の場合はY染色体が欠失）することがしばしばある（症例②）．しかし，これは通常後天的な変化である．一部の細胞における性染色体の欠失は，正常細胞においても加齢によって生じるものであり，白血病細胞においては，たとえそれがすべての細胞でみられたものであっても，生殖細胞系列染色体異常かどうかの判断には注意を要する．

2) Robertson転座（症例②）

Robertson転座保因者は表現型異常をもたないため，白血病の染色体検査によって初めて判明することがある．また，一般的に白血病細胞における後天的な異常としてRobertson転座が生じる頻度は少なく[3]，白血病細胞の染色体検査の結果でRobertson転座が認められた場合は生殖細胞系列染色体異常の可能性を考慮する．

3) 均衡型相互転座（症例③）

均衡型相互転座では，Emanuel症候群の原因となるt(11;22)(q23;q11)を除いて，転座を起こす染色体の組み合わせや切断点は家系ごとに異なるため，染色体異常の種類から生殖細胞系列染色体異常かどうかを判断するのは難しい[1].

疾患概要

白血病における染色体異常は，病型特異的で診断的価値が高いものや，重要な予後因子となりその後の治療方針の決定のための重要な情報になるものが多い．そのため，白血病診療において染色体検査は必須の検査である．一方で，生殖細胞転座は，健常者の1/400～600人（均衡型相互転座）から1/1,000人（Robertson転座）という比較的高頻度にみられるもので，理論的には白血病患者にも同様の頻度で存在すると考えられる．また，Klinefelter症候群（男性の1/700～800人）やTurner症候群（女性の1/2,500人）にみられる性染色体の数的異常が，それぞれの疾患の診断前に白血病の染色体検査結果から判明することもある．

白血病細胞は正常体細胞から変化したものなので，その染色体の中には先天的な異常が残る．しかし，そのような生殖細胞系列染色体異常の有無が白血病の治療や管理に影響を与えることは通常ない．唯一影響があるのはDown症候群で，Down症候群では薬剤によっては健常者に比べて非常に感受性が高いため，通常の治療では副作用が増強する可能性があり，治療強度を弱めることが行われている．ただ，Down症候群は，低頻度のモザイクを除いては通常臨床的に診断ができる疾患であり，偶発的に見つかることはほとんどない．

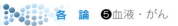

遺伝学的検査の臨床的意義

　ここに示したケースにおける染色体検査結果の位置付けは，いわゆる偶発的所見（incidental findings）に該当する．本来の染色体検査の目的は，白血病の病型診断や予後因子を明らかにすることであり，生殖細胞系列染色体異常を明らかにすることではない．生殖細胞系列染色体異常の結果は白血病の治療に影響するものではなく，それぞれの染色体異常がどのような意味をもつかは染色体異常の種類により異なる[4]．

遺伝カウンセリングのポイント

　生殖細胞系列染色体異常保因者が遺伝カウンセリングの対象になるのは，習慣流産や不妊症の検査をきっかけとした場合や，不均衡転座を有する児を出産した場合などである．これらの場合は，その原因である生殖細胞系列染色体異常を見つけ出すことを目的に染色体検査が行われていることから，その結果の説明やそれに伴う遺伝カウンセリングを実施することそのものについては特に問題とはならない．しかし，白血病における染色体検査のなかで偶発的に生殖細胞系列染色体異常が見つかる場合というのは，その見つかった染色体異常は基本的に白血病の発症原因ではなく，その後の治療にも影響はないため，まずこの結果の適切な伝え方が難しい．今日多くの施設では，白血病の診断のために染色体検査を実施する際に，このような生殖細胞系列染色体異常が見つかる可能性についてはほとんど説明されていない．まず大切なのは，白血病に対する染色体検査であっても，このような生殖細胞系列染色体異常が偶然判明する可能性があることについて検査前に十分説明し，またその結果を知りたいかどうかを確認しておくことである[5]．それでは，このような偶発的所見が見つかることがあることを事前に説明してあればそれで十分だろうか？　すべて合わせても1%以下という頻度の染色体異常が見つかるということは，患児の両親にとっては偶発的なことである．結果判明時点の両親の最大の関心事は白血病の治療であるため，その時点で直接患児の治療には関係ない生殖細胞系列染色体異常の結果を十分理解して受け入れることは容易ではないと想像される．そのようなことも念頭に置いて，継続的にフォローアップしていくことが重要と思われる．

引用文献

1) Welborn J. Constitutional chromosome aberrations as pathogenetic events in hematologic malignancies. *Cancer Genet Cytogenet* 2004; **149**: 137-153.
2) Eberl MM, et al.: Unsuspected Klinefelter syndrome diagnosed during oncologic evaluation: a case series. *J Am Board Fam Pract* 2005; **18**: 132-139.
3) Hecht F, et al.: Robertsonian chromosome recombinants are rare in cancer. *Cancer Genet Cytogenet* 1988; **35**: 79-81.
4) 滝　智彦：染色体検査における個人遺伝情報管理．Lab CP 2014; **32**: 5-8.
5) 山口津加彩，他：診断時にRobertson型転座の先天性染色体異常が判明したフィラデルフィア染色体陽性急性リンパ性白血病．臨血 2015; **56**: 481-484.

［滝　智彦］

各論 ⑥ 腎

1 Alport 症候群

症例提示

症　例：12歳，男性（III-3）．
主　訴：血尿，タンパク尿．
既往歴：特記事項なし．
家族歴：同胞2名中第2子，母（II-4）に血尿を認め，母方祖父（I-6）が30歳代で血液透析開始．母方祖父は6人兄弟で，そのうち男性4人は全員血液透析を受けている．そのうち2人は難聴もある．女性2人のうち1人も血液透析を受けている（図1）．
現病歴：3歳半健診で血尿を指摘され，近医を受診し，以後複数の医療機関において管理されていたが，腎生検は受けていない．11歳頃から尿タンパクも出現し，持続するため当科に紹介受診し，入院となった．
入院時現症：特記事項なし．
入院時検査所見：尿検査；タンパク（＋）定量 31 mg/dL，潜血（4＋），糖（－），pH 6.0．尿沈渣；赤血球50〜99/HPF，赤血球円柱10以下/全視野．尿タンパククレアチニン比0.25．血液検査；特記事項なし．眼科・耳鼻科的所見；異常なし．
腎生検結果：光学顕微鏡所見；糸球体数31，硬化糸球体数2，軽度メサンギウム増殖あり，半月体形成の割合0％，尿細管間質変化軽度萎縮あり，血管病変なし．電子顕微鏡所見；糸球体基底膜の広範な肥厚・網目状変化と，一部の菲薄化を認めた．蛍光抗体法所見；すべて陰性．IV型コラーゲンα5鎖に対する抗体による免疫染色所見；α5鎖が完全に欠損．

以上よりAlport症候群と診断した．

診断へのアプローチ

　腎不全の家族歴が明らかで，腎不全とともに難聴の家族歴も認めており，Alport症候群が最も疑われる．Alport症候群は古典的には進行性の遺伝性腎炎に難聴を伴う症候群を指すが，IV型コラーゲン異常によるものであることが判明し，特徴的な糸球体基底膜の電子顕微鏡所見や，IV型コラーゲン異常が証明されれば家族歴や難聴は診断に必須ではない．したがって，家族歴のない例ではAlport症候群を念頭に置かないと正しく診断できないことがあり，注意を要する[1-2]．診断基準を表1に示す．
　わが国では保険制度の関係もあり，腎生検で診断するのが一般的であるが，遺伝子解析

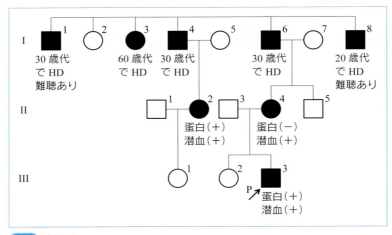

図1 家系図
HD：血液透析.

や皮膚生検のみでも診断できる可能性が高く，今後の課題である．

疾患概念

　進行性遺伝性腎炎で神経性難聴の合併を特徴とする[1,2]．遺伝形式の80％はX連鎖型であるが，常染色体遺伝もある．病因は糸球体基底膜を構成するIV型コラーゲンの遺伝子変異である．X連鎖型の原因遺伝子はX染色体に存在するIV型コラーゲンα5鎖遺伝子，常染色体劣性遺伝の原因遺伝子は第2染色体に存在するIV型コラーゲンα3鎖遺伝子あるいはα4鎖遺伝子である．発症頻度は約1/5,000〜10,000人で，遺伝性腎疾患のなかでは頻度が高い．臨床症状としては，病初期には血尿が唯一の所見である．血尿は持続性の顕微鏡的血尿に，発熱時などに肉眼的血尿を伴うことが多い．タンパク尿は進行とともに増加していきネフローゼ症候群を呈することもよくある．神経性難聴は7〜10歳頃，両側性に出現し，まず高周波領域における聴力低下が起こり，進行性に増悪していく．男児に多く女児にはまれである．網膜，角膜の異常も合併することがある．

　診断は，糸球体基底膜の電子顕微鏡所見，腎組織のIV型コラーゲンα3，4，5鎖染色（正常では糸球体基底膜にα3，4，5鎖が存在するが患者では欠失），IV型コラーゲンα3，4，5鎖遺伝子の検索により可能である．腎光学顕微鏡所見は非特異的である．電子顕微鏡所見は特異的で，糸球体基底膜の広範に肥厚，網目状変化を認める．また，皮膚基底膜のα5鎖染色によっても診断可能な場合がある．

　小児期には通常腎機能は正常で，男性患者では10代後半，20代，30代で腎不全に至るものが多い．X連鎖型Alport症候群の女性患者は一般に進行が遅く，腎不全に進行する頻度は男性と比較して少ない．

遺伝学的検査の臨床的意義

　Alport症候群の遺伝学的検査としては，糸球体基底膜のIV型コラーゲンα3，4，5鎖染色，皮膚基底膜のα5鎖染色，α3，4，5鎖遺伝子変異解析がある．これらは病態・病

表1 Alport 症候群診断基準（平成 27 年 2 月改訂）

- 主項目に加えて副項目の 1 項目以上を満たすもの．
- 主項目のみで副項目がない場合，参考項目の 2 つ以上を満たすもの．

※主項目のみで家族が本症候群と診断されている場合は「疑い例」とする．
※無症候性キャリアは副項目の IV 型コラーゲン所見（II-1 か II-2）1 項目のみで診断可能である．
※いずれの徴候においても，他疾患によるものは除く．例えば，糖尿病による腎不全の家族歴や老人性難聴など．

I 主項目：
  I-1 持続的血尿[*1]
II 副項目：
  II-1 IV 型コラーゲン遺伝子変異[*2]
  II-2 IV 型コラーゲン免疫組織化学的異常[*3]
  II-3 糸球体基底膜特異的電顕所見[*4]
III 参考項目：
  III-1 腎炎・腎不全の家族歴
  III-2 両側感音性難聴
  III-3 特異的眼所見[*5]
  III-4 びまん性平滑筋腫症

[*1]：3 か月は持続していることを少なくとも 2 回の検尿で確認する．まれな状況として，疾患晩期で腎不全が進行した時期には血尿が消失する可能性があり，その場合は腎不全などのしかるべき徴候を確認する．
[*2]：IV 型コラーゲン遺伝子変異；*COL4A3* または *COL4A4* のホモ接合体またはヘテロ接合体変異，または *COL4A5* 遺伝子のヘミ接合体（男性）またはヘテロ接合体（女性）変異を指す．
[*3]：IV 型コラーゲン免疫組織化学的異常；IV 型コラーゲンα5 鎖は糸球体基底膜だけでなく皮膚基底膜にも存在する．抗α5 鎖抗体を用いて免疫染色をすると，正常の糸球体，皮膚基底膜は線状に連続して染色される．しかし，X 連鎖型 Alport 症候群の男性患者の糸球体，ボーマン囊，皮膚基底膜は全く染色されず，女性患者の糸球体，ボーマン囊，皮膚基底膜は一部が染色される．常染色体劣性 Alport 症候群ではα3，4，5 鎖が糸球体基底膜では全く染色されず，一方ボーマン囊と皮膚ではα5 鎖が正常に染色される．注意点は，上述は典型的パターンであり非典型的パターンも存在する．また，全く正常でも本症候群は否定できない．
[*4]：糸球体基底膜の特異的電顕所見；糸球体基底膜の広範な不規則な肥厚と緻密層の網目状変化により診断可能である．良性家族性血尿においてしばしばみられる糸球体基底膜の広範な菲薄化も本症候群においてみられ，糸球体基底膜の唯一の所見の場合があり注意を要する．この場合，難聴，眼所見，腎不全の家族歴があれば Alport 症候群の可能性が高い．また，IV 型コラーゲン所見があれば確定診断できる．
[*5]：特異的眼所見；前円錐水晶体（anterior lenticonus），後囊下白内障（posterior subcapsular cataract），後部多形性角膜変性症（posterior polymorphous dystrophy），斑点網膜（retinal flecks）など．
〔平成 26 年度研究報告書 厚生労働科学研究費補助金（難治性疾患等政策研究事業）腎・泌尿器系の希少・難治性疾患群に関する診断基準・診療ガイドラインの確立班（研究代表者：飯島一誠）．〕

因に直結した検査であり，確定診断としての意義が大きい．

Alport 症候群における遺伝子検査の臨床的意義は，①臨床的・組織的診断を補強する，②重症型軽症型の型別予測や予後予測に役立てる，③発端者の母親やその家系における診断を可能にする，④その母親の次子の出生前診断に利用する，などである．

遺伝カウンセリングのポイント

日本医学会ガイドラインでは，保因者診断においては，事前に遺伝カウンセリングをすることが推奨されている．Alport 症候群の大部分は X 連鎖性である．女性は男性と比較して軽症ではあることが多いものの，女性でも 9 割に血尿などの症候を認め，厳密に言うと保因者ではなく患者であることが多い．しかし，遺伝子変異を有する女性の一部は無症候である．血尿の有無のみで確実な保因者診断は不可能であることを説明し，症候の有無にかかわらず保因者診断を確実に実施するためには遺伝子解析が必要であり，発端者の遺伝子解析が前提になることを説明する．発端者の遺伝子診断については，検査の意義や限界についての事前説明が必要である．さらに，保因者（患者）となった場合に，自分の子の出生前診断が可能であるが，重篤な経過をとる可能性が高い罹患男児においても出生直後

に介入を要する疾患ではないため，出生前診断の実施については慎重に考慮する必要がある．治療法も進歩する可能性があり早期診断早期介入の恩恵が得られれば，病児を生んだとしても，早期から治療を行うことにより，以前とは異なった経過をたどる可能性があることなどの説明が必要になる．

一方，常染色体優性(15%)や常染色体劣性(5%)の症例においては，それぞれの遺伝形式における特徴を踏まえて，遺伝カウンセリングを実施することが必要である．

治療および管理の要点

疾患特異的治療法はない．アンジオテンシン変換酵素阻害薬の効果が示されている[3-5]．

家系内検索と出生前診断

本症例では家族歴から母親が発端者と同一疾患を有すると推定できる．その診断は母親の皮膚生検や遺伝子検査で可能な場合がある．

日本医学会ガイドラインでは，「未成年者に対する非発症保因者の診断は，原則として本人が成人し自律的に判断できるまで実施を延期すべきで，両親等の代諾で検査を実施すべきではない」とされている．本症例の姉はまだ，未成年であるため，配慮が必要である．

前述のとおり，Alport症候群においても原因変異が同定できていれば出生前診断が可能であるが，重篤な経過をとる可能性が高い罹患男児においても出生直後に介入を要する疾患ではないため，出生前診断の実施については慎重に考慮する必要がある．

引用文献

1) Heidet L, et al.: The renal lesions of Alport syndrome. *J Am Soc Nephrol* 2009; **20**: 1210-1215.
2) Nakanishi K, et al.: Immunohistochemical study of alpha 1-5 chains of type IV collagen in hereditary nephritis. *Kidney Int* 1994; **46**: 1413-1421.
3) Gross O, et al.: Early angiotensin-converting enzyme inhibition in Alport syndrome delays renal failure and improves life expectancy. *Kidney Int* 2012; **81**: 494-501.
4) Kashtan CE, et al.: Clinical practice recommendations for the treatment of Alport syndrome: a statement of the Alport Syndrome Research Collaborative. *Pediatr Nephrol* 2013; **28**: 5-11.
5) Savige J, et al.: Expert guidelines for the management of Alport syndrome and thin basement membrane nephropathy. *J Am Soc Nephrol* 2013; **24**: 364-375.

［中西浩一］

各論 ⑥ 腎

2 多発性嚢胞腎

症例提示

症　例：日齢0日，男児．
主　訴：呼吸障害，腎機能障害．
家族歴：母38歳経妊1回分娩1回，前児に特記事項なし．両親はいとこ婚．その他家族歴に特記事項なし（図1）．
現病歴：妊娠24週0日に超音波検査で羊水過少と胎児の両側腎の腫大を認め，胎児発育はappropriate for date（AFD）で経過したが，妊娠28週，35週に施行した胎児MRIでは両側腎腫大と肺低形成を認めた．妊娠37週0日に帝王切開術を施行した．出生時2,933 g，49.0 cm，Apgar score 5/6，肺低形成に伴う呼吸障害のため，直ちに人工換気を開始された．腎機能廃絶のため両腎を摘出し，Tenckhoffカテーテルを挿入し，腹膜透析を開始予定であったが，呼吸状態悪化し，日齢3に永眠．生前の血液検体により*PKHD1*の遺伝子解析を施行し，ナンセンス変異のホモ接合を同定した．両親の解析も実施したところ，同変異のヘテロ接合体を両親ともに認めた．

診断へのアプローチ

胎児期に羊水過少，腎腫大を認め常染色体劣性多発性嚢胞腎（ARPKD）が疑われ，*PKHD1*の遺伝子解析を実施したところ変異を同定し確定診断に至った．

疾患概念

多発性嚢胞腎（polycystic kidney disease：PKD）は常染色体優性（ADPKD）と常染色体劣性（ARPKD）がある．ADPKDはさらにPKD1とPKD2に分類される．PKDはいずれも原因遺伝子産物が，一次繊毛（非運動性繊毛）とその関連構造物に関与し，"繊毛病（ciliopathy）"に含まれる[1]．

1）常染色体優性多発性嚢胞腎（ADPKD）

両側腎に多数の嚢胞が進行性に発生・増大し，腎以外の種々の臓器にも障害が生じる最も頻度の高い遺伝性腎疾患である[2]．家族歴と画像診断（超音波，CT，MRI）による嚢胞の確認で診断する．腎嚢胞は30歳以降に明らかになることが多いが，胎児期，新生児期，小児期にも診断しうる．胎児期や新生児期に発見される場合はARPKDとの鑑別が重要である[3]．頻度は3,000～7,000人に1人である[2]．わが国の透析患者における導入原疾患別

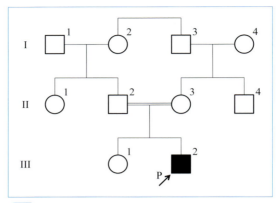

図1 家系図
両親はいとこ婚．

割合の 2 〜 3％ である[2]．典型的な常染色体優性遺伝形式を示し，男女差はない．浸透率はほぼ 100％ であり，同胞再発率は 1 / 2 である．一卵性双生児における発症一致率も 100％ である．ただし，小児期や青年期においては囊胞が明らかでないこともある．原因遺伝子として *PKD1*（16p13.3, 85％）と *PKD2*（4q21, 15％）があり，全体として PKD1 が PKD2 より重症である．

2）常染色体劣性多発性囊胞腎（ARPKD）

集合管の拡張と先天性肝線維症を特徴とする[2,3]．大部分は生後早期から重篤な徴候を認める．一方，乳児期およびそれ以降，腎の拡大あるいは肝脾腫による腹部膨満により発見されることもある．画像所見と同胞の本疾患既往が診断に有用である．報告されている頻度は様々な集団（剖検例や生存例），地域から報告されておりばらつきが大きい[2,3]．文献から推定される頻度は 10,000 〜 40,000 人に 1 人である[2,3]．典型的な常染色体劣性遺伝形式を示し，男女差はない．浸透率はほぼ 100％ であり，同胞再発率は 1 / 4 である．一卵性双生児における発症一致率も 100％ である．ARPKD の家系において，罹患していない子が変異遺伝子のキャリアである確率は 2 / 3 である．保因者頻度は約 70 分の 1 と報告されている．罹患者の同胞が血縁者以外とペアになる場合にはその子の発症頻度はそれほど高くはならないが，罹患者の血縁者が近親結婚をする場合には再発率は高くなる．*PKHD1*（6p21.1-p12）の遺伝子変異により発症する．多彩な臨床像にもかかわらず単一遺伝子が原因であることが連鎖解析により示されている[2,3]．原因遺伝子変異がホモ接合あるいは複合ヘテロ接合により発病する．わが国では近親婚の頻度が比較的低いため，複合ヘテロ変異による症例の頻度が比較的多いと推測されるが詳細は不明である．

遺伝学的検査の臨床的意義

1）常染色体優性多発性囊胞腎（ADPKD）

連鎖解析や塩基配列を直接調べる方法による診断も可能であるが，家族歴や臨床徴候から容易に診断されることが多く，臨床的に必要とされる例は少ない．ただし，非典型例では有用な場合もある．

2）常染色体劣性多発性囊胞腎（ARPKD）

　塩基配列を直接調べる方法による診断も可能であるが，わが国では一般的でない．近年，denaturing high-performance liquid chromatography（DHPLC）などによるスクリーニング法により効率化が図られている．患者家系においては連鎖解析やハプロタイプに基づく出生前診断が可能である．しかし，ハプロタイプによる方法は間接的方法で，その正確さは同胞の正確な診断に依存する[3,4]．出生前検査においても，現在は塩基配列の直接解析によっても可能である[5]．

　ADPKD・ARPKDにおける遺伝子検査の臨床的意義は，①臨床的診断を補強する，②重症型軽症型の型別予測や予後予測に役立てる，③その家系における他の個人の確定診断を可能にする，④次子の出生前診断に利用する，などである．

遺伝カウンセリングのポイント

1）常染色体優性多発性囊胞腎（ADPKD）

　遺伝学的情報および関連するすべての情報を提供する．罹患者には治療方針について具体的情報を示し，不安の軽減，意思決定の援助を図る．遺伝カウンセリングは早期診断と密接に関連している．ADPKDでは腎機能障害をきたす以前から高血圧合併頻度が高いため，今後，早期からの高血圧治療介入による腎機能保持や脳動脈瘤破裂予防の効果，さらには腎囊胞拡大を抑制する根本的な新たな治療法が確立すれば，遺伝カウンセリングや早期診断を行う意義は大きくなる可能性がある．

2）常染色体劣性多発性囊胞腎（ARPKD）

　遺伝様式，各家族構成員のリスク，保因者の同定方法などに加え，生後早期に致死性徴候を示す症例が多いため，家族計画，出生前診断，着床前診断などがポイントになる．しかし，わが国では遺伝子診断が一般的でないことや，出生前診断，着床前診断の倫理的側面についての議論が十分になされていないことなどにより実施困難な場合が多く，今後の課題である．

治療および管理の要点

1）常染色体優性多発性囊胞腎（ADPKD）

　加齢とともに囊胞が両腎に増加，進行性に腎機能が低下し，70歳までに約半数が末期腎不全に至る[2]．疾患機序特異的薬物療法として，2014（平成26）年3月にトルバプタン（サムスカ®）がADPKDの追加承認を得たが，小児での使用については今後の検討課題である．

2）常染色体劣性多発性囊胞腎（ARPKD）

　疾患特異的治療は確立されておらず，個々の症例に応じた支持・対症療法が中心となる[2,3]．小児，特に乳幼児の末期腎不全管理が必要なことが多く，しばしば困難である．胎児超音波検査によりARPKDが疑われれば，出生後の管理を念頭に置いて新生児集中治療室（NICU）への入院が遅滞なく行えるように手配する．人工換気を含む文字どおりの集中治療を要する．腎機能が廃絶している場合は両腎摘とともに腹膜透析カテーテルを挿入

し，腹膜透析を施行する．腹膜透析がうまく行えない場合，血液透析も選択せざるをえない．腎機能障害が軽度であっても大部分の症例に尿濃縮能の障害があり，脱水に注意が必要である．末期腎不全の症例では，可能であれば早期の腎移植が望ましい．必要により肝移植または肝腎同時移植が適応となるが，限られた施設でしか実施できない[2,3]．

肺の低形成を伴う児はしばしば出生直後に死亡する（Potter症候群）[2,3]．今日，重症肺低形成を伴う新生児以外は長期生存が可能であることが明らかになっている．

家系内検索と出生前診断

1）常染色体優性多発性嚢胞腎（ADPKD）

日本医学会ガイドラインでは，「未成年者に対する非発症保因者の診断は，原則として本人が成人し自律的に判断できるまで実施を延期すべきで，両親等の代諾で検査を実施すべきではない」とされている．自らの遺伝子解析で変異が同定され患者・保因者となった場合に，自分の子の出生前診断が可能であるが，ADPKDにおいては出生直後に介入を要する疾患ではないため，出生前診断の実施については慎重に考慮する必要がある．

2）常染色体劣性多発性嚢胞腎（ARPKD）

出生直後に介入を要する状態であることが多く，出生前診断の適応と考えられる．次世代シーケンサーを用いた遺伝子解析による出生前診断の報告もわが国でなされており，今後の進捗が期待される[6]．さらに，着床前診断が技術的には可能であり，今後その実施に向けた体制整備が望まれる．

引用文献

1) Quinlan RJ, et al.: Modeling ciliopathies: Primary cilia in development and disease. *Curr Top Dev Biol* 2008; **84**: 249-310.
2) エビデンスに基づく多発性嚢胞腎（PKD）診療ガイドライン 2014．2014年12月12日．
http://www.jsn.or.jp/guideline/pdf/PKD_141023.pdf（最終アクセス 2016年9月15日）
3) Sweeney WE, et al.: Childhood Polycystic Kidney Disease. Avner ED, et al.（eds）: Pediatric Nephrology. 7th ed., Heidelberg: Springer, 2016: 1103-1153.
4) Zerres K, et al.: Prenatal diagnosis of autosomal recessive polycystic kidney disease（ARPKD）: molecular genetics, clinical experience, and fetal morphology. *Am J Med Genet* 1998; **76**: 137-144.
5) Zerres K, et al.: New options for prenatal diagnosis in autosomal recessive polycystic kidney disease by mutation analysis of the PKHD1 gene. *Clin Genet* 2004; **66**: 53-57.
6) Miyazaki J, et al.: Intragenic duplication in the *PKHD1* gene in autosomal recessive polycystic kidney disease. *BMC Med Genet* 2015; **16**: 98.

［中西浩一］

各論 ⑥ 腎

3 尿細管性アシドーシス

症例提示

症　例：7か月，女児．
主　訴：成長障害．
家族歴：同胞なし．腎疾患を含め特記すべきことなし（図1）．
出生歴：在胎39週 3,540 g，正常分娩で出生．仮死なし．
既往歴：特記すべきことなし．
臨床経過：生後1か月より乳児健診で体重増加不良を指摘されていた．3か月以降は身長・体重が−2 SDを下回ったため，7か月時に精査された．入院時，身長，体重，頭囲，胸囲とすべて−2 SD以下の成長障害を認めたが，発達は正常範囲内であった．血液検査では低カリウム血症（2.9 mEq/L）と高クロール血症（113 mEq/L）を認めたため，血液ガス分析（静脈血）を行ったところ著明な代謝性アシドーシス（pH 7.293，pCO_2 40.0 mmHg，HCO_3^- 13.7 mEq/L）が明らかになった．糸球体濾過率は正常範囲内であった．尿検査ではpH 7.1，β_2-ミクログロブリン（MG）高値（5,200 μg/gCr〈正常20〜200 μg/gCr〉）．高カルシウム尿症（尿中 Ca/Cr 比 0.78）が認められた．尿中アルブミンは陰性，尿中アミノ酸は正常範囲内であった．重炭酸負荷試験を行い，負荷後の血液pHは7.570までアルカリ化されたが，U-BpCO_2 0.2 mmHg，%FEHCO_3^- 2.8%だった．クエン酸ナトリウム・クエン酸カリウムとグルコン酸カリウムの投与を開始され，1歳0か月の健診では成長障害は著明に改善した．その後も内服加療が継続され，10歳時には身長−1.2 SDであった．この時点において腹部単純CTで両腎髄質に著明な石灰化を認めた．聴力は正常だった．
　患児の遺伝子解析については，両親の同意が得られず実施していない．

診断へのアプローチ

　アニオンギャップ＝Na^+−（Cl^-＋HCO_3^-）が正常の代謝性アシドーシスで，胃・腸管からの重炭酸イオンの喪失，薬物，酸負荷などを除外し尿細管性アシドーシス（renal tubular acidosis：RTA）を診断する．本症例はアシドーシス下での尿pH高値，高クロール血症，尿中β_2-MG高値，および重炭酸負荷試験の結果から遠位型腎尿細管性アシドーシスと診断された．幼児期から成長障害を認める遠位型であり，常染色体劣性遺伝形式と推測される．

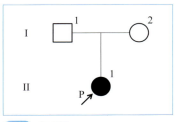

図1　家系図

疾患概念

　RTA は，先天性あるいは後天性の腎尿細管機能異常により，尿中への酸排泄が障害され，酸血症を生じる症候群である[1-4]．乳幼児期発症の成長障害の原因疾患として重要である．このうち遠位尿細管における水素イオン排泄障害による RTA が遠位尿細管性アシドーシス(dRTA，I 型 RTA)，近位尿細管での重炭酸イオン再吸収能低下による RTA が近位尿細管性アシドーシス(pRTA，II 型 RTA)，アルドステロン欠乏あるいは作用不全により遠位尿細管における K と水素イオンの排泄が障害されるものを高カリウム血性 dRTA (IV 型 RTA)とよぶ．

　RTA の多くは先天性である(表1)．遠位尿細管管腔側膜に発現する H^+-ATPase の B1 サブユニット遺伝子(ATP6V1B1)，同 a4 サブユニット遺伝子(ATP6V0A4)の変異は常染色体劣性 I 型 RTA の，また Cl^- / HCO_3^- exchanger 遺伝子(SCL4A1)の変異は常染色体優性 I 型 RTA の原因である．同遺伝子変異が常染色体劣性 I 型 RTA の原因にもなる(東南アジアで報告あり)．

　II 型 RTA はほとんどがシスチン尿症や Wilson 病などの代謝異常症，Dent 病といった先天性疾患による腎性 Fanconi 症候群の一症状として発症する．Fanconi 症候群を伴わない単独永続性常染色体劣性 II 型 RTA で緑内障，白内障，帯状角膜変性症を伴うものは，近位尿細管基底膜側に発現する腎型 Na^+ / HCO_3^- cotransporter (kNBC1) 遺伝子(SCL4A4)変異が原因である．

　III 型 RTA は炭酸脱水素酵素 II の遺伝子(CA2)変異が原因で常染色体劣性 RTA を示す．I 型と II 型 RTA が合併した病態を示し，Hybrid RTA とよばれる．

　IV 型 RTA の原因疾患として偽性低アルドステロン症，低アルドステロン症がある．

　後天性 RTA の原因は，Sjögren 症候群などの自己免疫性疾患，薬物，金属，間質性腎炎などである．例えば，Sjögren 症候群では H^+-ATPase に対する自己抗体によって遠位尿細管細胞の H^+-ATPase が阻害されるため，I 型 RTA を発症し，閉塞性尿路異常は IV 型 RTA の原因となる．

遺伝学的検査の臨床的意義

　RTA の遺伝学的検査は，それぞれの症例の特徴から推測される原因遺伝子の解析である．

　本症における遺伝子検査の臨床的意義は，①臨床的診断を補強する，②重症型軽症型の型別予測や予後予測に役立てる，③発端者の両親やその家系における確定診断を可能にす

表1 遺伝性尿細管性アシドーシスのまとめ

タイプ	サブタイプと遺伝形式	発症年齢	臨床所見	原因タンパク	原因遺伝子	染色体
遠位型（I型）	常染色体優性	年長児/成人	軽度/代償性代謝性アシドーシス 低カリウム血症（変動あり） 高カルシウム尿症 低クエン酸尿症 腎結石 腎石灰化 くる病/骨軟化症（時に） 二次性赤血球増加	Cl^-/HCO_3^- exchanger	*SCL4A1*	17q21.31
	常染色体劣性	小児期	溶血性貧血を伴う代謝性アシドーシス （東南アジアでのみ報告あり）	Cl^-/HCO_3^- exchanger	*SCL4A1*	17q21.31
	常染色体劣性 早期発症難聴 合併	乳児期/小児期	代謝性アシドーシス 腎石灰化（早期発症） 嘔吐/脱水 成長障害 くる病 感音性難聴（小児期発症）	H^+-ATPase B1 subunit	*ATP6V1B1*	2p13.1
	常染色体劣性 晩期発症難聴 合併	乳児期/小児期	同上 難聴（晩期発症） （難聴を伴わない場合もあり）	H^+-ATPase a4 subunit	*ATP6V0A4*	7q34
近位型（II型）	常染色体劣性 眼病変合併	乳児期	代謝性アシドーシス 低カリウム血症 眼病変（帯状角膜変性，白内障，緑内障） 成長障害 歯牙エナメル欠損 大脳基底核石灰化	腎型 Na^+/HCO_3^- cotransporter	*SLC4A4*	4q21
混合型（III型）	常染色体劣性 大理石骨病合併	乳児期/小児期	代謝性アシドーシス 低カリウム血症 大理石骨病 視力障害 難聴 腎石灰化（早期発症）	炭酸脱水素酵素 II	*CA2*	8q22

る，④その両親の次子の出生前診断に利用する，などである．

遺伝カウンセリングのポイント

　遺伝学的情報および関連するすべての情報を提供する．罹患有無，罹患者には対策について具体的情報を示し，不安の軽減，意思決定の援助を図る．遺伝カウンセリングは早期診断と密接に関連している．RTAでは病型・原因により発症年齢が様々であり，早期診断のメリット・デメリットに配慮した遺伝カウンセリングが必要となる．

　発端者の遺伝子検査の目的は，あくまで発端者の診断確定にあることから日本医学会ガイドラインが示すように検査前の遺伝カウセリングは必須ではない．ただし，次子の出生前診断が可能な時期である場合などは，その限りではない．

治療および管理の要点

　RTAの治療は，基本的にアルカリ剤（重曹など）の補充によるアシドーシスの補正が基本である．II型で大量，IV型で中等量，I型では少量の補充でアシドーシスの補正が可能である．それぞれの病態に伴い付加的治療を必要とする．

家系内検索と出生前診断

　本症例は幼児期から成長障害を認める遠位型であり，常染色体劣性遺伝形式と推測される．患児と両親の遺伝子解析により確実な遺伝子診断ができる可能性がある．この場合，原因変異が同定できていれば出生前診断が可能であり，生後早期から発症する可能性が高い次子への対応が可能となる．

　一方，発症が遅いタイプのRTAにおいては，日本医学会ガイドラインでは「未成年者に対する非発症保因者の診断は，原則として本人が成人し自律的に判断できるまで実施を延期すべきで，両親等の代諾で検査を実施すべきではない」とされており，配慮が必要である．

引用文献

1) Quigley R, et al.: Renal Tubular Acidosis in Children. Avner ED, et al. (eds): Pediatric Nephrology. 7th ed., Heidelberg: Springer, 2016: 1273-1306.
2) Fry AC, et al.: Inherited renal acidoses. *Physiology (Bethesda)* 2007; **22**: 202-211.
3) Roth DE, et al.: Molecular basis of human carbonic anhydrase II deficiency. *Proc Natl Acad Sci USA* 1992; **89**: 1804-1808.
4) Igarashi T, et al.: Mutations in SLC4A4 cause permanent isolated proximal renal tubular acidosis with ocular abnormalities. *Nat Genet* 1999; **23**: 264-266.

［中西浩一］

各論 ❼ 循環器

1 遺伝性 QT 延長症候群

症例①提示

症　例：13 歳，男子．
主　訴：失神．
既往歴：特記すべき異常なし．
現病歴：生来健康．中学校の体育で水泳の授業中，25 m 泳ぎ切ったところで，プールから上がらず，背中を上に水に浮いた状態で声かけに反応がなかった．プールサイドにいた教員が慌ててプールから引き上げたが，意識・呼吸運動がなかったため，心臓マッサージを含む蘇生処置が行われ，救急車が要請された．約 1 分後に意識が戻り，呼吸も再開した．10 分後に救急車が到着し，病院に搬送された．臨床症状と心電図所見から QT 延長症候群（LQT1）と診断された．
家族歴：父が学童期に運動時の失神を繰り返し，QT 延長症候群と診断され，投薬を受けていた．成人期に投薬を自己中止しているが，発作は起こしていない．父方祖母にも同様のエピソードあり．また，父方伯母およびいとこ（9 歳女児，7 歳男児）は生来健康で失神・動悸の既往はないが，心電図上 QT 延長を指摘されている．母および母方の親族は生来健康（図 1）．

症例②提示

症　例：日齢 0，女児．
主　訴：徐脈．
現病歴・経過：胎児期に徐脈（2：1 房室ブロック）を指摘されていた．胎児心エコー図で心内構造異常なし．在胎 36 週，2,510 g で出生．Apgar score 6 / 8 点．出生後も 2：1 房室ブロックによる徐脈（心拍数 55/ 分）があり，外表の診察により合趾症が認められた．緊急ペースメーカ挿入術が行われたが，発作性心室頻拍，Torsade de Pointes が起こり，各種抗不整脈薬の併用にもコントロール不良だった．遺伝子検査で *CACNA1C* の変異が検出され，QT 延長症候群（LQT8）と診断された．
家族歴：特記すべき事項なし（図 2）．

■ 診断へのアプローチ

失神の原因精査として，安静心電図，運動負荷心電図，Holter 心電図検査を行う．心電

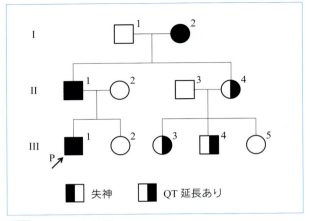

図1 家系図（症例①）

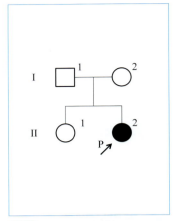

図2 家系図（症例②）

表1 QT延長症候群の診断基準

基準項目			点数
心電図所見	QT時間の延長[*1]（QTc）	≧ 480 msec	3
		460 〜 479 msec	2
		450 〜 459 msec（男性）	1
	運動負荷後4分のQTc	≧ 480 msec	1
	Torsade de Pointes[*2]		2
	T wave alternans		1
	notched T 波（3誘導以上）		1
	徐脈		0.5
臨床症状	失神[*2]	ストレスに伴う失神発作	2
		ストレスに伴わない失神発作	1
	先天性聾		0.5
家族歴	確実な家族歴		1
	30歳未満での突然死の家族歴		0.5

点数の合計が，≧ 3.5：診断確実，1.5 〜 3点：疑診，≦ 1点：可能性が低い，となる．
＊1：治療前あるいはQT延長を起こす因子がない状態での記録．
＊2：両方ある場合は2点．
〔Schwartz PJ, et al.: Long-QT syndrome: from genetics to management. *Circ Arrhythm Electrophysiol* 2012; **5**: 868-877.〕

　図上，QT時間延長（心拍数で補正したQT時間：QTcが0.45秒以上〈男性〉，0.46秒以上〈女性〉）がある場合，QT延長症候群を考える．Schwaltzらの診断基準（表1）[1]を用いて診断する．無症状で，学校心臓検診や家族歴から診断される場合も多い．失神の既往，家族歴あり，QTc 0.5秒以上は，心事故の危険因子となる．
　後述のように，遺伝子変異が検出されるQT延長症候群（long QT syndrome：LQTS）の約

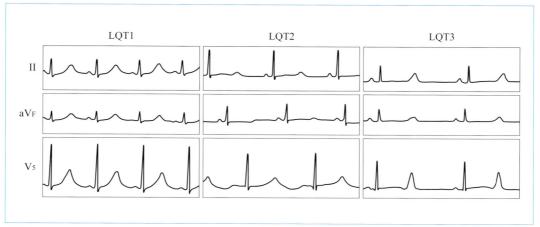

図3 QT 延長症候群（LQT1-3）の T 波の特徴

9割は LQT1-3 である．心電図診断において，以下のような遺伝子型と心電図上の T 波形との関連が知られており，病型診断に役立つ（図3）[2]．

①LQT1 では幅広い T 波が早期に出現（broad-based, prolonged T），normal-appearing T, late-onset T．

②LQT2 では振幅の小さな T 波が QRS にやや遅れて出現（low-amplitude, moderately delayed T），二峰性の T 波（bifid T），notch を伴う low amplitude T．

③LQT3 では T 波の振幅，持続時間は正常だが，出現が遅延（late-appearing T）．

疾患概要

LQTS は，心電図上 QT 時間の延長と特徴的な発作性多形性心室頻拍（Torsade de Pointes：TdP）を含む不整脈を認め，失神や突然死の原因となる症候群である．遺伝性 LQTS は，常染色体優性遺伝の Romano-Ward（RW）症候群と常染色体劣性遺伝で難聴を伴う Jervell-Lange-Nielsen（JLN）症候群に大別される．

QT 延長症候群では，心筋活動電位の再分極過程に異常が生じ，活動電位持続時間が延長することにより QT 時間が延長する．心筋活動電位を形成する K，Na，Ca 電流を制御する各種イオンチャネル，細胞膜タンパク，受容体などをコードする遺伝子変異が 50 ～ 80％の患者で認められ，RW 症候群で 13 個（LQT1-13），JLN 症候群で 2 個（JLN1-2）の責任遺伝子が報告されている（表2）[3]．遺伝子型別頻度は，LQT1-3 で約 90％（LQT1：45 ～ 50％，LQT2：35 ～ 40％，LQT3：約 10％）を占め，それ以外はまれである．ただし，日本人では，約 3 割の家系で遺伝子変異が判明しているに過ぎない現状である．

遺伝学的検査の臨床的意義

遺伝子異常と病態形成との関係において，以下の事実が知られている[3]．

①JLN1, 2 と LQT1, 5 とは原因遺伝子が同一．遺伝子異常のヘテロ接合体かホモ接合体かの違いにより表現型が異なる．

②LQT5 の原因遺伝子 *KCNE1*（mink：β サブユニット）は LQT1 の原因遺伝子 *KCNQ1*

表2 遺伝性 QT 延長症候群

病型	遺伝子	イオンチャネル	遺伝子座	関連症候群	心外症状
LQT1	KCNQ1	IKs(α)	11p15.5		
LQT2	KCNH2	IKs(α)	7q35-q36		
LQT3	SCN5A	INa(α)	3p21		
LQT4	ANK2	Na-K ATPase, INa-Ca	4q25-q27		
LQT5	KCNE1	IKs(β)	21q22.1-q22.2		
LQT6	KCNE2	IKr(β)	21q22.1		
LQT7	KCNJ2	IK1	17q23.1-q24.2	Andersen 症候群	小顎, しゃがれ声
LQT8	CACNA1C	ICa-L	12p13.3	Timothy 症候群	合趾症
LQT9	CAV3	INa	3q25		
LQT10	SCN4B	INa	11q23		
LQT11	AKAP-9	IKs	7q21-q22		
LQT12	SNTA1	INa	20q11.2		
LQT13	KCNJ5	IKAch	11q24		
JLN1	KCNQ1	IKs(α)	11p15.5		先天性聾
JLN2	KCNE1	IKs(β)	21q22.1-q22.2		先天性聾

LQT1-13：Romano-Ward 症候群．JLN1-2：Jervell-Lange-Nielsen 症候群．

（KVLQT1：α サブユニット）と会合し，遅延整流 K 電流の緩徐活性化型 IKs 電流を構成する．

③LQT6 の原因遺伝子 *KCNE2*（MiRP1：β サブユニット）は LQT2 の原因遺伝子 *KCNH2*（HERG：α サブユニット）と会合し，遅延整流 K 電流の急速活性化型 IKr 電流を構成する．

④LQT4 の原因遺伝子 Ankyrin B（*ANK2*）はイオンチャネルを構成するタンパクではなく，Na チャネルの働きを修飾する分子であり，QT 延長だけでなく，徐脈性不整脈，特発性心室細動，カテコールアミン感受性心室頻拍などの原因となる．

⑤Andersen 症候群（LQT7）は，周期性四肢麻痺，形態異常，心室性不整脈を 3 主徴とする疾患で，IKir2.1 電流をコードする *KCNJ2* 遺伝子の異常による．心電図上 QT 延長のほか，T 波の後半成分が巨大 U 波に似た形態を示すこと，双方向性心室頻拍も特徴である．Andersen 症候群の約 60％ に *KCNJ2* 変異が認められる．一方，*KCNJ2* 遺伝子異常には，形態異常，周期性四肢麻痺を伴わず，QT 延長を呈する症例がある．

⑥Timothy 症候群（LQT8）の原因は L 型 Ca チャネル遺伝子（*CACNA1C*）の異常で，心電図上重篤な QT 延長を示す．

また，遺伝子型と表現型の関連，特に心イベント，TdP を誘発する trigger 因子について，以下の事実が知られている．遺伝子型が判明した場合，日常生活での trigger 因子を避ける生活指導が有効である．

- LQT1 では運動(特に水泳).
- LQT2 では情動(聴覚)刺激.
- LQT3 では睡眠,安静時.

　さらに,遺伝子型と治療反応性の関連について,以下の事実が知られている.LQT 遺伝子型別の治療方針の選択が推奨される.

- β遮断薬は LQT1 の心イベントの予防には有効だが,LQT2,LQT3 ではその効果が劣る.
- 経口カリウム製剤の服用により,LQT2(HERG〈*KCNH2*〉変異)で QTc 短縮効果が認められる.
- Na チャネル遮断薬(Ib 群)メキシレチンにより,LQT3(*SCN5A* 変異)で QTc 短縮効果がある.一方,*SCN5A* 変異例に Na チャネル遮断薬(Ic 群)の使用により,QTc 延長から Brugada 型の J-wave の出現の報告があり,注意を要する.
- *KCNQ1* と *KCNH2* の遺伝子異常では,細胞内のイオンチャネルの trafficking 異常があり,今後 trafficking を改善する薬物が治療に用いられる可能性がある.

遺伝カウンセリングのポイント

　前述のように,LQTS では,遺伝子型と表現型および治療反応性についての知見があり,遺伝子型が判明した場合,生活管理や治療に応用できる可能性がある.また,常染色体優性遺伝形式の RW 症候群と常染色体劣性遺伝形式の JLN 症候群があり,家系図,家系内の心電図所見ないし遺伝学的検査をもとに遺伝カウンセリングを行う.LQT8 などの重篤な病型では,孤発例が多くなる.LQTS の遺伝子検査は保険収載されているが,保険点数は低く,検査費用については検査担当施設の研究費で補填されている現実がある.

引用文献
1) Schwartz PJ, et al.: Long-QT syndrome: from genetics to management. *Circ Arrhythm Electrophysiol* 2012; **5**: 868-877.
2) Moss AJ, et al.: ECG T-wave patterns in genetically distinct forms of the hereditary long QT syndrome. *Circulation* 1995; **92**: 2929-2934.
3) 循環器病の診断と治療に関するガイドライン(2011 年度合同研究班報告)(班長:青沼和隆):QT 延長症候群(先天性・二次性)と Brugada 症候群の診療に関するガイドライン(2012 年改訂版).

[山岸敬幸,吉田　祐]

各論 ❼ 循環器

2 22q11.2 欠失症候群
（DiGeorge 症候群）

症例①提示

症　例：日齢 1，女児．
主　訴：チアノーゼ．
現病歴：在胎 37 週，2,405 g で出生．Apgar score 6 / 8 点．聴診上，II 音は単一亢進，心雑音なし．100% 酸素投与でもチアノーゼが改善せず（SpO$_2$ 85%），胸部 X 線で木靴型心陰影，肺野の透過性亢進，心エコー図で肺動脈閉鎖，心室中隔欠損，大動脈騎乗があり，大動脈から肺動脈への複数の側副血管を疑わせる所見が認められた．眼瞼は腫れぼったく，口が小さい．明らかな口蓋裂は認められないが，口蓋垂が 2 つに分かれている．
家族歴：特記すべき事項なし．

症例②提示

症　例：日齢 3，男児．
主　訴：低カルシウム血症．
現病歴：在胎 38 週，2,895 g で出生．Apgar score 8 / 9 点．日齢 3 の検査で低カルシウム血症（血清 Ca 8.0 mg/dL）が認められ，カルシウム補充療法が行われた．けいれんなし．眼裂は細長く，目尻が上がっている．鼻根部は扁平で鼻が上下に分かれているように見え，口は鼻の幅よりも小さい．哺乳後に時々鼻吐乳がみられる．聴診上，心音の異常，心雑音はなく，心エコー図は正常だった．
家族歴：母は Fallot 四徴症で 5 歳時に心内修復術を受けた．定期的に外来受診中．15 歳時に染色体検査（FISH 法）で 22q11.2 欠失症候群と診断されている．父は生来健康．

■ 診断へのアプローチ

　特徴的顔貌，先天性心疾患，胸腺低形成に伴う免疫不全，口蓋裂，低カルシウム血症，精神発達遅滞を主徴とするが，症状の個人差が大きい．これらの症状の組み合わせから 22q11.2 欠失症候群が疑われた場合，FISH 法で 22 番染色体長腕 q11.2 領域の半接合微細欠失を検出し確定診断する．FISH 法には，1.5 Mb の欠失領域内の TUPLE1 と N25 の 2 つのプローブが一般に用いられている．

　大部分の症例で，先天性心疾患と特徴的顔貌が診断のきっかけになる．特徴的顔貌はほぼ全例，共通に認められるため診断に有用である．眼間開離，内眼角贅皮，瞼裂狭小，腫

れぼったい眼瞼，鼻根部扁平，耳介形成不全，小さい口などが認められる．最も特徴的な所見は鼻にあり，鼻屋と鼻翼の接合不全のため，鼻が上下に分かれているように見える．年齢別では，新生児・乳児期には，特徴的顔貌，先天性心疾患，低カルシウム血症などの症状より疑われ，幼児・学童期に診断される症例では，特徴的顔貌，鼻咽腔閉鎖機能不全や粘膜下口蓋裂による構音障害，言語発達遅延，学習障害，潜在性低カルシウム血症，精神障害などがきっかけとなる．成人期には，顔貌の特徴は目立ちにくくなり，先天性心疾患（心室中隔欠損，Fallot 四徴症術後など）と統合失調症などの精神障害に留意する．鑑別診断として，CHARGE 症候群，Cayler 心臓顔症候群，oculo-auriculo-vertebral sequence（鰓弓症候群）などがあげられる．

疾患概要

22q11.2 欠失症候群は心臓および頭頸部の発生異常を主徴とし，22 番染色体長腕 q11.2 の欠失（ヘテロ接合）に起因する染色体微細欠失症候群である[1-3]．別々に報告された Di-George 症候群（1965 年），円錐動脈幹異常顔貌症候群（Takao 症候群）（1976 年），velo-cardio-facial 症候群（Shprintzen 症候群）（1978 年）が，共通の原因を有する疾患単位としてまとめられた（1993 年）．

1993 年 Wilson らにより，この新しい疾患単位を主要症状の頭文字をとって CATCH22（cardiac defect, abnormal facies, thymic defect, cleft palate, hypocalcemia, 22 chromosome）と呼称することが提唱され，世界的に広まった．しかし，CATCH22 という語には Joseph Heller による小説の題名に由来する"力を尽くしても解決できない不合理で矛盾した状況"という否定的な意味があること，A が表わす abnormal facies（異常顔貌）という言葉に，患者や家族が不快感をもつ場合があることから，現在では疾患名として用いることは不適当と考えられている[1,3]．

22q11.2 欠失症候群の臨床症状は多様である[1-3]．主要症状として，先天性心疾患（75%），特徴的顔貌（ほぼ全例），胸腺低形成に伴う免疫不全（70%，臨床的に重度なものは 2%），口蓋裂（9%），鼻咽腔閉鎖機能不全（32%），低カルシウム血症（無症候性 47%，症候性 12%），精神発達遅滞（軽症 50%，中等症 15%，重症 3%），腎奇形（36%），低身長（36%），統合失調症やうつ病などの成人期の精神障害（25%）が認められる．その他の症状として，低身長，糖代謝異常，脂質代謝異常，脳萎縮，けいれん，鎖肛，鼠径ヘルニア，尿道下裂，斜視，白内障，顔面神経麻痺，気管支軟化症，脊椎側弯，内反足，外反足，血小板減少症などが報告されている．

診断の端緒となる先天性心疾患は，心臓流出路と大動脈の異常を特徴とし，Fallot 四徴症（30%），大動脈弓離断症（B 型）（15%），心室中隔欠損症（15%），総動脈幹遺残症（10%）が多く，右大動脈弓，鎖骨下動脈起始異常の合併も多い．22q11.2 欠失は先天性心疾患全体では 21 トリソミーについで 2 番目に，先天性心臓流出路異常では最も頻度の高い染色体異常で，大動脈弓離断症（B 型）の症例の 60%，総動脈幹遺残症の 35%，Fallot 四徴症の 15%（肺動脈閉鎖と主要大動脈肺動脈側副動脈を合併する Fallot 四徴症では 50%）に検出される．

22q11.2 欠失症候群では，前述のように臨床像は非常に多彩にもかかわらず，90% 以上

の症例で共通して約1.5〜3 Mbの染色体微細欠失を有し，遺伝子型－表現型相関は認められない[1-3]．発生頻度は4,000〜5,000人に1人で，多くは散発性だが，常染色体優性遺伝形式の家族例（10〜20％）がある．

遺伝学的検査の臨床的意義

症状の組み合わせから疑われた症例について，遺伝学的検査であるFISH法で22q11.2微細欠失を確定診断することができる[1-3]．FISH法で診断が確定した場合，医療者は起こりうる症状・合併症について備えることができる．小児期には生命に直結する先天性心疾患の治療を優先する．そして，個々の患者の成長・発達および症状・合併症の出現に応じて，心臓外科，耳鼻咽喉科，形成外科，小児外科，精神科，眼科，泌尿器科，整形外科など，関連各科連携により包括的に管理する．しかし，FISH法で診断が確定しても，遺伝子型－表現型相関がないため，児の臨床像（自然歴・予後）の確実な予測はできない．両親に過度の不安を与えることなく，幅広い知識をもって，症例ごとに継続的包括管理を行うことが大切である[3]．

また，再発率を正確に知るために，両親のFISH検査が必要である．両親のいずれかに欠失があれば再発率は50％，いずれにも欠失がない場合，再発率は一般と同等だが，性腺モザイクの報告例がある．ただし，22q11.2症候群が再発しても，表現型は親子間で必ずしも一致しないことには注意を要する．羊水・絨毛細胞の染色体FISH法による出生前診断は技術的には可能だが，一般的ではない．

遺伝カウンセリングのポイント

先天性心疾患の重症度が生命予後を大きく左右するため，その管理治療を優先する．前述のように，個々の患者の成長・発達に応じて，心臓外科，耳鼻咽喉科，形成外科，小児外科，精神科，眼科，泌尿器科，整形外科など，関連各科連携による包括的管理を行う（表1）[1-3]．軟口蓋裂，粘膜下口蓋裂，鼻咽腔閉鎖機能不全については，形成外科を中心に手術治療ないし哺乳・摂食指導や言語聴覚士による言語療法を検討する．低カルシウム血症については，潜在性副甲状腺機能低下症に注意する必要がある．この場合，血清Ca濃度は正常，もしくは境界域の低カルシウム血症を呈する．しかし，新生児期，思春期，成長期，成人期，ストレス時，経口摂取不良時など，Caの需要が増加ないし供給が低下したときに適切なPTHの産生分泌上昇が起こらず，低カルシウム血症が顕在化する．けいれんで発症して，てんかんと誤診されることもあり，血清Ca濃度を確認することが重要である．

発達面では，個々の患者に無理のない生活・社会環境のなかでの集団生活，学校生活，統合教育，個別指導，地域交流を勧め，社会に適応していけるように本人と家族を心理面からも支えることが，本人の自立や思春期・成人期に発症する精神障害の回避にも必要である．具体的には，思春期にはストレスの少ない環境での進学を勧め，メンタルケアを行う．就労に際しては，本人の残存心疾患，体力，知的能力，性格傾向などを総合的に検討して仕事内容や職場環境を選択する．特に心疾患が軽症ないし手術により修復されている場合，一見健常者と見分けがつかず社会的認知度も低いため，知的ハンディや精神症状に

表1 22q11.2 欠失症候群の生涯的年齢別包括管理

	新生児・乳児期	幼児期	学童期・思春期	成人期
先天性心疾患	心臓超音波検査　手術	定期検診	学校生活・運動管理	成人先天性心疾患管理
免疫不全	免疫能スクリーニング	予防接種		
鼻咽腔閉鎖機能不全	耳鼻咽喉科　鼻咽腔閉鎖機能検査　咽頭造影(1〜2歳)			
口蓋裂	形成外科　　　　手術　　構音訓練・言語療法			
低カルシウム血症	血中カルシウム濃度・intact PTH 検査　　　　潜在性低カルシウム血症 手術前後のカルシウム補充			
糖脂質代謝異常		血液検査　　　　負荷試験　　　食事指導		
低身長		定期的身体測定　負荷試験　（成長ホルモン補充）		
精神発達遅滞		発達検査　　知能検査　　就学・学習・進学指導		就労・遺伝相談
精神障害			精神科受診　診断・治療	
腎尿路奇形	腎尿路超音波検査　定期検診			
鎖肛，鼠径ヘルニアなど	小児外科連携			
斜視など	眼科連携			
四肢・脊椎異常	整形外科連携			

関して周囲のサポートを受けにくいことが多い．22q11.2 症候群の成人先天性心疾患や精神障害に対する社会側の適切な理解，認知度の向上，支援体制の確立が重要な課題である．

また，結婚，出産，遺伝などの問題もあり，遺伝カウンセリングや育児支援が必要である．22q11.2 欠失は常染色体優性遺伝するため，生まれてくる児の疾患再現率は 50％ であるが，前述のように遺伝子型と表現型の相関がなく，同一の染色体欠失をもつ親子でも表現型が異なるため，児の病状を予測することはできない．男性は父親となる例は少ないが，女性は出産して母となる例もみられる．

引用文献

1) Yamagishi H: The 22q11.2 deletion syndrome. *Keio J Med* 2002; **51**: 77-88.
2) Yamagishi H, et al.: Unraveling the genetic and developmental mysteries of 22q11 deletion syndrome. *Trends Mol Med* 2003; **9**: 383-389.
3) 山岸敬幸，他：染色体 22q11.2 欠失症候群．循環器 2006; **60**: 409.

[山岸敬幸，吉田　祐]

各論 ❼ 循環器

3 先天性心疾患

症例提示

症　例：1歳7か月，女児．
主　訴：第2子についての相談．
現病歴：初経，初産．在胎39週，3,235 gで出生．Apgar score 8／9点．日齢5の退院診察で心雑音を指摘された．心エコー図で心室中隔欠損症(膜性部型，径5 mm)と診断され，退院後外来で経過観察された．特記すべき外表異常はなく，他の身体所見は正常．生後1か月頃から多呼吸，哺乳不良が認められ，利尿薬が開始された．生後3か月頃から症状は改善し，体重増加良好で，外来定期診療が継続された．1歳7か月時，聴診上心雑音はあるが無症状，心エコー上，心室中隔欠損の径は約3 mmで，利尿薬は中止された．今回，定期外来時に母が第2子を希望し，先天性心疾患の再発率について質問された．
家族歴：母が幼少時に心室中隔欠損症と診断されたが，1歳時に自然閉鎖している．父は生来健康．

■ 診断へのアプローチ

　先天性心疾患の確定診断には，心エコー検査が最も有用である．最近では胎児エコー検査機器および技術の進歩により，妊娠母体への経腹的アプローチで，在胎16〜18週から胎児心疾患の診断が可能である[1]．胎児の心臓形態を最も観察しやすい妊娠24〜28週頃の検査で，胎児診断専門施設における診断精度は90％を超えている．胎児心エコー診断により，新生児期に発症する重症先天性心疾患に対する治療成績も向上した．動脈管依存性疾患であれば，生直後よりプロスタグランジンE_1を投与して，動脈管閉鎖によるショックを予防し，予後を改善することができる．胎児診断に基づく計画分娩により，生直後にカテーテル治療や外科手術を実施して救命される症例もある．

　胎児心エコー診断の利点として，①適切な分娩施設へ母体搬送することにより重症化した新生児の緊急搬送を回避できる，②適切な前方視的周産期治療計画に沿って周産期治療チームの構成ができる，③ショックなどを回避して安定した術前状態で外科治療を行うことができる，などがあげられる．また，両親への疾患に対する理解と治療に関する十分な事前説明ができる利点もあると考えられる．その一方で，まだ見ぬわが子に対する両親の不安が強くなりすぎないような配慮も必要である．

疾患概要

　先天性心疾患は心臓大血管系の発生異常に起因する疾患群であり，生命に直結する種々の major anomaly のなかで，中枢神経系の異常に次いで 2 番目に頻度の高い先天異常といわれている．出生児の約 1% に発症し，乳幼児死亡の主要な原因の 1 つである．先天性心疾患の表現型は多彩であり，成因も単一ではないため，先天性心疾患の遺伝カウンセリングでは成因について考える必要がある．日本小児循環器学会・心血管疾患の遺伝子疫学委員会の調査では，わが国の先天性心疾患の成因として，染色体異常症が 8.2%，単一遺伝子病が 4.7%，催奇形性因子などの環境要因によるものが 0.5% で，残り 86.6% は多因子遺伝と報告されている[2]．染色体異常症，単一遺伝子病による先天性心疾患では，全身的な症候群の部分症として心疾患が認められる例がほとんどである．一方，孤発性（非症候性）の先天性心疾患の大部分は多因子遺伝によると考えられる．多因子遺伝とは，遺伝要因と環境要因が相互に作用して発症すると考えられ，特定の原因を明らかにできない場合である．多因子遺伝において遺伝要因がどの程度関与するかを推測する指標の 1 つとして，一卵性双生児における疾患一致率がある．先天性心疾患の場合，一卵性双生児であっても疾患表現型が異なる場合が多く，疾患一致率は高くても 30% 程度で，単純型先天性心疾患では比較的高いが，複雑型では低い．

遺伝学的検査の臨床的意義

　前述のように，特定の遺伝学的要因が明らかな先天性心疾患は決して多くない．したがって，先天性心疾患の"診断"について遺伝学的検査を適応する機会は少ないが，"自然歴""病態の把握""包括的管理"のために遺伝学的検査を必要とする場合が多い[3,4]．これまでに報告されている遺伝学的要因として，おもな染色体異常症候群と遺伝子異常を表 1，表 2 に示す．

　染色体異常に関して，G バンド法，FISH 法などは検査会社に依頼して保険診療で行うことができる．生命予後が特に悪いことが知られている 18 トリソミー・13 トリソミー症候群の確定診断は，外科手術の適応を検討するうえでも一助となる症例が多い．Down 症候群，22q11.2 欠失症候群，Williams 症候群などの確定診断により，長期的かつ包括的管理が実践できる[3,4]．

　遺伝子検査に関しては，個々の遺伝子について研究施設で個別に実施しているものが大半である．症候群でない先天性心疾患の原因遺伝子として *NKX2.5* および *GATA4* 変異が証明された意義は小さくないが，心血管構造異常の発症機序を遺伝子レベルで理解することは，未だ容易ではない[4]．これら遺伝子変異解析は，心中隔欠損症（心房中隔欠損症，心室中隔欠損症など）の家族例の原因診断として，必ずしも変異が検出されるわけではないが，有用なことがある．*NKX2.5* 変異が検出された場合，不整脈の発生・伝導障害（おもに房室ブロック）の進行を予測するのに役立つ．

遺伝カウンセリングのポイント

　出生後に初めて児の先天性心疾患を告げられた親たちは，程度の差はあれ受容までに時

表1　先天性心疾患を合併するおもな染色体異常症候群

疾患	心疾患頻度(%)	心疾患	おもな表現型
染色体異常			
11p 欠失（Jacobsen 症候群）	56	HLHS，valvar AS，VSD，CoA，Shone's 複合	成長障害，発達遅滞，精神発達遅滞，血小板減少症，血小板機能異常，眼間開離，斜視，広い鼻柱，薄い上口唇，目立つ前額部
13 トリソミー（Patau 症候群）	80	ASD，VSD，PDA，HLHS，atrial isomerism など	多指症，口蓋裂，頭皮欠損，眼球近接，小眼球症，無眼球症，眼瞼裂隙，全前脳胞症，小頭症，難聴，精神発達遅滞，肋骨異常，臍帯ヘルニア，腎異常，尿道下裂，停留精巣，腎奇形
18 トリソミー（Edwards 症候群）	90〜100	ASD，VSD，PDA，TOF，DORV，D-TGA，CoA，BAV，BPV，polyvalvular nodular dysplasia など	子宮内発育遅延，羊水過多，小顎症，短い胸骨，筋緊張亢進，揺り椅子状の足底，折り重なり指，食道閉鎖，横隔膜ヘルニア，臍帯ヘルニア，腎異常，胆道閉鎖，精神発達遅滞
21 トリソミー（Down 症候群）	40〜50	AVSD，VSD，ASD，TOF＋AVSD	筋緊張低下，過伸展，内眼角贅皮，単一手掌屈曲線，第5指彎指症，単指症，精神発達遅滞，早老症
Monosomy X（45,X）（Turner 症候群）	25〜35	CoA，BAV，valvar AS，HLHS，大動脈解離	手と足のリンパ浮腫，低形成な乳頭間開離，翼状頸，原発性無月経，低身長，知能正常
微細欠失			
5p15.2 欠失（cat cry 症候群）	30〜60	VSD，ASD，PDA	猫啼き，胎児期・出生後の成長障害，丸い顔，眼間開離，内眼角贅皮，単一手掌屈曲線，精神発達遅滞
7q11.23 欠失（Williams-Beuren 症候群）	53〜85	Supravalvar AS and PS，末梢性肺動脈狭窄	小児高カルシウム血症，骨格・腎異常，認知障害
22q11.2 欠失（DiGeorge, velocardiofacial, and conotruncal anomaly face syndrome）	75	IAA-B，PTA，孤立性大動脈弓異常，TOF，conoventricular VSD	眼間開離，小顎症，低位で後方に傾いた耳介，下向きの口角，副甲状腺低形成，低カルシウム血症，免疫不全，口蓋・骨格・腎異常，学習障害

ASD：心房中隔欠損．VSD：心室中隔欠損．PDA：動脈管開存．TOF：Fallot 四徴症．CoA：大動脈縮窄．PS：肺動脈狭窄．PAPVR：部分肺静脈還流異常．PTA：総動脈管症．AVSD：房室中隔欠損．PA：肺動脈閉鎖．DORV：両大血管右室起始．BAV：大動脈二尖弁．HLHS：左心低形成症候群．AS：大動脈狭窄．TGA：完全大血管転位．BPV：肺動脈二尖弁．IAA：大動脈弓離断．

　間がかかる．生命に直結する疾患に直面し，救命を第一に考える場面で遺伝学的検査の意義や必要性を十分に伝えることは，時として困難である．継続的に面会・説明の機会をもち，強い信頼関係を構築することが必須である．遺伝カウンセリングの際には意思決定を誘導せず（非指示性），意思決定の手助けをする姿勢（支援的態度）が求められる[4]．遺伝学的検査は単に病名をつけるためのものではなく，児の自然歴についての情報を得て，成長・発達の過程を通じて包括的医療を提供するうえでの指標となるべきである．

　前述のように，先天性心疾患の多くは多因子遺伝であり，家系内に一定の集積性が認められる．遺伝カウンセリングには表3，表4に示す経験的再発率を基盤とする[3]．第1子

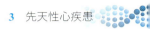

表2 非症候群の先天性心疾患の原因としてこれまでに報告されたおもな遺伝子変異

遺伝子変異	染色体座	心表現型	遺伝形式
先天性心疾患			
NKX2.5	5q34-q35	ASD, VSD, TOF, HLHS, CoA, TGA, DORV, IAA, 流出路異常	常優
CFC1	2q21	D-TGA, DORV	常優
CRELD1	3p21	ASD, AVSD	常優
GATA4	8p23	ASD, PS, VSD, TOF, AVSD, PAPVR	常優
GATA6	18q11.1-2	ASD, TOF, PS, AVSD, PDA, 流出路異常, VSD, PTA	常優

表3 同胞が先天性心疾患の次子の再発率

心疾患	1人罹患(%)	2人罹患(%)
心室中隔欠損	3	10
心房中隔欠損	2～3	8
房室中隔欠損	3～4	報告なし
Ebstein 病	1	3
大動脈縮窄	2	6
大動脈狭窄	2	6
肺動脈狭窄	2	6
Fallot 四徴症	2～3	8
左心低形成	3	10
三尖弁閉鎖	1	3
大血管転位	1～2	5
修正大血管転位	5～6	報告なし

表4 父または母が先天性心疾患の児の再発率

疾患名	母に先天性心疾患あり	父に先天性心疾患あり
大動脈弁狭窄	8.0%	3.8%
心房中隔欠損	6.1%	3.3%
大動脈縮窄	6.3%	3.0%
房室中隔欠損	11.6%	4.3%
心室中隔欠損	6.0%	3.6%
動脈管開存	4.1%	2.0%
肺動脈狭窄	5.3%	3.5%
Fallot 四徴症	2.0%	1.4%

が先天性心疾患の場合，次子の経験的再発率は概ね2～4%である（表3）．同胞内に2人の先天性心疾患患者がいる場合，経験的再発率は概ね5～10%に上昇する（表3）．また，両親のいずれかが先天性心疾患であれば，児に先天性心疾患が発症する頻度は高くなる．母親が先天性心疾患の場合のほうが，父親が先天性心疾患の場合よりも高いことが報告されている（平均5～6% vs. 3～4%，表4）．

集学的医療の進歩により，先天性心疾患患者の約95%が成人に達する時代となった．多くの成人先天性心疾患患者が，各々のスタイルで自己実現し，社会に適応していけるように，包括的医療を充実させていく必要がある．妊娠出産に関わる成人先天性心疾患患者の遺伝カウンセリングとしては，本人の妊娠出産に対するリスクと，生まれてくる子どもについての情報提供の両面が必要である[5]．前述のように，両親のどちらかが心疾患を有する場合，児が心疾患を発症する可能性は増加するので，児の予後を改善するための検査

として，前項で述べた胎児心エコーが考慮される．

　一方，染色体異常・遺伝性症候群，遺伝子異常を原因とする先天性心疾患の再発率の予測には，遺伝学的検査が有用である[3]．Down症候群の児が生まれた両親における次子の再発率は，両親の染色体が正常の場合1%以下，母親または父親が転座保因者の場合，それぞれ約10%，約2.5%である．先天性心疾患の合併率は，Down症候群の場合に40〜50%である．先天性心疾患を合併する，常染色体優性遺伝形式の症候群(22q11.2欠失症候群，Williams症候群，Marfan症候群，Noonan症候群，Holt-Oram症候群など)や，*NKX2.5*変異・*GATA4*変異などの遺伝子変異の場合，両親のいずれかがその疾患である，すなわち原因となる染色体微細欠失ないし遺伝子異常を保有していれば，児の再発率は50%である．ただし，症候群が再発したとしても，先天性心疾患の有無，表現型(病型)は親子間で必ずしも一致しないので注意を要する．一方，両親のいずれにも遺伝学的原因が検出されない場合，発端者に新生突然変異が起こったと考えられ，次子の再発率は一般集団と同等と推定する．

引用文献

1) 安河内　聰：胎児診断を先天性心疾患の予後改善にどう役立てるか？　周産期医 2012; **42**: 1245-1248.
2) 松岡瑠美子，他：先天性心血管疾患の疫学調査— 1990年4月〜1999年7月，2,654家系の報告—．日小循誌 2003; **19**: 606-621.
3) 山岸敬幸，他：先天性心疾患．小児内科 2008; **40**: 1339-1345.
4) 循環器病の診断と治療に関するガイドライン(2010年度合同研究班報告)(班長：永井良三)：心臓血管疾患における遺伝学的検査と遺伝カウンセリングに関するガイドライン(2011年改訂版)．
5) 循環器病の診断と治療に関するガイドライン(2010年度合同研究班報告)(班長：丹羽公一郎)：成人先天性心疾患診療ガイドライン(2011年改訂版)．

［山岸敬幸，吉田　祐］

各論 ❽ 染色体異常

1 染色体微細欠失

症例提示

症　例：生後 1 か月，女児．
主　訴：多発奇形．
家族歴：健康な両親と 6 歳の兄の 4 人家族（図 1）．
周産期歴：36 週 6 日，反復帝王切開で出生．出生時，体重 4,532 g（＋3.6 SD），身長 54.5 cm（＋2.9 SD），36 cm（＋2.2 SD）と過成長を認めた．口唇口蓋裂も認められ，精査のため，生後 1 か月時に紹介された．
現　症：受診時バイタルサインに異常はなく，哺乳時に鼻からの逸乳がみられるものの，哺乳量は確保できていた．心雑音が聴取され，心臓超音波検査でごく小さな心房中隔欠損が認められた．CT による頭部画像診断では側脳室の拡大が認められた．
検　査：一般血液検査や生化学検査に異常なく，代謝スクリーニングでも異常はなかった．G バンド法による染色体検査を行ったが，46,XX と正常女性核型であった．両親から，原因を明らかにする手段があるならとにかくやってほしいという希望があったため，マイクロアレイによる染色体検査を行ったところ，9 番染色体に微細な欠失を認めた（図 2, 図 3）．欠失領域には Gorlin 症候群（Gorlin-Goltz syndrome / nevoid basal cell carcinoma syndrome）の原因遺伝子として知られる patched 1（*PTCH1*）遺伝子が含まれていた．

診断へのアプローチ

　22q11.2 欠失症候群や Williams 症候群など，症状の組み合わせから臨床診断が得られやすい染色体微細欠失症候群の場合，当該染色体領域をターゲットとした FISH 法で診断される．しかし，多発奇形を示し，何らかの染色体異常が疑われるものの，症状の組み合わせだけでは臨床診断に辿り着けない場合は，ターゲット領域を指定できないため，FISH 法は選択できない．この場合，網羅的な解析となる G バンド法，それでも異常が認められなければマイクロアレイによる染色体検査の適応となる．ただし，マイクロアレイによる染色体検査は今のところ保険の適用はない．

　本症例ではマイクロアレイ染色体検査の結果，*PTCH1* 遺伝子を含む 9 番染色体微細欠失が認められ，口唇口蓋裂や過成長の原因として矛盾しないと考えられる[1]．

各 論 ❽染色体異常

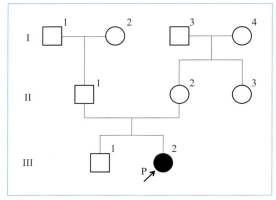

図1 家系図
発端者(III-2)には健康な兄(III-1)がいる.

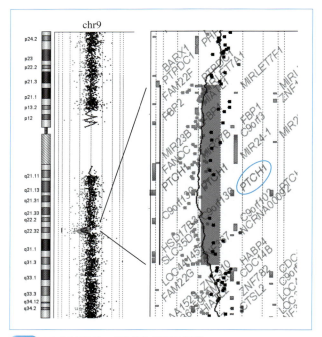

図2 マイクロアレイ染色体検査の結果
染色体ビュー(左)では9番染色体q22領域に微細なゲノムコピー数異常が認められる.
同領域を遺伝子ビュー(右)で拡大した. ゲノムコピー数異常の領域にPTCH1遺伝子が含まれている.

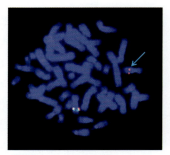

図3 FISH法の結果
矢印で示した部分では緑のシグナルが認められないため, 欠失していることが確認される.

疾患概要

　PTCH1遺伝子はGorlin症候群の原因遺伝子として知られている. Gorlin症候群の最大の特徴は, 基底細胞腫瘍と顎嚢胞である. ただ, これらの症状は学童期, あるいは思春期以降に発症することがほとんどなので, 乳児期には認められない. 本症例はその後10歳を過ぎた頃より顎嚢胞を発症しており, Gorlin症候群の診断基準を満たしている (p.189 各論⑪-1参照).

遺伝学的検査の臨床的意義

　染色体微細欠失は，染色体のどの領域でも起こりうる．通常のGバンド法による染色体検査では10 Mb以下の微細な欠失を検出することは困難である．マイクロアレイ染色体検査を用いると，数百kb程度の極微細な欠失も検出することが可能である．ただし，得られた結果が真に患者の症状の原因かどうかを確認する必要がある．

　確認のための第1歩は，認められた微細欠失がすでによく知られた疾患領域でないかどうか，文献やデータベースで検証することである(図4)．本症例においては，見つかった欠失範囲内に，Gorlin症候群の原因遺伝子としてよく知られている*PTCH1*遺伝子が含まれていた．そのため，この領域の欠失が疾患の原因であることを容易に確定できた．しかし，微細欠失のなかには，疾患と何ら関係がない良性コピー変化(benign copy number variation：benign CNV)もあり，判断に迷う場合もある．最終的には両親検体も含めたトリオサンプルの解析結果を突き合わせ，*de novo*変異でないかどうかの確認が必要となる場合もある[2]．

遺伝カウンセリングの実際

1）遺伝学的検査の説明

　本症例は，何らかの遺伝的な要因による多発奇形と考えられたが，通常のGバンド法による染色体検査では明らかな異常は認められなかった．両親の強い希望でマイクロアレイ染色体検査を行ったが，実施に際し，結果によっては(転座を念頭に)両親に由来するものである可能性が明らかになる場合や，結果解釈のためにやはり両親の解析が必要になる場合があることを説明し，同意が得られた．

2）解析結果と説明

　実際得られた所見からは9番染色体の部分欠失を示唆するものであり，健康な両親にはない欠失が，*de novo*で生じたものと考えられたが，確定のためには，両親には欠失がないことを染色体FISH法により解析し，確認することが望まれる．実際FISH法を行ったところ，両親には欠失は認められず，*de novo*欠失であることが確認された．両親には結果をそのまま説明した．

治療および管理の要点

　染色体微細欠失症候群の多くは今のところ治療法がないが，本症例のように，患者の年齢によって腫瘍性病変を生じてくる可能性があるものもあり，医学的な管理を行うことにより二次的な障害を生じさせないようにすることが何よりも重要である．染色体微細欠失は小児慢性特定疾患として認められているので，地方自治体によっては自己負担分の助成があるという情報を家族に提供すべきであろう．その他，該当する福祉サポートや家族会があれば，それらの情報提供を心がけたい．

家系内検索と出生前診断

　染色体微細欠失症候群は*de novo*により生じる場合がほとんどであるが，重度の精神運

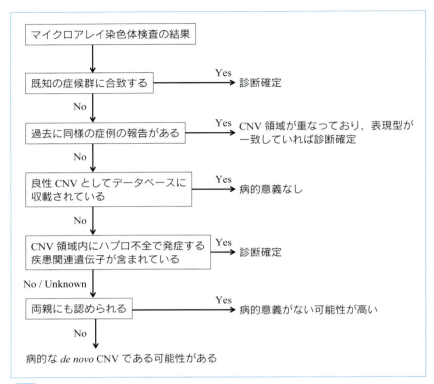

図4 マイクロアレイ染色体検査の結果の判定
得られた結果を判断するためには，ここに示したアルゴリズムに従って判定する必要がある．

動発達遅滞を伴わないような染色体微細欠失の場合，その欠失が家族内で共有されていることがある．染色体微細欠失症候群として最もよく知られている 22q11.2 欠失症候群の場合でも，ほとんど症状のない両親から優性遺伝している場合があり，発端者の両親検索によって両親の一方に全く同じ欠失を検出してしまう場合がある．両親の一方に欠失が認められる場合，子どもには 50% の確率で遺伝することとなるが，成人して子どもをもうけることができるような疾患を出生前診断することは，通常許されない．したがって，親子間で共有している可能性があるような染色体微細欠失の場合，両親検索は慎重に行う必要がある．一方，古典的な染色体微細欠失症候群のうち，5q35 微細欠失による Sotos 症候群では，症状が比較的重度であり，基本的に *de novo* による欠失と考えられ，そのことが明らかな場合には，母親の強い不安がない限り出生前診断の適応とはならない．

引用文献
1) Shimojima K, et al.: Clinical features of microdeletion 9q22.3（pat）. *Clin Genet* 2009; **75**: 384-393.
2) 山本俊至：臨床遺伝に関わる人のためのマイクロアレイ染色体検査．診断と治療社，2012．

[下島圭子]

各論 ❽ 染色体異常

2 不均衡転座

症例提示

症　例：6か月，男児．
主　訴：多発奇形．
家族歴：健康な両親の第1子．父43歳，母37歳．母親はこれまで2回続けて自然流産し，3回目の妊娠で初めて生児を得た（図1）．
周産期歴：妊娠初期に後頸部肥厚（nuchal translucency：NT）を指摘され，新型出生前診断（non-invasive prenatal testing：NIPT）を受けたが特に異常なしとのことで妊娠継続した．妊娠高血圧症候群のため，在胎37週1日で緊急帝王切開にて出生した．出生体重2,915 g（−0.7 SD），身長49.2 cm（−0.2 SD），胸囲31.5 cm（−0.4 SD），頭囲35.5 cm（＋1.4 SD）と体格に比して頭がやや大きかった．出生当初より特徴的な顔貌が認められていた．出生直後一過性多呼吸があり酸素投与が行われたが1日で改善した．その後哺乳を開始したが自力哺乳ができず，新生児集中治療室（NICU）に入院した．入院後経管栄養が開始され，生後23日で全身状態が落ち着いたため退院となった．
現病歴：NICU退院後も喉頭の喘鳴が続いており，経口摂取はできていない．しばしば気管支炎症状を示し，継続して投薬を受けている．生後6か月になっても視線が合わず，頸定がみられず，寝返りもできていない．NICU入院中に行った染色体検査でも特に異常はなく，原因精査のため来院した．
現　症：受診時，眼間解離，鼻根部扁平，変形耳介，耳介低位などの特徴的な顔貌が認められた．全身の筋緊張は低下しており，膝と足関節は尖足気味で，廃用性の可動域低下が認められた．皮膚の過伸展が認められ，後頸部の皮下組織肥厚が認められた．聴診により，収縮期雑音が聴取された．
検　査：多発奇形症状より何らかの染色体異常が疑われたものの，Gバンド法では明らかな異常はなかった．そこで，さらに解像度の高いマイクロアレイによる染色体検査を行ったところ，図2のように5番染色体長腕末端の欠失と12番染色体短腕末端の重複を示す所見が認められた．

診断へのアプローチ

マイクロアレイ染色体検査で，1つの染色体末端に欠失を，別の染色体末端に重複を示す所見が認められた場合，重複部分が欠失領域に不均衡転座していることが示唆される．

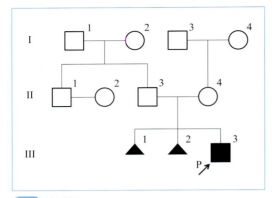

図1 家系図

母親(II-4)には2回の流産歴がある．

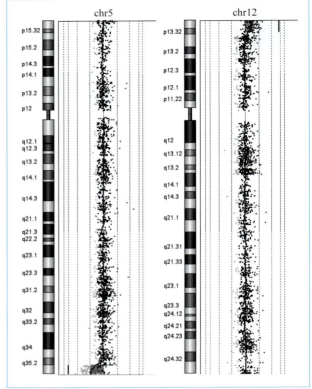

図2 マイクロアレイ染色体検査の結果

5番染色体長腕末端のコピー数の減少と，12番染色体短腕末端のコピー数の増多が認められる．この所見からは，12番染色体短腕末端が5番染色体長腕末端に不均衡転座していると推測されるが，確定のためにはFISH法の結果を待たなければならない．

　マイクロアレイ染色体検査ではコピー数の増減は判定できるものの，転座を確認することはできない．そのため，不均衡転座を確認するには，患者の染色体標本を用いたFISH法が必要になる．本症例においては，FISH法による確認を行ったところ，12番染色体短腕末端が5番染色体長腕末端に不均衡転座していることが確認された（図3）．

疾患概要

　本症例において欠失している5番染色体長腕末端領域には *NSD1* が含まれている．この領域はSotos症候群の責任領域であり，Sotos症候群の患者ではこの領域の中間部微細欠失がしばしば認められる．本症例の心疾患や顔貌の特徴は，欠失型Sotos症候群と合致している[1]．ただ，一般的なSotos症候群患者より重度の症状を示しており，5番染色体長腕のSotos症候群領域よりさらに末端の領域の欠失と，12番染色体短腕末端の重複が症状に影響していると考えられる．

遺伝学的検査の臨床的意義

　通常のGバンド法による染色体検査は，Giemsa染色により施された染色体のバンドパターン（縞模様）を元に染色体の構造異常を判定する方法である．染色体のバンドパターン

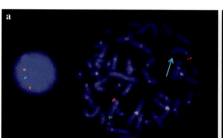 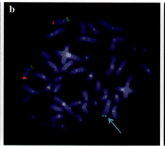 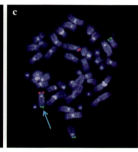

図3 FISH 法の結果
a：5 番染色体長腕末端のシグナルが欠失している(矢印).
b：12 番染色体短腕末端のシグナルが過剰であり，別の染色体の末端に位置している(矢印).
c：12 番染色体短腕末端の過剰なシグナルは，5 番染色体の長腕末端に認められる.

はおおよそ 10 Mb であるため，これ以下の大きさの構造異常を判定することはできない．さらに，染色体の末端は単に白く抜けることが多く，バンドパターンとして認識できず，判定が困難である．加えて，染色体末端の欠失領域に，欠失した部分と同様のバンドパターンを示す染色体が付加されている場合，異常を検出することは難しい．全染色体のサブテロメア領域の欠失や重複は全サブテロメア FISH 法や MLPA 法で検出することも可能であるが，サブテロメアも含めた全染色体を網羅的にスクリーニングできるマイクロアレイ染色体検査が最も効率的である[2]．ただ，マイクロアレイ染色体検査では転座などの構造異常を確定することはできないため，不均衡転座などの構造異常を確認するためには，最終的に染色体標本を用いた FISH 法が必要になる．

遺伝カウンセリングのポイント

　発端者で染色体不均衡転座を認めた場合，両親の一方が均衡転座保因者である可能性がある．両親の一方が均衡転座保因者である場合，反復して不均衡転座の子どもを妊娠する可能性がある．本症例の場合，母親はこれまでに 2 回の自然流産を経験しており，両親の一方が均衡転座保因者である可能性が高いと考えられる．

遺伝カウンセリングの実際

1）遺伝学的検査の説明

　発端者で不均衡転座が認められた場合，両親の一方に均衡転座が認められる可能性があることを説明しなければならない．もし両親の一方が均衡転座保因者であった場合，次子においても同様の染色体異常が生じたり，さらに自然流産を反復する可能性があることもあわせて説明した[3]．この夫婦の場合，反復自然流産の既往があることから，その可能性が高いのではないかと説明した．対応として，妊娠初期に出生前診断を受けるか，あるいは着床前診断による生殖補助医療を申請することも選択肢に入ることを説明した．その前提として，両親の一方が転座保因者でないかどうか確定させることが必要であることも説明した．夫婦は健康な子どもを強く希望しており，保因者診断を受けることを希望した．ただ，それによって夫婦のどちらかが保因者であることが知れてしまうことに，多少違和感を覚えている様子であった．そこで，夫婦のどちらかに転座があったとしてもそれがどち

らにあったかは互いの承諾が得られない限り公表しない,という条件で行うこととなった.

2）解析方法と結果

夫婦の染色体をFISH法により解析したところ,父親が均衡転座保因者であることが明らかになった.

3）遺伝学的検査結果の説明

夫婦のどちらに転座があったか公表しないという条件に基づき,「どちらかに転座がありました」という結果のみ伝えたところ,反復流産の可能性があるので,出生前診断よりも着床前診断を受けたいとの希望があった.実施には日本産科婦人科学会への申請が必要になるため,生殖補助医療専門の産婦人科クリニックを受診することとなった.

治療および管理の要点

本症例に関しては,重症Sotos症候群として,対症療法により在宅医療のサポートを継続している.

家系内検索と出生前診断

染色体構造異常を示した児の両親の保因者診断においては,結果により夫婦のどちらに原因があったかが明らかになってしまうという心理的なストレスがある.結果によっては夫婦間の関係に溝ができたり,このことが原因となって離婚につながる可能性も否定できない.万が一離婚してしまった場合,自分自身が染色体転座保因者であったという個人情報を知った元パートナーが,そのことを離婚後も秘匿してくれる保証はなく,強いストレスにさらされることとなる.発端者に端を発して健康に生活している血縁者にストレスを及ぼす典型的な例である.そもそも発端者の診断のために行う遺伝学的検査であるが,このような影響を及ぼす可能性があることを念頭に置いて,慎重な対応が必要である.

引用文献

1) 蒔田芳男：Sotos症候群. 小児内科 2009; **41**(増): 263-265.
2) 山本俊至：臨床遺伝に関わる人のためのマイクロアレイ染色体検査. 診断と治療社, 2012.
3) 沼部博直, 他：染色体検査から予測する次子再罹患率. 小児内科 2009; **41**: 867-872.

[下島圭子]

各論 ⑧染色体異常

3 Robertson 転座による Down 症候群

症例提示

症　例：生後1か月，女児．
主　訴：遺伝性のDown症候群といわれた．
家族歴：健康な血縁関係のない両親と4歳の姉，2歳の兄の5人家族である．父親の弟（II-2）は小児期から自閉症と診断されており，支援学校卒業後，授産施設で働いている（図1）．
周産期歴：母親が25歳のときに自然妊娠し，妊娠経過は順調であった．在胎40週1日，自然分娩により出生．出生時体重2,950 g，身長48.5 cm，頭囲33.0 cmと体格は標準であった．出生後すぐに助産師から顔貌に特徴があるといわれたが，それ以上詳しい説明はなかった．生後1週間で母子ともに退院したが，退院直前に染色体検査だけはしておきましょうと言われ，採血を受けた．退院後自宅療養していたが，母親は長男のときに比べ，母乳の飲みが悪いと感じ，結局哺乳瓶で飲ませることがほとんどであった．授乳間隔が開いても泣かずに寝ているので，3時間おきに起こして飲ませていた．体が柔らかく，少し抱きにくいと感じていた．
現病歴：1か月健診のため分娩した病院を受診すると，「退院時に行った検査の結果，Down症候群でした」という説明があった．しかも，「転座型なので遺伝性です．遺伝のことがよくわかる大学病院に紹介状を書くので受診してください」と説明された．説明を受けた母親は自宅に戻るとすぐにインターネットでDown症候群の遺伝について調べたが，何のことかわからないため，仕事中の父親を呼び出した．父親は慌てて仕事を早退して自宅に戻り，夫婦で調べたが，やはりよくわからなかった．心配になり，紹介された大学病院に問い合わせたが，受診の予約がすぐに取れないとのことであった．そこで，紹介状なしで受診できる近隣の中規模病院の小児科をその日のうちに受診した．
現　症：受診時，体格は標準であった．バイタルサインに異常はなく，心雑音は聴取されなかった．黄疸は認めなかった．肝臓を肋骨下に2横指触知した．大泉門は3×3 cmであった．小泉門も1×1 cm開いていた．全体に筋緊張が低下しており，診察中も眠ったままで泣くことはなかった．釣り上った眼裂，折れ曲がった耳，平坦な鼻根部など，Down症候群に特徴的な所見を認めた．
検査結果：前医が大学病院宛てに作成した紹介状をみると「転座型Down症候群であるので遺伝カウンセリングをお願いします」と記載されていた．母親に聞くと，遺伝のリスク

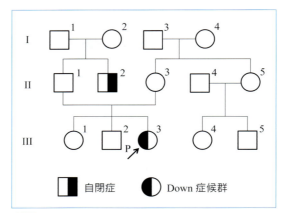

図1 家系図
父方伯父（II-2）は自閉症といわれているらしい．

があるのでとにかく大学病院を受診するように言われたとのことであった．父親は，「自分の弟が自閉症なので自分に問題があるのではないか」と話した．母親は「Down症候群のこともわからないし，遺伝のリスクというのはどういうことなのでしょうか」と質問をまくしたてた．紹介状には染色体検査結果のコピーも添えられていた．そこには確かに転座型Down症候群を示す結果が記載されていたが，46,XX,+21,rob(21;21) と書かれていた．

診断へのアプローチ

　出生直後から特徴的な顔貌や筋緊張低下など，Down症候群を示唆する所見が認められていた．多くの新生児をみている助産師なら，生まれた瞬間からDown症候群であるかどうかすぐに判断できると思われる．しかし，呼吸不全や心不全などの緊急事態でない限り，分娩直後に指摘する必要は全くない．医療者としては，家族の心理に寄り添い，落ち着いた状況で事実を伝えるよう心がけるべきである．

　さらに問題なのは，患児の染色体検査を行うにあたって，十分なインフォームド・コンセントを得ずに実施している点である．染色体検査によって得られる結果は生涯変わらず，家族とも共有している可能性がある．遺伝学的検査にはこのような特徴があるため，検査を実施する前に十分な遺伝カウンセリングを行う必要がある．本症例の場合，Down症候群患者でしばしば認められる呼吸不全や心不全もなく，安定した状態であったので，特に確定診断を急ぐ必要はなかったと考えられる．臨床的にDown症候群が疑われることを告げ，確定診断のためには染色体検査を実施しなければならないことを説明し，それによっては両親から引き継がれた転座が判明する場合もある，ということについて十分な理解が得られたうえで，同意に基づいて実施すべきであった．

疾患概要

　Down症候群患者で認められる染色体異常のほとんどは，独立した21番染色体が3本存在する標準型の21トリソミーである（図2）．卵子における減数分裂での染色体不分離が多くの場合，原因になっていると考えられている．母体年齢の高齢化とともにDown症

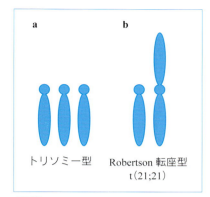

図2 21番染色体トリソミー
full trisomyでは独立した3本の21番染色体（**a**）が，rob(21;21)によるRobertson転座（**b**）では2本の21番染色体がセントロメアで繋がっている．

候群の出生率が増加するのは，減数分裂時に染色体が分離しにくくなるためであると考えられている．

　Down症候群患者では標準型の21トリソミー以外に，まれに本症例のような転座が認められる場合がある．21番染色体には短腕がなく，セントロメアが染色体の端に偏ったアクロアセントリックな構造をしている．アクロアセントリックな染色体は21番染色体以外に13番，14番，15番，22番がある．これらのアクロアセントリックな染色体同士がセントロメアで繋がった状態になることがある．これを特別にRobertson転座とよぶ[1]．21番染色体に関連したRobertson転座では14番染色体との転座が最も多く認められる．本症例のように21番染色体同士の転座によることもある（図2）．問題はRobertson転座の場合，突然変異ではなく，保因者である両親の一方から遺伝する場合があるということである．

遺伝学的検査の臨床的意義

　Down症候群の原因は21番染色体のコピー数増加による．したがって，21番染色体が3本になっているかどうかだけならFISH法でもマイクロアレイ染色体検査でも診断は可能である．しかし，臨床的にDown症候群が疑われる場合には，遺伝学的検査技術が進歩した現在であっても，従来からのGバンド法による必要がある[2]．なぜなら，FISH法やマイクロアレイ染色体検査では21番染色体が3本になっていることは確認できても，転座などの構造異常を確認することができないからである（図3）．

遺伝カウンセリングのポイント

　一般的に標準型の21トリソミーは母体年齢の上昇とともに発生頻度が上がることが知られているが，ほとんどは減数分裂時に生じる不分離からくる突然変異である．遺伝性が認められるのは転座が関連する場合である．

　Robertson転座の場合，どのようなメカニズムで遺伝するのだろうか．減数分裂を経た精子や卵子では，2本の相同染色体が2つの細胞に分かれ，1本ずつになる．しかし，rob

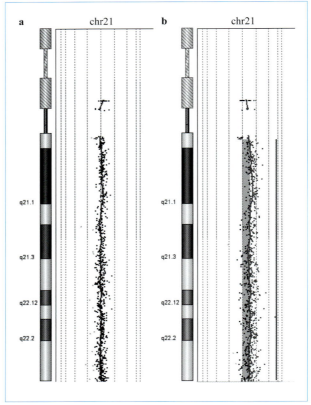

図3 マイクロアレイ染色体検査による21番染色体トリソミーの診断

マイクロアレイ染色体検査では21番染色体が全体的にコピー数増多を示すが，full trisomyか転座型かは判断できない（**a**は正常コピー数の21番染色体を示す）．

(14;21)の保因者の場合，正常な14番染色体と21番染色体以外に転座して繋がった14番染色体と21番染色体をもっている．この転座して繋がった14番染色体と21番染色体は互いに分離できないため，減数分裂時には必ず同じ細胞に分配される．このとき，転座して繋がった14番染色体と21番染色体と正常な21番染色体が共に同じ生殖細胞に分配されると，受精後には21番染色体が全部で3本のトリソミーになってしまう[3]．転座保因者であっても，転座染色体のみが配分された場合には染色体の過不足は生じない．

ではrob(21;21)転座の場合はどうか．もし親の一方がrob(21;21)転座保因者であれば，この親は21番染色体に関しては，rob(21;21)しかもたないので，減数分裂後の精子，あるいは卵子では21番染色体がまったくないか，rob(21;21)をもつかのいずれかしかない．21モノソミーは生まれてくることができないので，rob(21;21)転座保因者から生まれてくる子は，全員rob(21;21)転座に起因するDown症候群となる．

治療および管理の要点

Down症候群では，先天性心疾患をもって生まれてくる確率がおよそ40%あり，この場合，生命予後に直接関わってくる．骨髄増殖による一過性骨髄異常増殖症（transient abnormal myelopoiesis：TAM）もまれではあるが，生命予後を左右する要因となる．このような重大な合併症をもって生まれてきた場合，出生直後から緊急の救命処置を要することもある．この場合，少しでも早く診断をつけ，治療方針を立てなければならないため，遺伝学的検査である染色体検査を早急に行わなければならない場合もある．しかし，たとえ緊急を要する場合であっても，インフォームド・コンセントに基づいた同意取得は必須であり，可能な限り検査で診断がつくという長所ばかりではなく，その結果が家族と共有されていることが明るみになってしまうかもしれないという，ある一面短所といえる面も説明しなければならない．そのうえで，家族の自発的な決断を尊重すべきである．

　本症例の場合，染色体検査に緊急性はなかった．したがって，生まれた病院で，生後1週間以内に検査を行わなければならなかった理由がない．事前に十分な説明を行う時間的な余裕はあったはずである．

家系内検索と出生前診断

　前段で説明したように，rob(21;21)転座保因者からはrob(21;21)を伴うDown症候群の子どもしか生まれてくることができない．それに対して，本項で示した発端者には健康な姉と兄がいる．この家族歴からしても，両親はrob(21;21)転座保因者でないことが明らかである．両親の保因者診断を行うまでもなく，発端者におけるrob(21;21)転座は突然変異で生じたと考えて矛盾はない．

　本症例においては，遺伝的な要因について十分な知識がない前医が対応したために，患者家族は狼狽し，冷静に受け入れることができなかった．両親の気持ちを落ち着かせ，前向きに受け入れることができるようなサポートが必要となる．そのためには，単に医療者が医療情報を提供するだけではなく，地域の親の会につなげ，親同士の交流の機会をつくることが有効である．多くの患者は，医療者に対して対等な関係とは考えていないため，本当に心を開いた関係にはなりにくい．患者家族同士のように，同じ境遇の者同士の，いわゆるピア・カウンセリングは胸襟を開き，安心した関係を構築しやすい．

引用文献
1) 沼部博直，他：染色体検査から予測する次子再罹患率．小児内科 2009; **41**: 867-872.
2) 山本俊至：臨床遺伝に関わる人のためのマイクロアレイ染色体検査．診断と治療社，2012．
3) 古庄知己：ダウン症候群と遺伝カウンセリング．産婦人科の実際 2005; **54**: 2217-2225.

［下島圭子］

各論 ❾ 薬剤関連 PGx

1 Dravet症候群における
スチリペントールとCYP2C19多型

症例①提示

症　例：5歳，男児．
家族歴：父，兄，姉に熱性けいれん．
現病歴：周産期，新生児期に異常なし，頸定3か月．生後6か月時，入浴後に全身性強直性発作を発症した．その後も発熱をきっかけに月1回程度の強直発作を繰り返した．乳児期の運動発達は座位7か月，独歩12か月と遅れはなかったが，徐々に精神運動発達遅滞が目立つようになった．臨床経過からDravet症候群と診断された．けいれんに対しバルプロ酸（VPA）を開始し，クロバザム（CLB），臭化カリウム（KBr）を追加したが発作頻度の改善なく，月に数回のミオクロニー発作や強直発作が続き，重積することもあった．CLBによる眠気は認めなかった．5歳4か月時にスチリペントール（STP）内服を開始したところ，けいれんはほぼ消失した．STP内服開始後に日中の眠気・ふらつきがみられたが，CLBの減量を行い日常生活に大きな支障はなくなった．本児のCYP2C19多型を調べたところ *1/*1 の wild type だった．

症例②提示

症　例：11歳，女児．
家族歴：特記事項なし．
現病歴：周産期，新生児期に異常なし．生後6か月時，突発性発疹に伴う発熱時に半身けいれん発作を発症した．VPAを開始し，その後CLB，KBrを加えたが発作の改善は得られなかった．CLB服用後，眠気・ふらつきを強く認めた．1歳以降，ミオクロニー発作が目立つようになり，臨床経過よりDravet症候群と診断した．また，*SCN1A*遺伝子変異も同定した（*de novo* 変異）．精神発達遅滞がみられ，11歳時で有意語はなかった．11歳よりSTP内服を開始したが発作頻度は変わらず，STPは無効と判断され開始4か月で中止した．STPによる眠気やふらつきなどの副作用はなかった．本児のCYP2C19多型を調べたところ *2/*2 の poor type だった．

■ 診断へのアプローチ

周産期，新生児期の経過は正常で，乳児期にけいれん発作を発症した2例である．いずれもHattoriらの基準（熱性けいれんの発症が7か月以下：2点，発作回数が5回以上：3

点，片側けいれん：3 点，部分発作：1 点，ミオクロニー発作：1 点，10 分以上続く発作：3 点，入浴で生じた発作：2 点，で 6 点以上を満たす）[1]から，Dravet 症候群と診断された．本疾患に特徴的とされる *SCN1A* 遺伝子の変異率は 30 〜 80％ と報告されるが，熱性けいれんプラスなど，他の疾患でも変異がみられる．症例①は STP 有効だったが副作用が目立った症例，症例②は STP 無効で副作用はなかった症例である．

疾患概要

　Dravet 症候群は乳児重症ミオクロニーてんかんともよばれ，1978 年に Dravet らにより報告された難治性，知的予後が不良なてんかん症候群である．病因として電位依存性ナトリウムチャネル α サブユニット 1 型タンパクをコードする *SCN1A* の遺伝子異常を多くの例で認める．ほとんどの場合は突然変異により発症する．けいれん発症以前の発達遅滞に気づかれず，乳児期に発熱や入浴をきっかけとして発症することが特徴であり，しばしば重積をきたし，片側けいれんを呈することも多い．様々な抗けいれん薬に抵抗性を示すが，シトクローム P450（CYP2C19）阻害薬である STP の有効性が 2 つの Randomized Controlled Trial で報告されており，その有効率は 50 〜 73％ とされている[2-4]．CLB における抗けいれん作用は中間代謝物の N- デスメチルクロバザム（N-CLB）が主として担っている．この分解は CYP2C19 により行われるが，STP はこの酵素機能を阻害し，N-CLB の血中濃度を上昇させることが抗けいれん作用機序の 1 つと考えられる．また，GABA 受容体を介した STP 自体による抗けいれん作用も提唱されている[5]．

遺伝学的検査の臨床的意義

　STP が作用を及ぼす CYP2C19 には，wild type（CYP2C19*1）に加え，CYP2C19*2，CYP2C19*3 の 2 つのアレル多型が存在し，日本人ではそれぞれ 23％，10％ にみられる[5]．*2 はエクソン 5 のスプライシング変異（エクソン 5 のスキップをきたす），*3 はエクソン 4 の終止コドン変異に基づく，いずれもアレル機能喪失をきたす多型である．多型が片方のアレルのみにある場合を intermediate type（*1/*2 あるいは *1/*3），両方のアレルにみられる場合を poor type（*2/*2，*2/*3 あるいは *3/*3）と称する．多型を有する患者が CLB を内服した場合，N-CLB の代謝が阻害され，N-CLB の血中濃度は intermediate type では中等度増加し，poor type では著増する．poor type ではもともと N-CLB の代謝が阻害された状態にあるため STP の N-CLB 代謝阻害効果による N-CLB 濃度上昇は少なく，一見抗けいれん効果は期待できないと考えられるが，前述のように STP 自体の抗けいれん効果が提唱されており，この多型のみで有効性を予測することは困難である．また，STP のおもな副作用である眠気，ふらつき，食思低下は N-CLB の血中濃度上昇に関連したものと考えられる．wild type は CLB 内服による N-CLB 血中濃度上昇と，それによる眠気・ふらつきは軽微だが，STP を追加した際には N-CLB の血中濃度上昇が大きくなるため poor type に比べ副作用を生じやすい．しかし，筆者らの報告では，STP の有効・非有効例は CYP2C19 多型によらず，また STP の副作用もそれぞれの type でみられるため，有効性，副作用出現の目安にとどめる[4]．

治療および管理の要点

　Dravet症候群は難治性てんかんであり，多くの抗けいれん薬が無効であることが多い．一般的にはVPAによる治療を開始し，無効である場合はCLB，STPを追加する．STPの適応としては，"CLB及びVPAで十分な効果が認められないDravet症候群患者における難治性の全般性強直間代発作に対するCLB及びVPAとの併用療法"となっている．STP開始後の副作用は，STPの減量，あるいはCLBを含めた他剤の減量で軽減することが可能である．CYP2C19のアレル多型を調べることで，STPを加えた際のN-CLB血中濃度上昇の程度，およびそれによる眠気・ふらつきの出現が予想できる．なお，STPはVPAの血中濃度には大きな影響を及ぼさない[3,4]．また，Dravet症候群ではケトン食の有効性も報告されている．

引用文献

1) Hattori J, et al.: A screening test for the prediction of Dravet syndrome before one year of age. *Epilepsia* 2008; **49**: 626-633.
2) Perez J, et al.: Stiripentol: efficacy and tolerability in children with epilepsy. *Epilepsia* 1999; **40**: 1618-1626.
3) Chiron C, et al.: Stiripentol in severe myoclonic epilepsy in infancy: a randomised placebo-controlled syndrome-dedicated trial. *Lancet* 2000; **356**: 1638-1642.
4) Kouga T, et al.: Effect of CYP2C19 polymorphisms on stiripentol administration in Japanese cases of Dravet syndrome. *Brain Dev* 2015; **37**: 243-249.
5) Nabbout R, et al.: Stiripentol: an example of antiepileptic drug development in childhood epilepsies. *Eur J Paediatr Neurol* 2012; **16**: S13-17.

［甲賀健史，小坂　仁］

各論 ❾ 薬剤関連 PGx

2 ワルファリンの治療・投与量予測

症例①提示

症　例：川崎病巨大冠動脈瘤．3歳時に川崎病に罹患し，両側の巨大冠動脈瘤を合併した．アスピリンとワルファリンによる抗凝固療法を開始した．ワルファリン 0.1 mg/kg/日で開始するも，PT-INR 0.9〜1.2 と延長なく，徐々に増量し，0.3 mg/kg/日で PT-INR 1.75〜2.38 とコントロールされている．

症例②提示

症　例：先天性心疾患（無脾症候群，単心室，肺動脈狭窄，高度房室弁逆流）．生後7か月時に Glenn 手術，8か月時に房室弁逆流が進行したため人工弁置換術を施行した．ワルファリン投与量 0.1 mg/kg で開始後，PT-INR 4.31〜5.05 と延長傾向あり，ワルファリンを徐々に減量した．その後も，投与量 0.05〜0.06 mg/kg/日と少量で，PT-INR 3.14〜3.49 とコントロールされている．

■ 診断へのアプローチ

　症例①では，大量のワルファリンの投与を要し，症例②では，ごく少量のワルファリンでも PT-INR が延長し，2症例間での投与量には，大きな個人差が認められた．

　ワルファリンの標的分子である vitamin K epoxide reductase complex 1（VKORC1）とワルファリン代謝に関与する cytochrome P450（CYP）2C9 の遺伝子多型を検査したところ，症例①では，*VKORC1* の遺伝子配列中に日本人ではまれな SNP（1173C）を含むことが明らかとなり，標準的な日本人に比べワルファリン感受性が低下しているため，大量の投与量を要したことがわかった．症例②は CYP2C9*1/*3 のヘテロ接合体であることが判明し，ごく少量のワルファリン投与量でも血中薬物濃度の上昇によって，PT-INR が延長したと推察された．

■ ワルファリン感受性の個体差

　近年，成人領域では新規経口抗凝固薬の使用が進んでおり，ワルファリンの使用頻度は一定の割合に減少したが，小児循環器領域では依然として使用経験の多いワルファリンが選好される．しかし，ワルファリンの至適投与量には 10 倍以上の個体差があるため，PT-INR を指標としたモニタリングが不可欠である．VKORC1 はビタミン K 依存性の血液

表1 ワルファリン感受性に及ぼす遺伝子多型

遺伝子	ジェノタイプ（ハプロタイプ）	アレル頻度(%) 日本人	アレル頻度(%) 欧米人	ワルファリン感受性
VKORC1	1173C (H1, H2)	10.9	57.8	低下
	1173T (H7, H8, H9)	89.1	42.2	上昇
CYP2C9	wild type	−	−	通常
	CYP2C9*2	0	8.0～12.5	上昇
	CYP2C9*3	2.1	6.1～8.5	上昇

凝固因子（プロトロンビン，第X因子など）の活性化に必要な還元型ビタミンKを生成するが，ワルファリンはVKORC1の活性を阻害することで抗凝固作用を示す．VKORC1の活性低下を伴うジェノタイプの場合，わが国の標準投与量では抗凝固作用が不十分となり，症例①のように大量のワルファリン投与が必要となる[1]．また，ワルファリンはラセミ体として投与されるが，薬理作用を示すS-体は主としてCYP2C9による代謝を受ける．したがって，症例②のようにCYP2C9の活性低下をきたす遺伝子変異がある場合，標準的な投与量でも血中濃度が上昇するため出血傾向をきたす[2]．近年，ワルファリン感受性に及ぼすこれらの影響因子が多変量解析で比較検討されるようになり，VKORC1のほうがCYP2C9よりも薬物反応への影響が大きいことが示唆されている[3]．

遺伝学的検査の臨床的意義

16番染色体上にある*VKORC1*遺伝子には非コード領域に約10種類のSNPが存在するが，これらには遺伝的な連鎖（ハプロタイプ）が観察される[3]．*VKORC1*のハプロタイプがH1およびH2の場合，ワルファリンの至適投与量は多くなる一方，H7，H8およびH9の場合，至適投与量は少なくなる傾向にある．ヒト肝検体における*VKORC1* mRNAの発現量がハプロタイプの組み合わせによって異なることから，ワルファリンに対する反応性の少なくとも一部は*VKORC1*の転写レベルで制御されると考えられる[3]．H1とH2の1173位はシトシン(C)，H7，H8，H9の場合はチミン(T)であり共通性が高いため，intron 1のSNP(1173C>T)を調べることで*VKORC1*のハプロタイプを概ね判定できる．日本人と欧米人における1173Tアレルの頻度はそれぞれ89.1%，42.2%との報告があり，日本人の多くは還元型ビタミンKの生成活性が低い1173Tアレルを有することが知られている（表1）．こうしたアレル頻度の人種差は，欧米人よりも日本人でワルファリンの抗凝固作用が強く出やすい理由を説明可能と考えられる[4]．

一方，10番染色体上のCYP2C9をコードする遺伝子多型に関しては，CYP2C9*2とCYP2C9*3の2種類が知られている．前者はexon 3のSNP(430C>T)によってアミノ酸変異(Arg^{144}/Cys^{144})を生じる変異であるが，日本人では報告例がない．*2のアレル頻度は欧米人で8.0～12.5%と報告されている．また，後者はexon 7のSNP(1075A>C)によってアミノ酸変異(Ile^{359}/Leu^{359})を生じる変異であり，日本人と欧米人におけるアレル頻度はそれぞれ2.1%，6.1～8.5%と報告がある[5]（表1）．どちらのアミノ酸変異もCYP2C9タンパクとワルファリン分子との親和性が変化するために代謝活性が大きく低下する．なお，

ワルファリン投与にあたっては，通常 PT-INR のモニタリングが行われるため，これら遺伝子情報は初回の抗凝固療法導入時において有用と考えられる．具体的には，ワルファリン投与開始から PT-INR が初めて治療域に到達するまでの時間短縮に VKORC1 の遺伝子情報が有用であること，あるいは PT-INR が 4 以上に達するリスクを予見するのに CYP2C9 の遺伝子情報が有用であることが報告されている[1]．

遺伝カウンセリングのポイント

VKORC1 および *CYP2C9* の遺伝子多型に関しては，単一遺伝子疾患との関連性がないため，遺伝カウンセリングが必要になる状況は少ないと考えられるが，後になって遺伝子解析を行うことに対して患者が不安や疑問を感じ，相談を申し出てきた場合などには，誠意をもった対応をしなければならない．必要であれば臨床遺伝専門医や認定遺伝カウンセラーを紹介する．

ワルファリン投与量の予測と課題

前述のとおり，*CYP2C9* と *VKORC1* のジェノタイプは初期投与量の決定において有用であり，長期管理（維持投与）においては遺伝以外の因子も複雑に影響するため PT-INR のモニタリングを行いながら投与量を調節するのが現実的である．筆者らは小児集団におけるワルファリン維持投与量と PT-INR の関係に及ぼす影響因子を検討し，ワルファリン感受性は遺伝子多型だけでなく，患児の年齢（発達）によっても変動することを明らかにした[6,7]．小児発達の影響に関しては，体重当たりの投与量よりも年齢やアロメトリー式に基づく body size（SIZE）で投与量を補正するほうが PT-INR の実測値との相関が良好であった．また，ボセンタンの併用によって一部症例ではワルファリンの抗凝固作用の減弱がみられる[7]など，薬物間相互作用にも注意を要する．

引用文献

1) Schwarz UI, et al.: Genetic determinants of response to warfarin during initial anticoagulation. *N Engl J Med* 2008; **358**: 999-1008.
2) Aithal GP, et al.: Association of polymorphisms in the cytochrome P450 CYP2C9 with warfarin dose requirement and risk of bleeding complications. *Lancet* 1999; **353**: 717-719.
3) Rieder MJ, et al.: Effect of VKORC1 haplotypes on transcriptional regulation and warfarin dose. *N Engl J Med* 2005; **352**: 2285-2293.
4) Takahashi H, et al.: Different contributions of polymorphisms in VKORC1 and CYP2C9 to intra- and inter-population differences in maintenance dose of warfarin in Japanese, Caucasians and African-Americans. *Pharmacogenet Genomics* 2006; **16**: 101-110.
5) Nasu K, et al.: Genetic analysis of CYP2C9 polymorphism in a Japanese population. *Pharmacogenetics* 1997; **7**: 405-409.
6) Kato Y, et al.: Effect of the VKORC1 genotype on warfarin dose requirements in Japanese pediatric patients. *Drug Metab Pharmacokinet* 2011; **26**: 295-299.
7) Nakamura S, et al.: A model analysis for dose-response relationship of warfarin in Japanese children: An introduction of the SIZE parameter. *Drug Metab Pharmacokinet* 2016; **31**: 234-241.

［田口雅登，市田蕗子］

各論 ❾ 薬剤関連 PGx

3 ミトコンドリア DNA の遺伝子変異によるアミノグリコシドの副作用（感音難聴）の発症予測

症例提示

症　例：3歳，女児．
主　訴：難聴．
現病歴：新生児聴覚スクリーニングでは両耳パス（異常なし）と判定されていた．0歳11か月時に肺炎で入院治療中となり，ゲンタマイシンの投与が薬物血中濃度モニタリング下で行われた．2歳時に母が小さい音への反応が悪いと感じて，近くの耳鼻咽喉科クリニックを受診したが，「もう少し様子をみましょう」と言われた．3歳健診で難聴が疑われ，総合病院で乳幼児聴力検査（遊戯聴力検査）および聴性脳幹反応（auditory brainstem response：ABR）で両耳の中等度難聴が診断されて，小児難聴の専門施設を紹介された．
既往歴：肺炎の入院治療と難聴のみ．
家族歴：加齢による難聴を除いて親類に難聴者はいなかった（図1）．
現　症：総合病院の遊戯聴力検査結果は，低音域よりも高音域の周波数音が障害された中等度難聴で，ABR 検査の結果と一致していた．身体所見には明らかな異常を認めず，全体的発達の評価でも言語発達以外は問題なかった．頭頸部，耳に奇形などの異常を認めなかった．
検　査：専門施設での遊戯聴力検査，ABR，聴性定常反応（auditory steady-state response：ASSR），耳音響放射（distortion product otoacoustic emission：DPOAE）で，両耳の高音漸傾型の中等度感音難聴が診断された．CT 画像検査では，内耳奇形を認めなかった．先天性難聴遺伝子の保険検査で，ミトコンドリア DNA に存在する 12S リボソーム RNA 遺伝子に m.1555A>G 変異が検出された．

診断へのアプローチ

　新生児聴覚スクリーニングでは両耳パスで難聴がなく，生後の発症と考えられる．0歳で投与されたゲンタマイシンの副作用には難聴があるが，薬物血中濃度モニタリング下の適正投与である．このため，本薬剤に対して難聴を特別に発症しやすい遺伝的体質，あるいは本薬剤投与と関係ない遺伝性難聴，先天性サイトメガロウイルス感染などが原因として疑われる．遺伝子検査で，アミノグリコシド系抗菌薬で感音難聴となるミトコンドリア DNA の m.1555A>G 変異[1] が検出されたため，難聴の原因と考える．

3 ミトコンドリアDNAの遺伝子変異によるアミノグリコシドの副作用(感音難聴)の発症予測

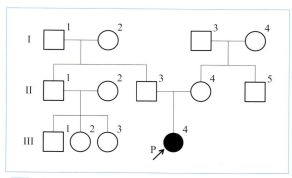

図1 家系図
黒：難聴者.

疾患概要

　ミトコンドリアDNAにある12SリボソームRNA遺伝子のm.1555A>G変異をもつ人がアミノグリコシド系抗菌薬の投与を受けると，通常よりはるかに少ない使用量，使用回数でも副作用の難聴を発症する．欧米での調査では，本変異の頻度は約500人に1人である[2,3]．アミノグリコシドは有毛細胞に取り込まれて，12SリボソームRNAと結合することで，有毛細胞の機能を障害する．本遺伝子変異があると，アミノグリコシドと12SリボソームRNAの結合が強まって障害が増強される[4]．また，本遺伝子変異をもつ人は，アミノグリコシド系抗菌薬の投与がなくても難聴を発症する場合があるが，その浸透率は低い．このため，本薬剤の投与機会が少ないわが国では，孤発例が多い．薬剤投与がない人では成人後の発症が多い[5]．

遺伝学的検査の臨床的意義

　本遺伝子変異で発症した難聴に対する治療はなく，回復も期待できない．このため，本遺伝子変異をもつことが判明した人では，できる限りアミノグリコシド系抗菌薬の投与を避けて難聴を予防する．

遺伝カウンセリングのポイント

　母系遺伝であるため，子の難聴の原因が本遺伝子変異であると，母からの遺伝であることで母親が責任を感じたり，家族内でつらい状況となる可能性がある．そのような事態をできる限り避けるような十分な配慮が遺伝カウンセリングに必要である．

治療および管理の要点

　本遺伝子変異をもつ人，もつと予測される人では，アミノグリコシド系抗菌薬の投与がなくても難聴を発症することがあるので，特に自分で症状を表現できない小児では，定期的聴力検査による早期発見が望ましい．難聴を認めた場合は，補聴器を用いた言語聴覚リハビリテーションを開始する．本遺伝子変異はおもに有毛細胞を障害するため，重度難聴に進行した場合でも，聴神経に直接信号を伝える人工内耳の治療効果を期待できる．

家系内検索と出生前診断

本遺伝子変異をもつことが予測される母方の親類でも，可能であれば遺伝子検査を受けてアミノグリコシド系抗菌薬を避けることが望ましい．アミノグリコシド系抗菌薬による難聴の母系家族歴がある人に対する本薬剤の投与はできる限り避けるべきである．

引用文献

1) Prezant TR, et al.: Mitochondrial ribosomal RNA mutation associated with both antibiotic-induced and non-syndromic deafness. *Nat Genet* 1993; **4**: 289-294.
2) Bitner-Glindzicz M, et al.: Prevalence of mitochondrial 1555A-->G mutation in European children. *N Engl J Med* 2009; **360**: 640-642.
3) Vandebona H, et al.: Prevalence of mitochondrial 1555A-->G mutation in adults of European descent. *N Engl J Med* 2009; **360**: 642-644.
4) Hutchin T, et al.: A molecular basis for human hypersensitivity to aminoglycoside antibiotics. *Nucleic Acids Res* 1993; **21**: 4174-4179.
5) Matsunaga T, et al.: Deafness due to A1555G mitochondrial mutation without use of aminoglycoside. *Laryngoscope* 2004; **114**: 1085-1091.

［松永達雄］

各論 ❾ 薬剤関連 PGx

4 慢性 C 型肝炎に対するインターフェロン治療と *IL28B* 遺伝子多型

症例提示

症　例：15 歳，女児．

主　訴：血液検査で C 型肝炎ウイルス（HCV）RNA 陽性．

家族歴：母親が兄を妊娠中に HCV キャリアであることが判明した．兄も 6 歳時に HCV genotype 1b のキャリアであることが確認され，12 歳時にペグインターフェロン＋リバビリンの併用療法を受けたが，副作用（発熱，嘔気，倦怠感）が強くウイルス量の減少を認めなかったため，24 週で治療を中止した．兄の *IL28B* 遺伝子 rs8099917 多型は TG であった．

現病歴：母が HCV キャリアであったため 1 歳時に血液検査を行ったところ，児も HCV キャリアであることが判明し，以後 1 回 / 年のフォローを行ってきた．血液検査上はごくわずかな AST / ALT の上昇（20 台 / 20 台 U/L）を認めるのみであった．今回肝組織評価のための肝生検を行ったところ，6 歳時と比べて組織の線維化が進行（新犬山分類 A1F2）していることが判明した．

現　症：身長 149 cm，体重 37.2 kg，脈拍 86/ 分，血圧 102 / 50 mmHg．活気あり．呼吸音；清．腹部；軟，蠕動音正常，肝脾触知せず．

検　査：白血球 5,870/μL，赤血球 462 万 /μL，Hb 12.8 g/dL，血小板 25 万 /μL，AST 25 U/L，ALT 24 U/L，γ-GTP 37 U/L，ALP 721 U/L，LDH 260 U/L，T-Bil 0.4 mg/dL，D-Bil 0.2 mg/dL，TP 7.3 g/dL，Alb 4.4 g/dL，CRP 0.2 mg/dL，BUN 10 mg/dL，Cr 0.44 mg/dL，TSH 0.65 μU/mL，FT4 1.1 ng/dL，FT3 3.2 pg/mL．

IL28B 遺伝子 rs8099917 遺伝子多型 TG，HCV genotype 1b，HCV-RNA 5.9 log IU/mL，HBsAg（−）．

疾患概要

　HCV は 1 本鎖 RNA ウイルスで，感染すると肝硬変から肝細胞癌発生の危険因子となり，わが国の肝細胞癌の約 70％ は HCV 感染が原因であると考えられている．わが国には 150 〜 170 万人の感染者が存在し，うち小児での罹患率は 0.01 〜 0.02％ と推定されている．小児期における感染経路は母子垂直感染が主であるが，B 型肝炎ウイルスと異なり，HCV 感染症に対してはワクチンをはじめとした感染予防方法は存在しない．一方で，抗ウイルス治療が奏効して HCV が駆除されると発癌が抑制されるため，HCV を確実に駆除する治療法が次々と開発されてきた．まず 1992 年にインターフェロン（IFN）による単独

治療が成人に導入されたのを皮切りに，経口薬リバビリン（RBV）併用療法，さらには IFN に代わって長期持続型のペグインターフェロン（Peg-IFN）を併用することによりウイルスの駆除率は上昇してきた．

遺伝学的検査の臨床的意義

一方で，この間に HCV の genotype により IFN を用いた治療によるウイルス駆除率が異なることが判明し，日本人の HCV 感染者の 65% が感染している HCV genotype 1 は，残りの 34% が感染している HCV genotype 2 に比べて IFN に対する治療の反応性が悪いことが判明した．さらにその後，IFN に対する治療の反応性はウイルスの genotype のみならず宿主側の因子によっても大きく影響されることがわかった．すなわち，Tanaka らが見出した *IL28B* 遺伝子多型である[1]．彼らが見出した患者の"遺伝体質"において HCV genotype 1 に感染している *IL28B* マイナータイプ（rs8099917 が TG もしくは GG）の患者では HCV genotype 1 に感染している *IL28B* メジャータイプ（rs8099917 が TT）および HCV genotype 2 感染者に比べて，Peg-IFN＋RBV 併用療法でウイルスを駆除するのが困難だと判明した．当初成人で同定されたこの治療反応因子は最近小児感染者でも確認されている[2]．

家系内検索と出生前診断

HCV は夫婦間の感染はまれで授乳でも感染しないが，HCV キャリアの母親から生まれた子どもには数 % の確率で HCV の感染が成立する．一方で，出生直後は児の血液中に母親からの移行抗体が存在するため，HCV 抗体による垂直感染の診断は移行抗体の消退が予想される 1 歳以降に行われるべきである．出生前診断は行われない．

治療および管理の要点

Peg-IFN＋RBV 併用療法における慢性 C 型肝炎の治療の短期目標は，治療終了後 24 週以降も HCV-RNA の陰性化が持続することであり，sustained virological response とよぶ[3]．

一方で，初回治療を行っても良好な治療反応性が得られない場合は治療を中断することもあり，逆に一定の治療効果を認めるものの上記の著効を示さない場合は，治療期間を延長することもある．

その他，治療中に熱性けいれん，精神神経症状，著明な脱毛，高度の貧血・白血球減少（好中球減少）・血小板減少などが出現した例では治療中止を検討する．また，治療中に甲状腺機能低下症を呈する例があるが，症状を認める場合は甲状腺ホルモンを補充しながら治療を続行する．また，IFN 治療によって成長障害をきたす可能性があるため，治療開始前に十分な説明を行う．

小児期における慢性 C 型肝炎の治療についてはこれまで賛否が分かれていた．小児の HCV の感染経路はほとんどが垂直感染であり，垂直感染例では 3〜4 歳までに HCV-RNA の自然消失が起きやすいことが知られているため，治療はそれ以降の年齢で考慮されることが多いが，肝病変が緩やかに進行する慢性 C 型肝炎では小児期には肝線維化が成人に比して軽度であり治療反応性が期待できること，治療薬の遵守率も高く，成人に比

して重篤な副作用がないこと，さらに子どもにHCVを感染させてしまったという母親の想いを汲み治療を開始する場合もある．逆に，最近HCVが増殖するうえで必須のタンパク質を阻害する直接作用型抗ウイルス薬（direct acting antiviral agent：DAA）が登場し，HCV genotype，宿主の遺伝子多型によらずに良好な治療結果を示すことが明らかとなり，すでに成人領域ではIFNフリーの治療が標準となりつつある．したがって，肝病変が緩やかに進行する慢性C型肝炎に対して，あえて小児期に治療を急がない，という選択肢も存在する．

遺伝カウンセリングのポイント

HCV genotype 1感染例では，*IL28B*遺伝子rs8099917がTTの症例は，Peg-IFN＋RBV併用療法の治療効果が高い．一方，*IL28B*遺伝子rs8099917がTG，GGの症例は2剤併用療法の治療効果が低いので，将来の経口抗ウイルス薬の開発を待つことを含めて患者家族と主治医は十分に相談して治療方針を決めることが望ましい[3]．

本症例では患者の両親と話し合った結果，肝線維化の緩やかな進行は認めるものの現時点で比較的軽度であること，患児の年齢が高く成人に対するDAAを用いた治療の適応となるまで長期間にならないことが期待されること，そして何より同じ*IL28B*遺伝子多型を有する兄がPeg-IFN＋RBV療法に反応しなかったことが決め手となり，今回治療の開始は見送られることになった．

引用文献

1) Tanaka Y, et al.: Genome-wide association of IL28B with response to pegylated interferon-alpha and ribavirin therapy for chronic hepatitis C. *Nature genetics* 2009; **41**: 1105-1109.
2) Suzuki M, et al.: Peginterferon Therapy in Children with Chronic Hepatitis C: A Nationwide, Multi-center Study in Japan, 2004-2013. *J Pediatr Gastroenterol Nutr* 2016 Jan 27.
3) 平成25年度厚生労働科学研究費補助金（難病・がん等の疾患分野の医療の実用化研究事業）小児期のウイルス性肝炎に対する治療法の標準化に関する研究班：小児C型慢性肝炎の治療ガイドライン（平成25年度版）．2014年3月3日．

［別所一彦］

各論 ⑩ 骨系統・皮膚結合組織疾患

1 Marfan症候群

症例提示

症　例：1歳7か月，女児．
主　訴：漏斗胸．
家族歴：現在37歳の父親は高身長（186 cm），漏斗胸，強度近視あり，33歳で急性大動脈解離を発症，人工弁置換術を受けた．父方祖父は40歳時に突然死した（図1）．
現病歴：妊娠中，特に異常はなかった．正常経腟分娩で出生後，哺乳力は問題なく，母親と一緒に退院した．乳児健診で特に異常の指摘はなかったが，指が細長いこと，胸の凹みが気になっていた．1歳6か月健診で，漏斗胸を指摘され，総合病院小児科受診を勧められた．
現　症：身長88 cm（＞97パーセンタイル），体重11.5 kg（75〜90パーセンタイル），頭囲48 cm（75〜90パーセンタイル）．高口蓋，長く細い手指と足趾，漏斗胸を認める．四肢，手指，足趾の関節過伸展性あり．外反扁平足あり．皮膚過伸展性軽度あり．肺野清，心雑音なし．精神運動発達は月齢相当．
検　査：胸腹部X線で明らかな側弯なし，心拡大なし．心エコーで上行大動脈拡張あり（Valsalva洞径20 mm；同体表面積換算でZ-score 3.08），僧帽弁逸脱あり，逆流軽度．眼科診察，水晶体偏位なし．

診断へのアプローチ

Marfan症候群（Marfan syndrome：MFS）の診断は，改訂Ghentの診断基準（表1）[1]に基づき進める．「家族歴がある場合」を参照する．本症例では，水晶体偏位なし，多系統症状として現時点で明らかなのは漏斗胸（1点），扁平足（1点），僧帽弁逸脱（1点）で合計3点，上行大動脈拡張はZ-score＞3であり，上行大動脈拡張が該当する．なお，体重，身長から算出される体表面積当たりの上行大動脈径のZ-scoreは，The Marfan Foundationのウェブサイト（https://www.marfan.org/dx/zscore）を用いると簡便に計算できる．これに，「家族歴がない場合」の基準で診断された家族歴があれば確定するため，生存罹患者と考えられる父親の確定診断が鍵になる．父親に協力を依頼し，心臓血管病変（大動脈根部解離であったか，解離の前提として拡張があったか），眼科病変（水晶体偏位），多系統病変の確認を行うとともに，遺伝学的検査により*FBN1*変異のスクリーニングを行う．原則的には，遺伝子医療部門において臨床遺伝専門医が中心に行うべき診療である．

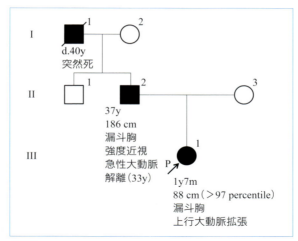

図1 家系図

疾患概要

　MFSは，骨格・眼・心血管症状など，多系統の合併症に特徴づけられる常染色体優性遺伝性結合組織疾患であり，*FBN1*遺伝子の変異に基づく．類縁疾患として，Loeys-Dietz症候群（原因遺伝子は*TGFBR1*，*TGFBR2*，*SMAD3*，*TGFB2*），家族性胸部大動脈瘤・解離（原因遺伝子は*TGFBR1*，*TGFBR2*，*MYH11*，*ACTA2*，*FBN1*，*MYLK*，*SMAD3*），動脈蛇行症候群（原因遺伝子は*SLC2A10*），Beals症候群（原因遺伝子は*FBN2*）などがある．

　MFSの臨床症状として，体幹に対して長い四肢，長い手指（wrist sign，thumb sign），肘関節伸展制限，胸郭変形（漏斗胸，鳩胸），側弯，寛骨臼突出，扁平足，頭蓋顔面の特徴（長頭，眼球陥凹，眼瞼裂斜下，頬部低形成，下顎後退）などの骨格症状，水晶体偏位，強度近視などの眼症状，上行大動脈拡張・解離，僧帽弁逸脱・逆流などの心臓血管症状，脊髄硬膜拡張，皮膚線条などがある．

　原因遺伝子である*FBN1*遺伝子は，細胞外マトリックスの主要な構成要素である微小線維の主たる構成タンパクfibrillin-1をコードする．fibrillin-1のもつ調節作用の異常もまた，MFSの病態により深く関わっていると考えられている．マウスモデルの検討から，MFSの肺，心臓血管，骨格，骨格筋病変の多くは，TGF-βの異常活性化に基づくことが明らかにされた．TGF-βは，細胞の増殖・分化，アポトーシス，免疫，組織修復，細胞外マトリックスの形成に重要な役割をもつサイトカインである．不活性なlarge latent complex（TGF-β＋latency-associated peptide＋latent TGF-β binding protein）として細胞から分泌され，latent TGF-β binding proteinと相同性を有するfibrillin-1と結合し，細胞外マトリックスにおいて不活化状態のまま貯蔵される．このプロセスがTGF-β活性の調節には極めて重要であり，*FBN1*の変異に基づき，この調節機構が異常をきたし，TGF-βの異常活性化を引き起こすとされる．さらに，TGF-βの異常活性化は，1型アンジオテンシンⅡ受容体（AT₁R）を介した経路により，細胞外マトリックスの脆弱性をきたし，その結果MFSの動脈病変が引き起こされると考えられている．

　健康管理の基本的な考え方は，医療者と患者・家族が疾患についてのあらゆる情報を共

各 論　❿骨系統・皮膚結合組織疾患

表1 Marfan症候群（MFS）および類縁疾患に関する改訂Ghentの診断基準

家族歴がない場合
(1) 上行大動脈拡張（Valsalva洞部での径のZ score ≧ 2または大動脈根部解離）および水晶体偏位があればMFSと診断*
(2) 上行大動脈拡張（Valsalva洞部での径のZ score ≧ 2または大動脈根部解離）および*FBN1*変異[b]があればMFSと診断
(3) 上行大動脈拡張（Valsalva洞部での径のZ score ≧ 2または大動脈根部解離）および多系統症状[#]（7点以上）があればMFSと診断*
(4) 水晶体偏位，*FBN1*変異[b]，および，上行大動脈拡張[#]があればMFSと診断
・水晶体偏位があり（多系統症状はあってもなくても），*FBN1*変異[b]はあっても上行大動脈拡張（Valsalva洞部での径のZ score ≧ 2または大動脈根部解離）の有無が不明，または，*FBN1*変異[b]がない場合，水晶体偏位症候群（ectopia lentis syndrome：ELS）と診断
・上行大動脈径の軽度拡張（Valsalva洞部での径のZ score < 2または大動脈根部解離）があり，多系統症状[#]（少なくとも1つの骨格症状を含み合計5点以上）があるが，水晶体偏位がない場合，近視・僧帽弁逸脱・ボーダーライン大動脈根部拡張・皮膚線条・骨格症状を含む表現型（myopia, mitral valve prolapse, borderline〈Valsalva洞部での径のZ score < 2〉aortic root dilatation, striae, skeletal findings phenotype：MASS）と診断
・僧帽弁逸脱，上行大動脈径の軽度拡張（Z score < 2または大動脈根部解離），多系統症状[#]（5点未満）があるが，水晶体偏位がない場合，僧帽弁逸脱症候群（mitral valve prolapse syndrome：MVPS）と診断
家族歴がある場合
(5) 水晶体偏位および上記にて診断されたMFSの家族歴があればMFSと診断
(6) 多系統症状[#]（7点以上）および上記にて診断されたMFSの家族歴があればMFSと診断*
(7) 上行大動脈拡張（20歳以上でValsalva洞部での径のZ score ≧ 2，20歳未満でValsalva洞部での径のZ score ≧ 3）および上記にて診断されたMFSの家族歴があればMFSと診断*

* ：Shprintzen-Goldberg症候群，Loeys-Dietz症候群，血管型EDSの臨床的特徴がない，または，必要に応じて*TGFBR1*および*TGFBR2*遺伝子検査やIII型コラーゲン生化学検査または*COL3A1*遺伝子検査を行った後に診断
\# ：多系統症状のscoring
- wrist signおよびthumb sign → 3点（どちらか → 1点）
- 鳩胸 → 2点（漏斗胸または胸郭左右差 → 1点）
- 足変形 → 2点（単純な扁平足 → 1点）
- 気胸 → 2点
- 硬膜拡張 → 2点
- 寛骨臼突出 → 2点
- 上節 / 下節比の減少およびarm span / 身長比の増加および重度側弯がないこと → 1点
- 側弯または胸腰椎後弯 → 1点
- 肘関節進展制限 → 1点
- 顔貌上の特徴（長頭，眼球陥凹，眼瞼裂斜下，頬部低形成，下顎後退のうち3項目以上）→ 1点
- 皮膚線条 → 1点
- 近視（3ジオプトリを超える）→ 1点
- 僧帽弁逸脱（あらゆるタイプ）→ 1点

すべてを満たすと20点，7点以上で多系統症状の関与ありと判断
[b] ：*FBN1*変異の判断基準
- Marfan症候群家系において過去に認められている変異
- *de novo*（新規の）変異（社会的父親が遺伝学的父親であると確認されていること，両親に症状がないこと，変異が下記のカテゴリーに属すること）
- ナンセンス変異
- 欠失または挿入変異（フレームシフトがあっても，なくても）
- スプライス変異（標準的なGT-AGルールを障害するもの，またはmRNA / cDNAレベルでスプライス異常が示されたもの）
- ミスセンス変異（システイン残基を置換するもの，または新たにシステイン残基が生じるもの）
- ミスセンス変異（進化的に保存されているEGFのコンセンサス配列"(D/N)X(D/N)(E/Q)Xm(D/N)Xn(Y/F)"を障害するもの．mおよびnは様々な数のアミノ酸残基を示す．Dはアスパラギン酸を，Nはアスパラギンを，Eはグルタミン酸を，Qはグルタミンを，Yはチロシンを，Fはフェニルアラニンを示す）
- その他のミスセンス変異
- 6回以上の減数分裂において*FBN1*遺伝子と連鎖

〔Loeys BL, et al.: The revised Ghent nosology for the Marfan syndrome. *J Med Genet* 2010; **47**: 476-485.〕

有し，起こりうる合併症の早期発見・早期治療を行うことである．生命に関わる最も重要な合併症である上行大動脈拡張・解離のマネジメントをまとめる．MFSと診断されたすべての患者，MFSとの確定診断には所見が満たないが上行大動脈拡張を有する患者に

は，β遮断薬投与が標準的治療である．アテノロールがよく使われ，心拍数を最大に近い運動後に100/分(5歳以上)未満になるよう微調整する．病態の解明に基づく新たな治療戦略として，マウスモデルの検討によりAT$_1$R阻害作用をもつ降圧薬ロサルタンが，出生前からの投与で大動脈拡張を予防し，ヒトの思春期に相当する2か月からの投与で大動脈病変を改善させた[2]．さらに，中等度から重度の大動脈拡張を有する小児18例に対して，β遮断薬に加えて，AT$_1$R阻害薬(多くはロサルタン，1.4 mg/kg/日)が投与され，大動脈根部径の拡張率が有意に減少した[3]．ロサルタンの有効性に関するランダム化コントロール試験が世界各地で行われているが，未だ統一的な見解には至っていない．進行性の上行大動脈拡張を呈する患者においては，β遮断薬との併用が妥当とされている[4]．内服だけでなく，衝撃や競争を伴う激しいスポーツを避けるなど，生活面での注意もまた重要である．Valsalva洞部の径が45 mmを超えたら，急性大動脈解離を予防するため手術(拡張部を弁付きgraftで置換するBentall術，可能であれば自己弁を温存するDavid術)を考慮する．早期発症大動脈解離の家族歴，拡張の進行度，大動脈弁閉鎖不全の重症度，心室機能，女性患者の場合には妊娠の希望を考慮し，より早い段階での手術を行う．

遺伝学的検査の臨床的意義

　MFSの遺伝学的検査は，前述の改訂Ghentの診断基準からも明らかなように，診療において必須のプロセスである．わが国においても，2016〈平成28〉年度より保険収載されたことから，標準的医療の一部になったといえる．臨床的意義は，①発端者・家族にとっての深い納得に役立てられる，②医療連携の向上やAT$_1$R阻害薬を併用するエビデンスにつながるといった発端者の健康管理に役立てられる，③家系内at risk者への早期診断・早期治療を通じて家族全体の健康管理に役立てられる，とまとめられる[5]．

遺伝カウンセリングのポイント

　最も重要なことは，診療科横断的かつ世代を越えて縦断的に発端者・家族を支える包括的診療体制の構築である．臨床遺伝専門医と認定遺伝カウンセラーが中心となり，遺伝学的検査結果を適切に活用しながら，また関係診療科と連携して最新のエビデンスに基づく介入を導入しながら，発端者・家族を温かく包み込む遺伝医療体制がそれにあたる[5]．遺伝カウンセリングは，こうした医療体制を背景にして行われるべきであり，①遺伝学的検査を活用した正確な診断，②詳細，包括的かつ最新の情報提供，③発端者・家族への継続的な心理社会的支援，④家系内at risk者への早期診断・早期治療，などに留意して行う[5]．原則的に重度の知的障害はなく，小児期に生命に関わる深刻な合併症は考えにくいため，わが国において出生前診断の適応はない．

引用文献

1) Loeys BL, et al.: The revised Ghent nosology for the Marfan syndrome. *J Med Genet* 2010; **47**: 476-485.
2) Habashi JP, et al.: Losartan, an AT1 antagonist, prevents aortic aneurysm in a mouse model in Marfan syndrome. *Science* 2006; **312**: 117-121.
3) Brooke BS, et al.: Angiotensin II blockade and aortic-root dilation in Marfan's syndrome. *N Engl J Med* 2008; **358**: 2787-2795.
4) Singh MN, et al.: Recent Clinical Drug Trials Evidence in Marfan Syndrome and Clinical Implications. *Can J Cardiol* 2016; **32**: 66-77.
5) 丸山孝子，他：遺伝学的検査を活用し，遺伝子診療部がコーディネートするMarfan症候群の診療：信州大学医学部附属病院遺伝子診療部の取り組み．日遺伝カウンセリング会誌 2014; **35**: 105-115.

［古庄知己］

2 Ehlers-Danlos 症候群

症例提示

症　例：生後 2 週間，女児．
主　訴：多発関節拘縮．
家族歴：両親は血族結婚でない．
現病歴：妊娠中，特に異常はなかった．在胎 42 週，正常経腟分娩で出生した．出生時体重 2,724 g（−1.3 SD），身長 50.0 cm（−0.1 SD），頭囲 32.5 cm（−1.0 SD）であった．日齢 1，内反足を含めた多発関節拘縮，哺乳力不良に対する治療目的で，産院より紹介入院となった．
現　症：入院時の診察上，大きい大泉門，眼間開離，小さく斜下の眼瞼裂，青色強膜，短い鼻，低形成の鼻柱，低位かつ後傾した耳介，高口蓋，長い人中，薄い上口唇，小さい口，小さく後退した下顎が認められた．指は円筒状で細長く，両側母指が内転位拘縮，他の指の MP および IP 関節も屈曲拘縮，両側の股関節開排制限，左内反足が認められた．また，皮膚の過伸展性も認められた．
検　査：胸腹部 X 線で明らかな側弯なし，心拡大なし．心エコーで心房中隔欠損．眼科診察，小角膜を指摘された．

診断へのアプローチ

　本症例の診断名は Carbohydrate sulfotransferase 14（CHST14）/ dermatan 4-*O*-sulfotransferase-1（D4ST1）欠損に基づく Ehlers-Danlos 症候群（EDS caused by CHST14 / D4ST1 deficiency）である．D4ST1 欠損に基づく EDS（D4ST1-deficient EDS; DDEDS），古庄型 EDS（EDS Kosho type），また EDS musculocontractural type（EDSMC）ともよばれる．本症の診断は，筆者らが提唱している診断基準（表 1）[1,2]に基づき進められる．本症例では，頭蓋顔面の特徴，内転母指および内反足を含む先天性多発関節拘縮，および皮膚過伸展性を呈するため，*CHST14* 変異スクリーニングが推奨される．変異が検出されれば診断される．現状では保険収載されていないが，筆者らの施設では研究扱いで受託している．

疾患概要

　EDS は，皮膚・関節の過伸展性，各種組織の脆弱性を特徴とする先天性疾患の総称であり，6 つの主病型に分類されている[2]．全病型を合わせた頻度は 1 / 5,000 人程度とされ

2 Ehlers-Danlos症候群

表1 Ehlers-Danlos症候群各病型の診断基準

病型	大基準	小基準
古典型EDS	皮膚過伸展性 広い萎縮性瘢痕 関節過動性	スムーズでベルベット様の皮膚 軟属腫様偽腫瘍（肘・膝など圧力のかかる部位に生じる瘢痕に付随する肉質の隆起病変） 皮下球状物（四肢骨の皮下に生じる可動性の小さく固い結節） 関節過動性による合併症（捻挫, 脱臼, 亜脱臼, 扁平足） 筋緊張低下・運動発達遅滞 内出血しやすい 組織過伸展・脆弱性による合併症（裂孔ヘルニア, 脱肛, 頸椎不安定性） 外科的合併症（術後ヘルニア） 家族歴
関節型EDS	全身性関節過動性 皮膚症状（柔らかいが，過伸展性はないか，あってもごく軽度） 皮膚，軟部組織の脆弱性その他の異常（皮膚過伸展性が強い，薄い，萎縮性瘢痕がある．皮膚，腱，靭帯，血管，内臓が容易に裂ける）はない	家族歴 反復性関節脱臼, 亜脱臼 慢性関節, 四肢, 背部痛 内出血しやすい 機能性腸疾患（機能性胃炎, 過敏性腸炎） 神経因性低血圧, 起立性頻脈 高く狭い口蓋 歯芽の密生
血管型EDS	動脈破裂 腸管破裂 妊娠中の子宮破裂 家族歴	薄く，透けた皮膚（胸部, 腹部） 内出血しやすい 特徴的顔貌（薄い口唇・人中, 細い鼻, 大きい眼） 末端早老症 小関節過動性 腱・筋肉破裂 若年発症静脈瘤 内頸動脈・海綿静脈洞瘻 （血）気胸 慢性関節脱臼・亜脱臼 先天性股関節脱臼 先天性内反足 歯肉後退
後側弯型EDS	脆弱で過伸展性のある皮膚, 薄い瘢痕, 内出血しやすい 全身性関節弛緩 出生時の重度の筋緊張低下 進行性側弯（出生時または1歳までに出現） 強膜の脆弱性, 眼球破裂	広い瘢痕性萎縮 Marfan症候群様の体型 中程度のサイズの動脈破裂 運動発達マイルストーンの軽度～中等度遅滞
多発関節弛緩型EDS	反復性亜脱臼を伴う重度全身性関節過動性 先天性両側股関節脱臼	皮膚過伸展性 組織脆弱性（瘢痕性萎縮を含む） 内出血しやすい 筋緊張低下 後側弯 X線上軽度の骨密度低下
皮膚脆弱型EDS	重度の皮膚脆弱性 垂れ下がりゆるんだ皮膚	柔らかくたるんだ皮膚の触感 内出血しやすい 前期破水 大きいヘルニア（臍, 鼠径）

つづく

病型	大基準	小基準
CHST14/D4ST1 欠損に基づく EDS	頭蓋顔面の特徴（大きい大泉門、眼間開離：眼瞼が短く・斜下、青色強膜、低形成の鼻柱を伴った短い鼻、低位・後傾した耳介、高口蓋、長い人中、薄い上口唇、小さい口、小さく後退した下顎） 先天性多発関節拘縮（内転母指 and/or 内反足） 皮膚の特徴（過伸展性、内出血しやすい、萎縮性瘢痕を伴った脆弱性、手掌の独特な皺）	骨格異常（反復性・慢性脱臼、胸郭異常〈平坦、漏斗胸〉、脊椎変形〈側弯、後側弯〉、特異な手指の形態〈先細り、細長い、円筒状〉、進行性足変形〈外反足、扁平足、凹足〉） 血管異常（巨大皮下血腫） 臓器異常（便秘、腸憩室、〈血〉気胸、腎・膀胱結石、水腎症、男児の停留精巣） 眼科（斜視、屈折異常〈近視、乱視〉、緑内障・眼圧上昇）

〔Kosho T.: CHST14/D4ST1 deficiency: New form of Ehlers-Danlos syndrome. *Pediatr Int* 2016; **58**: 88-99. ／ Beighton P, et al.: Ehlers-Danlos syndromes: revised nosology, Villefranche, 1997. Ehlers-Danlos National Foundation (USA) and Ehlers-Danlos Support Group (UK). *Am J Med Genet* 1998; **77**: 31-37. をもとに作成〕

ている．いずれもコラーゲン分子そのもの，または修飾酵素の遺伝子変異により生じる．近年，CHST14/D4ST1 欠損に基づく EDS を含め，大病型に属さない新たな病型が，その生化学的・遺伝学的基盤とともに見出されている（表2）[1,2]．以下，主要な病型である古典型 EDS，関節型 EDS，血管型 EDS，および CHST14/D4ST1 欠損に基づく EDS に関して概説する．

1）古典型 EDS

古典型 EDS は，V 型コラーゲン異常に基づく常染色体優性遺伝性疾患である[3]．*COL5A1* または *COL5A2* 遺伝子のスプライス変異または 3 本鎖領域のグリシン残基のミスセンス変異による dominant negative 効果，またはナンセンス変異などによるハプロ不全により発症する．皮膚は滑らかでベルベット様，過伸展性，脆弱性（膝，肘，前脛部，前頭部，下顎などの真皮が容易に裂ける）を有する．創傷治癒が遅れ，瘢痕が薄く伸展する（萎縮性瘢痕）．肩，膝蓋骨，指，股，橈骨，鎖骨などが容易に脱臼するが，自然整復または自力で整復できることが多い．妊婦は，前期破水・早産（罹患胎児の場合），会陰裂傷，分娩後の子宮・膀胱脱を生じうる．症状に基づき臨床診断（表1）[1,2]を行うが，特に早期から脊椎変形を伴う重症例においては，遺伝学的検査が有用である．次世代シーケンス（next generation sequencing：NGS）の導入により，末梢血由来ゲノム DNA を用いた遺伝子解析が容易になり，診療に役立てられるようになった．健康管理上の留意点は，小児では，皮膚裂傷を予防するために前頭部，膝，脛部を保護する，裂傷の縫合は十分注意して行う，筋緊張低下，運動発達遅滞を呈する場合，理学療法を行う（負担のかかる運動は避け，体重をかけない筋力トレーニングにより筋肉の発達・協調性を促す），などである．

2）関節型 EDS

関節型 EDS は，未だ原因遺伝子が同定されていない常染色体優性遺伝性疾患である[4]．皮膚の過伸展性は正常もしくは軽度であるが，関節過伸展性は顕著であり，脱臼・亜脱臼の頻度も高い（四肢，脊椎，肋骨・椎骨，肋骨・胸骨，鎖骨など）．脱臼・亜脱臼は，自然に，もしくはごく小さい外傷によって生じ，自然整復または自身・家族・友人により整復できることが多いが，疼痛は数時間〜数日持続する．若年より変形性関節症を生じることが多い．関節痛を含めた慢性疼痛が深刻であり，身体的・精神的な障害となりう

表2 Ehlers-Danlos症候群の分類

	頻度/患者数	遺伝形式	原因遺伝子
大病型			
古典型(classical type)	1/20,000	AD	COL5A1, COL5A2
関節型(hypermobility type)	1/5,000～20,000	AD	大多数は不明 少数例でTNXB
血管型(vascular type)	1/50,000～250,000	AD	COL3A1
後側弯型(kyphoscoliosis type)	1/100,000	AR	PLOD
多発関節弛緩型(arthrochalasia type)	49人	AD	COL1A1*, COL1A2*
皮膚脆弱型(dermatosparaxis type)	8人	AR	ADAMTS-2
その他の病型			
Brittle cornea syndrome	11人	AR	ZNF469
EDS-like syndrome due to tenascin-XB deficiency	10人	AR	TNXB
progeroid form	3人	AR	B4GALT7
cardiac valvular form	4人	AR	COL1A2
spondylocheirodysplastic EDS	8人	AR	SLC39A13
EDS caused by CHST14/D4ST1 deficiency (musculocontractural type)	40人	AR	CHST14

AD：常染色体優性遺伝．AR：常染色体劣性遺伝．
COL5A1：V型プロコラーゲンα1鎖遺伝子．COL5A2：V型プロコラーゲンα2鎖遺伝子．TNXB：テネイシンX遺伝子．
PLOD：リジルヒドロキシラーゼ遺伝子．＊：スプライス異常によるエクソン6のスキップ．
ADAMTS-2：プロコラーゲンIN-プロテイナーゼ遺伝子．ZNF469：コラーゲン生合成・組織化に関わる転写因子の遺伝子．
B4GALT7：β4ガラクトース転移酵素-7(GalT-I)遺伝子．SLC39A13：亜鉛トランスポーター機能をもつタンパクの遺伝子．
CHST14：デルマタン4-O-硫酸基転移酵素(D4ST-1)遺伝子．
〔Kosho T.: CHST14/D4ST1 deficiency: New form of Ehlers-Danlos syndrome. Pediatr Int 2016; 58: 88-99./Beighton P, et al.: Ehlers-Danlos syndromes: revised nosology, Villefranche, 1997. Ehlers-Danlos National Foundation(USA) and Ehlers-Danlos Support Group(UK). Am J Med Genet 1998; 77: 31-37. をもとに作成〕

る．しばしば胃炎，胃食道逆流，過敏性腸炎といった消化器合併症，起立性低血圧などの自律神経症状，拘束性または混合性呼吸障害，抑うつ症状などを伴う．症状に基づき臨床診断(表1)[1,2]を行うが，重症例では線維筋痛症，多発性硬化症，自己免疫疾患との鑑別を要し，診断が困難な場合もある．健康管理上の留意点は，適切な理学療法，補装具の使用(頸部，肘，手首，手指，膝，足首などの関節を安定させる装具，車椅子，日常生活補助具の工夫)，鎮痛薬投与，消化器症状や自律神経症状があればその対応，疼痛への負担に配慮した心理カウンセリングなどである．関節の過伸展，負荷の強い運動，上肢に負担のかかる杖・歩行器の使用は控える．

3) 血管型EDS

血管型EDSは，III型コラーゲン異常に基づく常染色体優性遺伝性疾患である[5]．COL3A1遺伝子の3本鎖領域のグリシン残基のミスセンス変異またはスプライス変異によるdominant negative効果，またはナンセンス変異などによるハプロ不全により発症する．動脈瘤・破裂・解離，腸破裂(S状結腸など)，子宮などの臓器破裂は70%の成人例における初発症状となる．動脈破裂は，動脈瘤，動静脈瘻，解離が先行することもあるが，自然に生じることもある．皮膚は薄く，皮下静脈が透見される．新生児期，内反足，先天性股関節脱臼を呈することがある．小児期，鼠径ヘルニア，気胸，反復性関節脱臼・亜脱臼の頻度が高い．妊婦は，分娩前後の動脈・子宮破裂により死亡する危険性がある(～12%)．臨床症状から疑い，確定診断はIII型コラーゲンタンパク分析または遺伝子解析による．従来，遺伝子解析は培養皮膚線維芽細胞から得られたmRNAを用いていたが，

NGS の導入により末梢血由来ゲノム DNA を用いた解析も容易になった．血管型 EDS が疑われたとき，確定診断されたとき，および診断後定期的に，造影 CT または MRI による頭頸部，胸部，腹部，下肢の動脈病変スクリーニングを行う．瘤，解離などの病変が見出された場合，血圧コントロールを厳密に行う．最近，心臓選択的な β 遮断作用および血管拡張をもたらす β 刺激作用を有するセリプロロールの有効性が報告され[6]，確定診断例における動脈合併症予防のための第一選択薬とされている．急性の動脈病変（瘤，解離）が生じた場合，可能な限り保存的に対処する（安静，降圧薬投与）．保存的治療にても病状が進行する場合，塞栓やステントといった血管内治療を考慮する．血管内治療にも反応せず，状況が切迫する場合には，血管および組織脆弱性を考慮し慎重に手術を行う．腸破裂の予防としては，穏やかな緩下薬により排便をコントロールし，破裂した場合，組織脆弱性および周術期の動脈破裂に留意しながら迅速に手術する．妊娠はハイリスクであり，カップルに対し十分な情報提供を行ったうえで，心臓血管外科のバックアップができる施設において，陣痛開始前のコントロールされた分娩（おそらくは帝王切開のほうが安全）を行う．

4）CHST14 / D4ST1 欠損に基づく EDS

CHST14 / D4ST1 欠損に基づく EDS は，*CHST14* 遺伝子のホモ接合性または複合ヘテロ接合性変異に基づく常染色体劣性遺伝性疾患である[1]．日本の多施設共同研究が，疾患の発見，原因遺伝子単離，疾患概念構築に大きな役割を果たしてきた．日本人には，複数の患者で見つかる変異（P281L，Y293C）があり，多くの患者が見出されている．変異により CHST14 / D4ST1（デルマタンに硫酸基を付加してデルマタン硫酸〈dermatan sulfate：DS〉を生合成する酵素）活性が消失し，その結果，主要な DS 含有プロテオグリカンであるデコリンのグリコサミノグリカン鎖の組成が変化する（正常ではほぼ DS であるが，患者では完全にコンドロイチン硫酸〈chondroitin sulfate：CS〉に置換）．それにより，デコリンが媒介するコラーゲン細線維の assembly 不全を生じ，進行性の結合組織脆弱性を呈すると推測されている．皮膚過伸展・脆弱性，全身関節弛緩・慢性脱臼・変形（脊椎，足など），巨大皮下血腫などの"進行性結合組織脆弱性"および顔貌の特徴，先天性多発関節拘縮，眼・心臓・腸管の先天異常などの"発生異常"からなる特徴的な臨床像を呈する．確定診断後，先天性合併症のスクリーニング（先天性心疾患，眼・腎臓などの先天異常，先天難聴）を行う．乳児期から小児期にかけての健康管理上の留意点は，内反足に対する整形外科治療，運動発達遅滞に対する理学療法，便秘に対する緩下薬・浣腸，男児の停留精巣に対する固定手術，眼科・耳鼻科・泌尿器科・心臓血管合併症の定期検診，独歩後は皮膚裂傷・関節脱臼・巨大皮下血腫に注意（進行性足変形，転倒によるリスク），巨大皮下血腫を反復する場合，外傷後の DDAVP 点鼻を考慮，圧への過敏性があれば手首式の血圧計を使用，などである．思春期から成人期にかけては，脊椎変形に対する評価・治療，緊急性のある合併症への対応（巨大皮下血腫，腸憩室穿孔など），心理社会的支援など，である．

遺伝学的検査の臨床的意義

遺伝学的検査は，血管型 EDS，CHST14 / D4ST1 欠損に基づく EDS では，診療において

必須のプロセスである．特に COL3A1 の遺伝学的検査は，2016（平成 28）年度より保険収載されたことから，標準的医療の一部になったといえる．古典型 EDS においても，前述のように重症例では鑑別に有用であり，NGS の導入による解析の簡便化を通じて，診療において必須のプロセスになると予想される．これら病型に共通する遺伝学的検査の臨床的意義は，①発端者・家族にとっての深い納得に役立てられる，②医療連携の向上や血管型ではセリプロロールを導入するエビデンスにつながるといった発端者の健康管理に役立てられる，③家系内 at risk 者（古典型 EDS，血管型 EDS などの常染色体優性遺伝形式の病型では発端者の次世代，CHST14 / D4ST1 欠損に基づく EDS などの常染色体劣性遺伝形式の病型では発端者の同胞）への早期診断・早期治療を通じて家族全体の健康管理に役立てられる，とまとめられる．

遺伝カウンセリングのポイント

　古典型 EDS，血管型 EDS などの主要病型は常染色体優性遺伝形式であるため，Marfan 症候群と同様，診療科横断的かつ世代を越えて縦断的に発端者・家族を支える包括的診療体制の構築が前提となる．臨床遺伝専門医と認定遺伝カウンセラーが中心となり，遺伝学的検査結果を適切に活用しながら，また関係診療科と連携して最新のエビデンスに基づく介入を導入しながら，発端者・家族を温かく包み込む遺伝医療体制である．遺伝カウンセリングは，こうした医療体制を背景にして行われるべきであり，①遺伝学的検査を活用した正確な診断，②詳細，包括的かつ最新の情報提供，③発端者・家族への継続的な心理社会的支援，④家系内 at risk 者への早期診断・早期治療，などに留意して行う．原則的に重度の知的障害はなく，小児期に生命に関わる深刻な合併症は考えにくいため，わが国において出生前診断の適応はない．

引用文献

1) Kosho T.: CHST14/D4ST1 deficiency: New form of Ehlers-Danlos syndrome. *Pediatr Int* 2016; **58**: 88-99.
2) Beighton P, et al.: Ehlers-Danlos syndromes: revised nosology, Villefranche, 1997. Ehlers-Danlos National Foundation (USA) and Ehlers-Danlos Support Group (UK). *Am J Med Genet* 1998; **77**: 31-37.
3) Malfait F, et al. (Aug 2011): Ehlers-Danlos Syndrome, Classic Type. In: GeneReviews®. Copyright, University of Washington, Seattle, 1993-2016. Available at http://www.ncbi.nlm.nih.gov/books/NBK1244/. Accessed June 5, 2016.
4) Levy HP. (Mar 2016): Ehlers-Danlos Syndrome, Hypermobility Type. In: GeneReviews®. Copyright, University of Washington, Seattle, 1993-2016. Available at http://www.ncbi.nlm.nih.gov/books/NBK1279/. Accessed June 5, 2016.
5) Pepin MG, et al. (Nov 2015): Vascular Ehlers-Danlos Syndrome. In: GeneReviews®. Copyright, University of Washington, Seattle, 1993-2016. Available at http://www.ncbi.nlm.nih.gov/books/NBK1494/. Accessed June 5, 2016.
6) Ong KT, et al.: Effect of celiprolol on prevention of cardiovascular events in vascular Ehlers-Danlos syndrome: a prospective randomized, open, blinded-endpoints trial. *Lancet* 2010; **376**: 1476-1484.

［古庄知己］

各論 ⑩ 骨系統・皮膚結合組織疾患

3 軟骨無形成症（軟骨異栄養症）

症例提示

症　例：3歳，女児．
主　訴：低身長．
既往歴：水頭症．
現病歴：胎児超音波検査で四肢短縮を認めた．39週出生体重3,300 g，身長46 cmで出生した．頭囲が36 cmあり，エコーで脳室拡大を認めた．生後4か月でシャント手術を行った．運動発達は軽度の遅れを示し，2歳で歩行開始した．言語発達には問題はない．-3 SDの低身長に対して成長ホルモン療法を検討することとなった．
家族歴：特記すべきことなし．

診断へのアプローチ

胎児超音波検査で四肢短縮を認めることが診断契機となることが多い．新生児期に四肢短縮，前頭部突出などの身体所見から診断を疑われる．骨X線所見が診断に有用である．*FGFR3*遺伝子変異を同定することで確定診断となる．

疾患概要

代表的な四肢短縮型の骨系統疾患である．出生1万人に1人程度でみられる．男女比に差はない．胎生期に始まる内軟骨性骨化障害により，四肢の長幹骨，短幹骨の成長が阻害される．大頭，前額部突出，鼻根部平低，下顎突出を認める．上肢では上腕骨，下肢では大腿骨が短いが，体幹短縮は顕著ではない．手指，足趾も太く短い．肘関節・股関節の伸長制限を認める．Ⅲ指とⅣ指の間が開く三尖手は診断に参考となる．手指は股関節に達しない．

四肢短縮と大きい頭を示す不均衡型低身長症で，腹部と臀部が突出した姿勢となる．成長とともに低身長が顕著になり，自然経過での成人身長は男性で約130 cm，女性で約125 cmである．

四肢短縮のため，患者は日常生活で様々な制約を受ける．下腿骨が短いと椅子に座ったときに足が床に着かず，不安定になる．大腿骨が短いと椅子に深く腰掛けることが困難になる．上腕骨短縮では手が届かない部分が多い．

大後頭孔狭窄および頭蓋底の低形成は様々な神経症状を招く．大後頭孔狭窄では延髄や

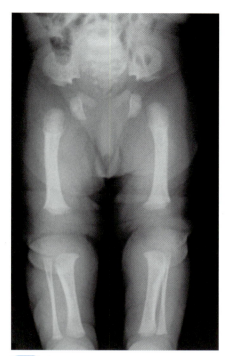

図1 軟骨無形成症の骨盤と下肢

上位頸髄の圧迫により，頸部の屈曲制限，後弓反張，四肢麻痺，深部腱反射亢進，下肢のクローヌスがみられる．無呼吸や呼吸障害は中枢性因子と上気道狭窄による閉塞性因子が関係する．脳脊髄液の還流障害により，脳室拡大，水頭症を生じることがある．

環椎軸椎脱臼による四肢麻痺，呼吸不全を生じる例がある．脊柱管狭窄症では，腰痛，下肢運動障害（脱力，間欠性跛行，下肢麻痺），しびれ，神経因性膀胱による排尿障害などを認める．長期的な整形外科治療を行う必要がある．咬合不整，歯列不整に対して歯科管理が必要になる．

特徴的なX線所見を認める（図1）．骨盤は縦径が短く幅の広いシャンパングラス状になる．小さく四角形の腸骨翼，坐骨切痕狭小化，仙腸関節は低位で，臼蓋は扁平化する．長管骨骨幹端はマッシュルーム様に広がり，杯状に変形する．腰椎から仙椎に至る椎弓根間距離の減少と脊椎管の狭小化を認める．側面像で椎弓短縮，椎体楔状変形，椎体後縁のscallopingを認める．胸椎部脊柱後弯，腰椎部脊柱前弯は進行性である．

遺伝学的検査の臨床的意義

常染色体優性遺伝である．責任遺伝子は4p16.3に局在する*FGFR3*（線維芽細胞増殖因子第3受容体）である[1,2]．99％の症例で，p.Gly380Arg変異を認める．FGFR3は，チロシンキナーゼドメインが活性化されることにより，細胞内シグナル伝達を行う．FGFR3は，細胞外領域，膜貫通領域，細胞内領域（チロシンキナーゼドメインを含む）の3つの部分に分けられるが，p.Gly380Argは，このチロシンキナーゼドメインの機能獲得型変異である．

他の四肢短縮型骨系統疾患との鑑別のために遺伝学的検査は有用である．

各論 ⑩骨系統・皮膚結合組織疾患

遺伝カウンセリングのポイント

　患者の80％は新生突然変異である．親子例もある．片親が罹患している場合，50％の確率で児も罹患する．FGFR3遺伝子変異がモザイクの場合は軽症である．親がモザイクの場合は，同胞罹患の可能性がある．

　新生突然変異の場合，父親年齢は高い．配偶者がともに本症の患者である場合，FGFR3遺伝子変異のホモ接合体を妊娠する確率は25％である．ホモ接合体の場合，タナトフォリック骨異形成症に似た重症例となり，新生児期，乳児期に死亡する場合が多い．

治療および管理の要点

　一般的に生命予後は良好であるが，環椎軸椎脱臼により四肢麻痺，呼吸不全を生じる例があり，注意が必要である．突然死例も報告されている．運動発達は遅延し，歩行開始は2歳前後になる例が多いが，言語発達や精神発達は問題ない．

　水頭症に対するシャント手術や大後頭孔狭窄に対する大後頭孔開大術が必要になることがある．脊柱管狭窄による神経圧迫症状，脊柱変形などには，外科的除圧術（椎弓形成術や固定術）を行う．

　低身長に対し成長ホルモン療法が行われる．四肢短縮には骨延長術が行われる．下腿骨が短いと椅子に座ったときに足が床に着かず，不安定になる．大腿骨の延長により，椅子に座りやすくなる．上腕骨延長は届かないところに手が届くようになり，姿勢の保持や両手の協調動作の改善にも有効である．

　女性患者の分娩に際し，児頭骨盤不適合のために帝王切開術を要する場合が多い．

家系内検索と出生前診断

　多くの例は突然変異であり，胎児超音波検査で四肢短縮から何らかの骨系統疾患が疑われる場合が多い[3]．親の一方が患者の場合，50％の確率で児は罹患する．患者同士の結婚では25％の確率でFGFR3遺伝子変異がホモ接合になる可能性があり，重症である．FGFR3遺伝子解析で診断可能である．出生前診断には慎重な配慮が必要である．

　なお，文献3は骨系統疾患の出生前診断の参考になる．「骨系統疾患コンソーシアム」が活動しており，診断について相談活動を行っている．

引用文献

1) Rousseau F, et al.: Mutations in the gene encoding fibroblast growth factor receptor-3 in achondroplasia. *Nature* 1994; **371**: 252-254.
2) Shiang R, et al.: Mutations in the transmenbrane domain of FGFR3 cause the most common genetic form of dwarfism, achondroplasia. *Cell* 1994; **78**: 335-342.
3) 西村　玄，他（編）：骨系統疾患―出生前診断と周産期管理―．メジカルビュー社，2011．

［岡本伸彦］

各論 ⑩ 骨系統・皮膚結合組織疾患

4 結節性硬化症

症例提示

症　例：6か月，男児．
主　訴：点頭てんかん．
既往歴：心臓腫瘍．
現病歴：胎児超音波検査で心臓腫瘍が見つかった．40週2,900gで出生した．生後，哺乳力は良好であった．エコーで経過観察の結果，腫瘍は徐々に縮小した．生後6か月頃から，点頭てんかんを発症した．脳波ではヒプスアリスミアを認め，加療目的で入院となった．身体所見として背部皮膚に色素脱失斑を3個認めた．頭部MRI検査においても複数の皮質結節を同定した．
家族歴：母親の顔面に血管線維腫を認めた．優性遺伝を示唆する家族歴が聴取された．

診断へのアプローチ

　胎児超音波検査で認めた心臓腫瘍は結節性硬化症（tuberous sclerosis complex：TSC）にみられる横紋筋腫と考えられた．点頭てんかんもTSCの合併症と考えられた．背部の色素脱失斑も結節性硬化症の初期皮膚症状である．表1[1]に示す診断基準に適合しており，臨床診断に至った．

疾患概要

　TSCは，全身の過誤腫を特徴とする常染色体優性遺伝性疾患である[2-4]．脱色素斑，顔面血管線維腫，粒起革様皮，爪囲線維腫などの皮膚所見を認める．脱色素斑は木の葉状白斑ともよばれ，乳児期に認められる．顔面血管線維腫は幼児期に発症する．爪囲線維腫は思春期以降，成人期に認められる．
　TSCでは精神運動発達遅滞，広汎性発達障害（自閉症スペクトラム）や注意欠如/多動性障害や行動異常を認める例が多い．TSCの神経精神医学的な症状をまとめてTAND（tuberous sclerosis associated neuropsychiatric disorders）とよぶ[5]．てんかんは80％以上で合併する．乳児期においては，点頭てんかんが問題となる．てんかん発作が受診の契機として最も多い．幼児期以降も各種発作型がみられ，難治性てんかんが多い．
　TSCでは中枢神経病変が問題となる．上衣下グリア結節，皮質結節，上衣下巨細胞性星細胞腫（subependymal giant cell astrocytoma：SEGA），大脳白質放射状細胞移動線などが

表1 結節性硬化症診断基準

遺伝学的診断基準（骨子）
　ナンセンス変異など病的意義の明確な遺伝子変異があれば，確定診断となる．病的意義が不明確なミスセンス変異などはそれだけで診断とならない．変異陰性例（10〜25％）でもTSCの診断の除外はできない．

major features　大基準
1. hypomelanotic macules（≧3, at least 5 mm diameter）　脱色素斑（3個以上，直径5 mm以上）
2. angiofibromas（≧3）or fibrous cephalic plaque　血管線維腫（3個以上）もしくは前額線維隆起斑
3. ungual fibromas（≧2）　爪囲線維腫（2個以上）
4. shagreen patch　粒起革様皮
5. multiple retinal hamartomas　網膜多発性過誤腫
6. cortical dysplasias　皮質異形成（皮質結節ないし大脳白質放射状細胞移動線）
7. subependymal nodules　上衣下結節
8. subependymal giant cell astrocytoma（SEGA）　上衣下巨細胞性星細胞腫
9. cardiac rhabdomyoma　心臓横紋筋腫
10. lymphangioleiomyomatosis（LAM）＊　リンパ脈管筋腫症
11. angiomyolipomas（≧2）＊　血管筋脂肪腫（2個以上）

minor features　小基準
1. "confetti" skin lesions　「金平糖」様皮膚病変
2. dental enamel pits（≧3）　歯エナメル質の小孔（3個以上）
3. intraoral fibromas（≧2）　口腔内線維腫（2個以上）
4. retinal achromic patch　網膜無色素斑
5. multiple renal cysts　多発性腎嚢胞
6. nonrenal hamartomas　腎以外の過誤腫

TSC 確実（Definite）
　大症状が2つ，もしくは大症状が1つ＋小症状が2つ以上ある場合
　＊：ただし，SEGAとAMLのみでは確実な診断とはいえない
TCS 可能性（Possible）
　大症状が1つ，もしくは小症状が2つ以上ある場合

〔Northrup H, et al.; International Tuberous Sclerosis Complex Consensus Group: Tuberous sclerosis complex diagnostic criteria update: recommendations of the 2012 Iinternational Tuberous Sclerosis Complex Consensus Conference. *Pediatr Neurol* 2013; **49**: 243-254.〕

みられる．診断には頭部CTやMRIが有用である．SEGAは上衣下結節が腫瘍化したもので，TSCの約10％に合併する．脳室内に発育して水頭症を合併すると急激な頭蓋内圧亢進症状を呈する．脳室上衣下結節が存在する場合，SEGAへの伸展に備えて定期的な画像検査を行う．

　TSCでは約80％で何らかの腎病変を合併する．無症状の例が多いが，思春期以降に腹部腫瘤，血尿，高血圧などで発症する．良性の血管筋脂肪腫は70％に合併する．上皮性嚢胞は20％程度にみられる．好酸性細胞腫（良性の腺腫様過誤腫），悪性血管筋脂肪腫，腎細胞癌は少ないが，生命に影響する．

　血管筋脂肪腫は良性腫瘍で，異常血管，平滑筋，脂肪組織から構成される．発育して出血や腎不全を招くことがあり，4 cm以上では出血の危険性が高い．思春期以降，定期的に超音波検査で血管筋脂肪腫の検査を行うことが推奨される．高血圧にも注意する．

　責任遺伝子の1つである*TSC2*遺伝子は常染色体優性多発性嚢胞腎1型（PKD1）遺伝子

とともに 16 番染色体短腕に隣接して存在するため，同時に欠失すると，両者の症状が出現する．

心臓横紋筋腫は乳児期の TSC 児に多い．胎児超音波検査で心臓腫瘍を見出した場合，TSC を考慮する．心臓横紋筋腫の 50％ は TSC によるものである．横紋筋腫は出生時に最も大きく，徐々に縮小する．

リンパ脈管筋腫症は女性ホルモンと関連があり，20 ～ 40 歳の女性 TSC 患者に生じやすく，男性では少ない．異常な平滑筋細胞が，気道，リンパ管，血管周囲の肺実質に増殖する．動作時の息切れ，呼吸困難や喀血を認める．気胸の併発に注意する．胸部 X 線ではびまん性の網状陰影を呈する．胸部 CT では浸潤と嚢胞性変化を伴うびまん性間質変化を呈する．

遺伝学的検査の臨床的意義

責任遺伝子は *TSC1* 遺伝子（9q34 に座位する hamartin）と *TSC2* 遺伝子（16p13.3 に座位する tuberin）である．両者の割合はおよそ 1：3 である．*TSC2* 変異のほうが重症であり，男性のほうが重症のことが多い．hamartin と tuberin は複合体を形成し，mTOR（mammalian target of rapamycin）を抑制し，腫瘍増殖を抑える．

結節性硬化症では臨床症状と家族歴から診断可能であり，遺伝子診断実施施設も限られることから，遺伝子解析例は必ずしも多くない．

遺伝カウンセリングのポイント

常染色体優性遺伝形式による．突然変異が 3 分の 2 で，家族性が 3 分の 1 である．家系内でも症状の幅が広い．同胞でも一方が重症で，他児が軽症の場合がある．変異による予後予測は難しい．

治療および管理の要点

皮膚病変に対しては，レーザー治療や外科的切除が行われる．てんかんに対しては抗てんかん薬で治療する．TSC に点頭てんかんを合併する場合，ビガバトリンが有用な例が多い．ただし，ビガバトリンは視野狭窄の副作用が問題となる．

脳腫瘍の治療としては外科手術が必要となる．SEGA に対しては mTOR 阻害薬（アフィニトール®）が保険収載されている．

4 cm 以上の血管筋脂肪腫をもつ例では，予防的腎動脈塞栓術，腫瘍摘出術や腎部分切除術を検討する．mTOR 阻害薬が保険収載されている．mTOR 阻害薬は，「結節性硬化症治療に十分な知識・経験をもつ医師のもとで，本療法が適切と判断される症例についてのみ投与すること」とされている．

横紋筋腫は乳児以降，新たに発生する可能性は低い．無症状の例が多いが，不整脈を生じることがある．流出路狭窄を生じている場合は外科治療の対象となる．

リンパ脈管筋腫症ではエストロゲン産生を抑制する治療や卵巣摘出術が行われるが，治療効果は個人差が大きい．シロリムスが保険収載されている．慢性呼吸不全で在宅酸素療法が必要になる例がある．肺移植が必要になる例もある．

家系内検索と出生前診断

皮膚所見や頭部 MRI 画像などから，家系内検索は可能である．顔面血管線維腫，粒起革様皮，爪囲線維腫などは注意して観察しないと診断困難な例もある．親が軽症であれば，突然変異と見間違う可能性もありうる．

出生前診断は胎児超音波検査で心臓腫瘍を見出す可能性がある．中枢神経系病変も大きな場合は同定可能である．理論的には絨毛を採取して遺伝子診断を行うことも可能であるが，症状の予測は困難である．

引用文献

1) Northrup H, et al.; International Tuberous Sclerosis Complex Consensus Group: Tuberous sclerosis complex diagnostic criteria update: recommendations of the 2012 Iinternational Tuberous Sclerosis Complex Consensus Conference. *Pediatr Neurol* 2013; **49**: 243-254.
2) Roach ES, et al.: Diagnosis of tuberous sclerosis complex. *J Child Neurol* 2004; **19**: 643-649.
3) Au KS, et al.: Genotype/phenotype correlation in 325 individuals referred for a diagnosis of tuberous sclerosis complex in the United States. *Genet Med* 2007; **9**: 88-100.
4) Northrup H, et al.: Tuberous Sclerosis Complex. Cassidy SB, et al. (eds): Management of Genetic Syndromes. 3rd ed., Wiley-Blackwell, 2010: 825-845.
5) de Vries PJ, et al.: Tuberous sclerosis associated neuropsychiatric disorders (TAND) and the TAND Checklist. *Pediatr Neurol* 2015; **52**: 25-35.

［岡本伸彦］

各 論 ⑪ 腫瘍関連疾患

1 Gorlin 症候群

症例提示

症　例：29 歳，女性．
主　訴：顔面皮膚の基底細胞癌．
家族歴：3 歳の長男（III-1）があり，髄芽腫を発症し現在入院中である．両親や同胞は健康である（図 1）．
現病歴：在胎 40 週 3,560 g で出生，仮死なし．幼少期から体は大きく常に学校のクラスでは最も背が高かった．発達は 1 歳 0 か月で独歩獲得し有意語表出もあり正常だった．8 歳時に左顎腫脹あり近医歯科を受診，X 線写真で左下顎に囊胞形成を認めたため，大学病院の歯科口腔外科を紹介された．囊胞の開窓術を施行され病理検査を行い，角化囊胞性歯原性腫瘍と診断された．その後摘出手術が行われたが，右上顎と下顎にも囊胞形成が出現し後日摘出手術を受けた．現在，左上顎にも小さな囊胞形成が認められ経過観察中である．20 歳になり右眼瞼と右頸部に基底細胞癌が発生し摘出手術を施行した．今回 3 歳の長男にふらつきが出現し，当院の精査で髄芽腫と診断された．長男と本人に腫瘍が多発しているため，家族性腫瘍疾患の相談を目的に受診された．
現　症：身長 178 cm，体重 68 kg，頭囲 60 cm，血圧 120 / 70 mmHg，心拍 85/ 分，呼吸 20/ 分．意識清明で失見当識なく知的に正常である．胸部聴診上異常なく，腹部に腫瘍を触知しない．両手掌と足底に小さな穴が無数に開いていた．運動能力に異常がなく，神経学的異常所見は認めなかった．
検　査：一般血液検査および生化学検査には異常を認めなかった．胸部 X 線写真で心肺に異常はなったが，両側に二分肋骨を認めた．また，頭部 X 線写真で大脳鎌の石灰化を認めた．心電図では不完全右脚ブロックがあり，心臓超音波では心室中隔に小さな腫瘤形成が確認された．Gorlin 症候群を鑑別疾患に考え，*PTCH1* 遺伝子検査を施行し，エクソン 5 に 3 塩基挿入変異を認めた．
　以上より，臨床的にも遺伝学的にも Gorlin 症候群と確定診断された．

診断へのアプローチ

　乳児期から過成長を呈し，小児期に角化囊胞性歯原性腫瘍を生じ，成人期に基底細胞癌を発症する経過である．精査で肋骨奇形，大脳鎌石灰化，手掌・足底小陥凹を認めている．長男は髄芽腫を発症しており，2 世代にわたり多種の癌腫を認めていることになる．

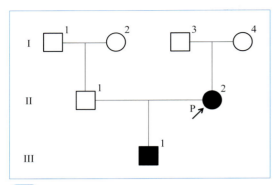

図1 家系図
母（II-2）は幼少期から過成長を示しており，長男（III-1）は3歳で髄芽腫を発症した．

表1 Kimonisの診断基準

大項目
1. 基底細胞癌（2つ以上，または20歳未満）
2. 角化嚢胞性歯原性腫瘍（組織学的証明）
3. 手掌または足底小陥凹（3つ以上）
4. 大脳鎌石灰化
5. 肋骨奇形（二分肋骨，癒合肋骨，著明な扁平肋骨）
6. 家族歴（1親等以内）

小項目
1. 大頭症（身長補正したもの）
2. 先天奇形：口蓋裂あるいは口唇裂，前額突出，粗野顔貌，中等度から重度の眼間乖離
3. その他の骨奇形：Sprengel変形，胸郭変形，著明な合指症
4. 放射線学的異常：トルコ鞍の骨性架橋，椎骨奇形（片椎体，癒合/延長椎体），手足のモデリング変形，手足の火焔様透過像
5. 卵巣線維腫
6. 髄芽腫

2つの大項目，あるいは1つの大項目と2つの小項目があれば，臨床的にGorlin症候群と診断することができる．
〔Kimonis VE, et al.: Clinical manifestations in 105 persons with nevoid basal cell carcinoma syndrome. *Am J Med Genet* 1997; **69**: 299-308.〕

臨床的に6徴である基底細胞癌，角化嚢胞性歯原性腫瘍，手掌小陥凹，大脳鎌石灰化，肋骨奇形，1親等の家族歴をすべて満たしてあり，Kimonisの診断基準によりGorlin症候群と診断される（表1）[1]．また，*PTCH1*遺伝子変異もあり遺伝学的にも確定診断された．

疾患概要

　Gorlin症候群は基底細胞母斑症候群および母斑性基底細胞癌症候群ともよばれる常染色体優性遺伝を呈する神経皮膚症候群で，高発癌性疾患や家族性腫瘍症候群としても知られる[2]．1960年GorlinとGoltzによって初めて報告されたが，古代エジプトにも存在したことが遺跡の発掘調査から判明している[3]．

　臨床的には米国のKimonisが提唱した診断基準がよく用いられる[1]．6つの大項目（基底細胞癌，角化嚢胞性歯原性腫瘍，手掌足底小陥凹，大脳鎌石灰化，肋骨異常，第1度近親の本症家族歴）と6つの小項目（大頭症，先天奇形，骨格異常，X線異常，卵巣線維腫，髄芽腫）のなかで2つの大項目，あるいは1つの大項目と2つの小項目があれば，臨床的にGorlin症候群と診断することができる[1]．

遺伝学的検査の臨床的意義

　1996年にGorlin症候群の責任遺伝子が*PTCH1*であることが見出され，以後同遺伝子の変異が報告されるようになった[4]．*PTCH1*はヒト9番染色体上で24個のエクソンから構成され，1,447個のアミノ酸をコードしている．PTCH1は12個の膜貫通領域，2個の細胞外大ループ，1個の細胞内大ループを有する12回膜貫通型細胞膜タンパクであり，

sonic hedgehog の受容体として機能する[4]．

Gorlin 症候群の遺伝子診断はこの *PTCH1* が中心に行われ，現在まで 100 以上の遺伝子変異が同定されている．Kimonis の診断基準を満たすものであればその検出精度は 80% 以上にもなり特異度は高い．*PTCH1* 変異の内容では挿入・欠失・変異によるフレームシフト変異が最多だが，点変異や全欠失変異も多数報告されている[4]．

遺伝学的検査の臨床的意義は次の 2 点が考えられる．第一は Kimonis の診断基準では大項目 2 か大項目 1・小項目 2 が診断に必要だが，小児期でまだ臨床症状が揃わない段階で確定診断をするためには遺伝学的検査が有用である点である．第二は今後分子標的薬の適応や，ゲノム編集などで最先端の疾患治療を受けるためには必要不可欠になることが考えられる．いずれの場合も慎重な遺伝カウンセリングをしたうえで適切な時期に遺伝学的検査を行うことが望ましい．

遺伝カウンセリングのポイント

常染色体遺伝性疾患であり，知的発達が正常である人が多いため，次世代に 50% の確率で遺伝することを正しく伝える必要がある[5]．一方，早期に診断することで加齢とともに増加する各種癌に対して早期発見・早期対処が可能になる利点もある．加えて，最新治療の適応にあることも考えられるため遺伝学的検査の重要性は計り知れない[5]．クライエントとその家族への影響を十分に考慮しながら，慎重な遺伝カウンセリングを行うことが望ましい．

治療および管理の要点

Gorlin 症候群に対する根本的治療は，残念ながら現時点では存在しない．基底細胞癌に対しては外科的切除と抗がん剤投与が主として行われる．高齢者になれば頻発する傾向にあり，おもに基底細胞癌への対処が中心となる．また，幼少期の髄芽腫とそれ以降に発症する髄膜腫には注意が必要であり，早期に発見して外科的切除を行うことが望ましい．近年分子標的薬の開発が進み，2012 年 1 月には米国食品医薬品局(FDA)から最初の hedgehog 経路阻害薬 Erivedge (vismodegib) が承認された．これは Smo の拮抗阻害薬であり基底細胞癌に対する新薬として米国で現在使用されている．これ以外にも髄芽腫に対する sonidegib や膵癌や軟骨肉腫に対する saridegib などの臨床試験が進行中であり，近い将来市場に投入されることが予想される．今後は Gorlin 症候群を早期診断することで，これら分子標的薬を用いた新たな治療を行う時代になると予想される．

家系内検索と出生前診断

Gorlin 症候群でみられる症状は加齢とともに予測できるため，家系内検索では特徴的所見により早期に診断することが可能である．本症例の場合，長男(III-1)も罹患者であった．また，症状が確認できなくても *PTCH1* の遺伝学的検査により診断することができる．基本的に発生してくる癌腫は早期対応で対処でき，また知的に正常のことが多く，出生前診断の適応にはならない．

引用文献

1) Kimonis VE, et al.: Clinical manifestations in 105 persons with nevoid basal cell carcinoma syndrome. *Am J Med Genet* 1997; **69**: 299-308.
2) Fujii K, et al.: Gorlin syndrome (nevoid basal cell carcinoma syndrome): update and literature review. *Pediatr Int* 2014; **56**: 667-674.
3) Gorlin RJ, et al.: Multiple nevoid basal-cell epithelioma, jaw cysts and bifid rib. A syndrome. *N Engl J Med* 1960; **262**: 908-912.
4) Fujii K, et al.: Mutations in the human homologue of Drosophila patched in Japanese nevoid basal cell carcinoma syndrome patients. *Hum Mutat* 2003; **21**: 451-452.
5) 藤井克則，他：ヘッジホッグと形態形成―発生生物学から臨床医学への応用―．脳と発達 2009; **41**: 247-252.

［藤井克則］

各 論　⓫ 腫瘍関連疾患

2　PTEN 異常による大腸ポリポーシス

症例提示

症　例：12 か月，男児．
主　訴：発達の遅れと血便．
家族歴：なし．兄は健康．
出生歴：在胎 38 週，体重 4,100 g（＋2.8 SD），身長 51.0 cm（＋0.8 SD），頭囲 38 cm（＋2.8 SD），胸囲 34 cm（＋1.0 SD）．
現病歴：新生児マススクリーニング検査で異常はなく，頭囲拡大がみられたが頭部 CT で水頭症の所見はなかった．染色体検査（G バンド法）は正常核型，Sotos 症候群の原因遺伝子 NSD1 遺伝子を含む 5q35 欠失（FISH 法）は認めなかった．特異顔貌は月齢とともに顕著になり，頸定 5 か月および座位 12 か月と発達遅滞がみられた．生後 9 か月から血便が断続的にみられ，次第に貧血と低タンパク血症が進行するため，生後 12 か月に大腸内視鏡を施行した．直腸から回盲部の大腸全体に 70 個以上の大小様々の有茎性のポリープを認め，病理組織から過誤腫性大腸ポリポーシスと診断した．

診断へのアプローチ

　巨頭症と前額突出，両眼開離，鼻根部平低，耳介定位の特異的顔貌と発達遅滞（DQ 54），過誤腫性大腸ポリポーシスから，Bannayan-Riley-Ruvalcaba 症候群（BRRS）を疑った[1]．BRRS に関連のある PTEN 遺伝子について PCR ダイレクトシークエンス法で検査をしたが，異常はみられなかった．一方，マイクロアレイ染色体検査を行ったところ 10q23.1-23.31 に約 4 Mb の欠失が検出され（図 1），さらに欠失部位の BAC プローブを用いた FISH 法で欠失を確認した．なお，両親には欠失を認めなかった．本症例のような微細欠失の検出にはマイクロアレイ染色体検査が有用である（図 1）[2]．さらに，この欠失部分には若年性ポリポーシスの原因遺伝子の BMPR1A 遺伝子を含んでいたため，最終的に乳児若年性ポリポーシス（juvenile polyposis of infancy：JPI）と診断した[3,4]．

疾患概要

　PTEN 遺伝子は 10q23 に存在するがん抑制遺伝子で，おもに phosphoinositide-3 kinase（PI3K）を介して細胞増殖を抑制する PTEN タンパクをコードする．PTEN 遺伝子の変異は過誤腫や悪性腫瘍を高率に発症するため PTEN 過誤腫症候群という疾患概念で捉えられて

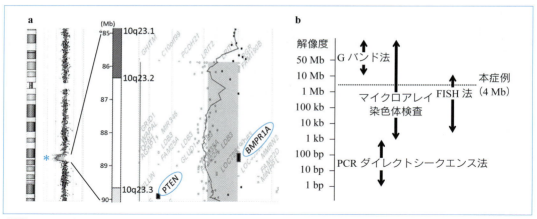

図1 本症例の欠失領域の特定

a：マイクロアレイ染色体検査法による 10q23 欠失．本症例のマイクロアレイ染色体検査法の結果（左）．10q23.1-23.31（図中＊）にヘテロの約 4 Mb の欠失がみられる．欠失領域の拡大図（右）．欠失領域は灰色の部分で *PTEN* 遺伝子および *BMPR1A* 遺伝子が含まれる．

b：染色体および遺伝子検査法の解像度．本症例で行った染色体および遺伝子検査法の解像度を示す．4 Mb の微小欠失は検出感度が 10 Mb 以上の G バンド法染色体検査では検出できず，また遺伝子配列には異常がないため PCR ダイレクトシークエンス法に異常は認められなかった．診断は数 100 bp から欠失や重複を検出できるマイクロアレイ染色体検査法と，欠失領域の FISH 法で確定された．

いる[1]．臨床的には Cowden 症候群や BRRS，JPI などが含まれ，これらはオーバーラップすることもある．*PTEN* 過誤腫症候群では巨頭症や過誤腫性消化管ポリポーシスが共通して高率にみられる．Cowden 症候群は顔面の外毛根鞘腫，四肢末端の角化症，口腔粘膜の乳頭腫が特徴で，20 歳後半までに症状が出現し，診断時の平均年齢は 38〜40 歳である．一方，BRRS は特異顔貌や発達障害，脂肪腫や血管腫，陰茎の色素沈着などの症状が乳幼児期にみられ，また BRRS とオーバーラップする JPI の多くは 2 歳までに消化管ポリポーシスが出現する．JPI の消化管ポリポーシスは良性の過誤腫であるが，非常に増殖が速く貧血や低タンパク血症を伴う重症例が多い．その重症度は欠失の長さによらず，むしろ短い欠失で予後不良な症例がある[4]．

PTEN 過誤腫症候群は他の過誤腫性ポリポーシスと比べ大腸ポリープの悪性化は少ないが，思春期以降は乳がん（85％），甲状腺がん（35％），腎がん（35％），子宮がん（28％）と消化管以外の悪性腫瘍を高率に合併する（表1）[5,6]．

遺伝学的検査の臨床的意義

PTEN 過誤腫症候群の遺伝学的検査の意義は，がんのリスクが高いことを知り，フォローアップに活かすことである．また，家族のリスクも考慮できるという点で重要である．*PTEN* 遺伝子の異常は Cowden 症候群で 85％ とされていたが，他の原因遺伝子が報告され最近は 25％ と推定されている．BRRS では 60％ が配列異常，11％ が欠失で，同時に *BMPR1A* 遺伝子欠失のある JPI では大腸ポリポーシスの増殖や生命予後が異なるため，遺伝学的検査は重要である．

遺伝カウセリングのポイント

PTEN 過誤腫症候群は常染色体優性遺伝形式をとる．年齢とともに多臓器に悪性腫瘍の

表1 過誤腫性消化管ポリポーシス

疾患	遺伝形式	頻度（人）	原因遺伝子	大腸がんのリスク	大腸がん以外の腫瘍
Cowden症候群	AD	1：200,000	*PTEN*（25〜85%），*KLLN*，*SDH*	18%	乳腺，子宮，甲状腺，腎臓，胃・小腸
BRRS	AD	不明（まれ）	*PTEN*（65%）		
JPI	AD	不明（かなりまれ）	*PTEN* と *BMPR1A*		
若年性ポリポーシス	AD	1：16,000〜100,000	*BMPR1A*（20%），*SMAD4*（20%）	39〜68%	胃・小腸
Peutz-Jeghers症候群	AD	1：25,000〜280,000	*STK11*（*LKB1*）（90%）	39〜57%	膵臓，卵巣，子宮

AD：常染色体優性遺伝．
〔Tan MH, et al.: Lifetime cancer risks in individuals with germline PTEN mutations. *Clin Cancer Res* 2012; **18**: 400-407. を改変〕

頻度が高くなるため，遺伝カウンセリングは非常に重要である．

1）発端者に変異が確認された場合

両親に遺伝子検査を勧め，異常がない場合は同胞など，他の家族の検査は必要ない．異常がみられた場合は同胞のリスクは50%であることを説明する．

2）発端者に変異が同定されない場合

検出できない*PTEN*遺伝子異常を想定し，いずれかの親が*PTEN*過誤腫症候群の徴候をもっているか総合的な診察を勧める．罹患者の99%が30代までに徴候を示すとされ，徴候のある場合，同胞については1）に準じる．

治療および管理の要点

*PTEN*過誤腫症候群の消化管ポリープは小児期に悪性化することはまれなため，貧血や低タンパク血症，食物の通過障害，腸重積などの合併がある場合に内視鏡的ポリペクトミーを施行する．なお，JPIはポリープの増殖が激しく，消化管全体に及び，貧血，低タンパク血症や腸重積，栄養障害などが進行し予後が悪い．消化管から漏出するアルブミンや免疫グロブリン，セレンなどの微量元素の補充，大腸全摘術[7]や中心静脈栄養などの治療が必要なこともある．フォローアップはがんスクリーニングに主眼を置き，18歳以下では毎年甲状腺エコーと皮膚の観察，30歳以上の女性では毎年マンモグラフィと経腟エコー，40歳以上の男女で半年毎の大腸内視鏡と腎エコーが推奨されている[5,6]．

引用文献

1) Orloff MS, et al.: Genetic and phenotypic heterogeneity in the PTEN hamartoma tumour syndrome. *Oncogene* 2008; **27**: 5387-5397.
2) 山本俊至：臨床遺伝に関わる人のためのマイクロアレイ染色体検査．診断と治療社，2012．
3) Delnatte C, et al.: Contiguous gene deletion within chromosome arm 10q is associated with juvenile polyposis of infancy, reflecting cooperation between the BMPR1A and PTEN tumor-suppressor genes. *Am J Hum Genet* 2006; **78**: 1066-1074.
4) Dahdaleh FS, et al.: Juvenile polyposis and other intestinal polyposis syndromes with microdeletions of chromosome 10q22-23. *Clin Genet* 2012; **81**: 110-116.
5) Tan MH, et al.: Lifetime cancer risks in individuals with germline PTEN mutations. *Clin Cancer Res* 2012; **18**: 400-407.
6) Campos FG, et al.: Colorectal cancer risk in hamartomatous polyposis syndromes. *World J Gastrointest Surg* 2015; **27**: 25-32.
7) Oliveira PH, et al.: Juvenile polyposis of infancy in a child with deletion of *BMPR1A* and *PTEN* genes: surgical approach. *J Pediatr Surg* 2013; **48**: e33-37.

［佐々木美香］

各論 ⑪ 腫瘍関連疾患

3 家族性乳がん
（遺伝性乳がん卵巣がん症候群を中心に）

症例提示

症　例：42歳，女性．
主　訴：子どもの遺伝学的検査についての相談．
家族歴：父は50歳で膵がんと診断され52歳で死亡．父方叔母は46歳で卵巣がんと診断され50歳で死亡．父方従妹は35歳で乳がん（トリプルネガティブ）と診断され，*BRCA1*遺伝子に病的変異が認められている（図1）．
現病歴：42歳時に親戚から乳がん検診を勧められ受診したところ，精査の結果，右側乳がんと診断された．遺伝カウンセリング後に施行された遺伝学的検査では，従妹と同じ*BRCA1*病的変異が検出された．16歳，14歳，10歳の子どもがおり，家族性乳がん（hereditary breast and ovarian cancer：HBOC）について子どもにどのように話したらよいのか，子どもも遺伝学的検査を受けたほうがよいのではないかと考え，遺伝カウンセリング目的で来談した．

診断へのアプローチ

　HBOCの診断は，診断基準に基づくHBOCハイリスク患者の選定（National Comprehensive Cancer Network〈NCCN〉ガイドライン），ハイリスク患者に対する遺伝カウンセリング，および患者の自律的な選択による遺伝学的検査の実施が必要である．HBOC患者が同定されている家系では，その血縁者の遺伝子診断は，すでに同定されている変異部位のみの検査で可能である（シングルサイト検査）．

　未成年血縁者の遺伝学的検査は，HBOCの場合，発症年齢が20歳以降であるため，発端者の遺伝学的検査で病的変異が認められた場合でも，本人が成人したのちに，遺伝学的検査の意義について理解したうえで，遺伝学的検査を受けるかどうかを決めることが原則である[1]．本症例の子どもたちはいずれも成人に達していないため，現在の年齢では遺伝学的検査を実施する医学的意義はない．

　また，HBOCは当該家系で発症した腫瘍の種類によって他の疾患を考慮し，鑑別のため遺伝学的検査が必要となることもある．乳がんと関連がある遺伝性腫瘍として，遺伝性乳がん卵巣がん症候群のほか，Li-Fraumeni症候群やCowden病などがある（表1）．近年，次世代シーケンサーの登場とともに，遺伝性腫瘍症候群に関わる遺伝学的検査を，より安価かつ迅速に，複数の遺伝子群をパネル検査として同時に調べることが可能になってい

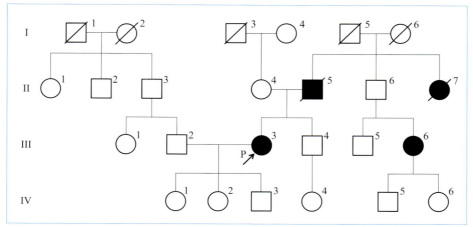

図1 家系図

父（II-5）は50歳で膵がんと診断され52歳で死亡．父方叔母（II-7）は46歳で卵巣がんと診断され50歳で死亡．父方従妹（III-6）は35歳で乳がん（トリプルネガティブ）と診断され，*BRCA1*遺伝子に病的変異が認められている．

表1 乳がんと関連がある他の遺伝性腫瘍の例

疾患名	原因遺伝子	遺伝形式	おもな他の病変
Li-Fraumeni症候群	*TP53*	常染色体優性遺伝	軟部組織肉腫，骨肉腫，脳腫瘍，副腎がん，白血病
Cowden症候群	*PTEN*	常染色体優性遺伝	甲状腺がん，子宮内膜がん，過誤腫性消化管ポリープ，脂肪腫，巨頭症
遺伝性びまん性胃がん	*CDH1*	常染色体優性遺伝	びまん性胃がん
Pautz-Jeghers症候群	*STK11 / LKB1*	常染色体優性遺伝	消化管ポリポーシス，粘膜皮膚色素沈着，大腸がん，胃がん

る．家族に種類の異なる腫瘍が複数認められた場合，関連症候群を網羅したパネルを選択することも考慮されつつある[2]．

疾患概要

遺伝性乳がん卵巣がん症候群は，遺伝性乳がんにおいて最も頻度の高い常染色体優性遺伝性疾患であり，全乳がん患者のうち5〜10％を占めると考えられている．発症に関与する遺伝子として，*BRCA1*および*BRCA2*遺伝子があり，これらの遺伝子にがん発症に関連する病的変異が存在すると，将来，乳がんおよび卵巣がんに罹患するリスクが高まる．

遺伝学的検査の臨床的意義

すでに乳がんを発症している患者にとっての遺伝学的検査の意義は，HBOCと診断されることにより，HBOCの臨床的な特徴を考慮した治療選択，今後の発症を見越した予防的治療，適切な定期検診が可能になることである．また，血縁者に対しては，遺伝カウンセリングを通して将来へ向けての発症前診断，サーベイランス，予防的治療などの早期対応が検討されうることである．

表2 NCCNガイドラインでの *BRCA1/2* 遺伝学的検査を考慮する基準

- ☐ 家系内で *BRCA1/2* 遺伝子の病的変異を有する血縁者がいる
- ☐ 乳がんの既往歴があり，次の1つ以上を満たす
  - 45歳以下で診断
  - 50歳以下で診断され，さらに，
    - ・更なる原発性乳がんがある
    - ・乳がんに罹患した血縁者（第3度以内）が1人以上
    - ・膵がんに罹患した血縁者が1人以上
    - ・前立腺がん（Gleason score ≧ 7）に罹患した血縁者が1人以上
    - ・家族歴が不明または限られている場合
  - 60歳以下で診断されたトリプルネガティブ乳がん
  - 診断時年齢は問わないが，
    - ・50歳以下で乳がんに罹患した血縁者が1人以上
    - ・診断時年齢を問わず乳がんに罹患した血縁者が2人以上
    - ・卵巣がんに罹患した血縁者が1人以上
    - ・膵がんおよび/あるいは前立腺がん（Gleason score ≧ 7）に罹患した血縁者が2人以上
    - ・乳がんに罹患した男性の血縁者がいる
    - ・高い変異頻度と関連する変異頻度（アシュケナージ系ユダヤ人など）と関連する民族出身者
- ☐ 卵巣がんの既往歴
- ☐ 男性乳がんの既往歴
- ☐ 前立腺がん（Gleason score ≧ 7）の既往歴があり，卵巣がんあるいは50歳以下の乳がんに罹患した血縁者が1人以上，あるいは乳がんあるいは膵がんあるいは前立腺がん（Gleason score ≧ 7）と診断された血縁者が2人いる
- ☐ 膵がんの既往歴があり，卵巣がんあるいは50歳以下の乳がんに罹患した血縁者が1人以上，あるいは乳がんあるいは膵がんあるいは前立腺がん（Gleason score ≧ 7）と診断された血縁者が2人いる
- ☐ 膵がんの既往歴があるアシュケナージ系ユダヤ人
- ☐ 家族歴がある未発症者（未発症者の検査結果の解釈には重大な限界があることに注意する必要がある）
  - 第2度近親者が上記の基準を満たす
  - 第3度近親者が乳がんおよび/あるいは卵巣がんに罹患し，乳がん（少なくとも1人は50歳以下での診断）および/あるいは卵巣がんと診断された血縁者が2人以上いる

〔NCCN guidelines Genetic / Familial High-Risk Assessment: Breast and Ovarian, Ver. 2. 2016. / NCCN 腫瘍学臨床診断ガイドライン 乳がんおよび卵巣がんにおける遺伝学的/家族性リスク評価 2015年 第2版．をもとに作成〕

NCCN ガイドラインでの *BRCA1/2* 遺伝学的検査を考慮する基準を表2[3,4]に示す．

遺伝カウンセリングのポイント

　遺伝カウンセリングでは，家族歴の詳細な聴取と，当該家系の発症年齢から，個別のリスクアセスメントを行う必要がある．HBOC は，原則成人期を過ぎてから発症するため，親が希望しても未成年者の遺伝学的検査は実施せず，子ども自身が成人し本人の自律的意思に基づいて行うことが原則である．HBOC の管理は，18歳から乳房を意識すること，医療機関での乳房検診は25歳頃からの開始が推奨されている（表3）[3,4]．親である患者の状況および家族がどのような状況におかれているのかということを考慮しながら，子どもへの対応を考えることが大切である．子どもに対しては，HBOC がどのような疾患であるのか，自身が遺伝子変異を受け継いでいる可能性などについて，いつ，どのように伝えるのかを話し合うことが重要である．自分の親に BRCA 遺伝子に病的変異が認められた場合には，病的変異を認められなかった場合よりも不安などの感情を抱きやすく，息子と娘では結果の捉え方や感じ方が異なるという報告があり[5]，子どもの発達段階や家族の関係性に配慮し，段階的かつ長期的な関わりのなかで親子が適切にリスクに対処できるように支援することが必要である．

表3 NCCN ガイドラインでの HBOC のサーベイランス

【女性】
- [ ] 18 歳から，breast awareness を開始する
- [ ] 25 歳から，6 〜 12 か月毎の問診・視触診を開始する
- [ ] 乳房スクリーニング
  - ・25 歳から 29 歳までは，年 1 回の乳房 MRI スクリーニング（望ましい）または MRI が利用できない場合はマンモグラフィ，もしくは家族歴に 30 歳未満での乳がん診断が含まれる場合は，家族歴に基づいて個別化する
  - ・30 歳から 75 歳までは，年 1 回のマンモグラフィおよび乳房 MRI によるスクリーニングを行う
  - ・75 歳以降の管理は個別に検討すべきである
  - ・BRCA 変異を有し，乳がんの治療を受けた女性には，残存乳房組織に対して年 1 回のマンモグラフィおよび乳房 MRI によるスクリーニングを継続すべきである
- [ ] リスク低減乳房切除術の選択肢について話し合う
  - ・カウンセリングには，リスク低減効果，再建の選択肢およびリスクに関する話し合いを含める
- [ ] リスク低減卵管卵巣摘出術は典型的には 35 〜 40 歳で最後の出産が終了し次第施行することが推奨される
  - ・カウンセリングでは，生殖に関する希望，発がんリスクの程度，乳がんと卵巣がんからのリスク低減効果，更年期障害の管理と望ましい自然閉経最高年齢までの可能な短期ホルモン補充療法，および関連する医学的問題について話し合う
  - ・卵管摘出術単独は標準治療ではない．リスク低減卵管摘出術単独に関する懸念は，施行後もなお卵巣がんの発生リスクが残るということである．さらに，閉経前女性では卵巣摘出術により乳がんの発生リスクが 50% 低下する
- [ ] リスク低減乳房切除術および / または卵管卵巣摘出術を受けることの心理社会的側面，社会的側面，生活の質に関する側面に言及する
- [ ] リスク低減卵管卵巣摘出術を選択しなかった患者については，臨床医としてスクリーニングが有用と判断される状況もありうるが，研究データからは，ルーチンの卵巣スクリーニングは支持されていない．卵巣がんに対する経腟超音波検査は，積極的な推奨策の裏付けとなるほどに十分な感度および特異度があるとは示されていないが，医師の判断で 30 〜 35 歳から考慮してもよい．血清 CA-125 は追加的な卵巣スクリーニング検査であり，留意事項は経腟超音波検査と同様である
- [ ] リスクと利益の話し合いを含め，乳がんと卵巣がんに対する選択肢としてのリスク低減薬を考慮する
- [ ] 可能であれば，画像診断やスクリーニングを検討する（新しい画像技術やスクリーニング間隔の短縮など）臨床試験への参加を考慮する

【男性】
- [ ] 乳房自己検診の訓練と教育を 35 歳から開始する
- [ ] 12 か月毎の問診・視触診を 35 歳から開始する
- [ ] 40 歳から，
  - ・BRCA2 変異保持者に対して前立腺がんスクリーニングを推奨する
  - ・BRCA1 変異保持者に対して前立腺がんスクリーニングを考慮する

〔NCCN guidelines Genetic / Familial High-Risk Assessment: Breast and Ovarian, Ver. 2. 2016. / NCCN 腫瘍学臨床診断ガイドライン 乳がんおよび卵巣がんにおける遺伝学的 / 家族性リスク評価 2015 年 第 2 版．をもとに作成〕

引用文献

1) 新井正美：癌の遺伝医療―遺伝子診断に基づく新しい予防戦略と生涯にわたるケアの実践．南江堂，2015：179-181．
2) 中村清吾：Hereditary breast and ovarian cancer syndrom（HBOC）（遺伝性乳癌卵巣癌症候群）．日本臨牀 2015；**73**（増）：136-140．
3) NCCN guidelines Genetic / Familial High-Risk Assessment: Breast and Ovarian, Ver. 2. 2016.
4) NCCN 腫瘍学臨床診断ガイドライン 乳がんおよび卵巣がんにおける遺伝学的 / 家族性リスク評価 2015 年 第 2 版．https://www.tri-kobe.org/nccn/guideline/gynecological/index.html
5) Bradbury AR, et al.: When parents disclose BRCA1/2 test results: their communication and perceptions of offspring response. *Cancer* 2012; **118**: 3417-3325.

［野口恵美子，有田美和］

各論　⑪ 腫瘍関連疾患

4　Noonan 症候群

症例提示

症　例：3 歳，男児．
主　訴：低身長．
既往歴：胎児水腫．
現病歴：胎児超音波検査で皮下浮腫を認めた．38 週 3,400g で出生した．胸水，腹水も合併し，胎児水腫の状態であった．新生児集中治療室（NICU）で全身管理を受けた．浮腫は徐々に改善した．心臓超音波検査では肺動脈狭窄と心筋症を認めた．精神運動発達は軽度の遅れを示した．眼瞼下垂，眼間開離，内眼角贅皮，眼瞼裂斜下，耳介低位・後方回転，肉づきのよい耳介，毛髪線低位，翼状頸などの小奇形を認めた．1 歳で停留精巣の手術を受けた．−3 SD の低身長に対して成長ホルモン療法を検討することとなった．
家族歴：母親は 30 歳で，身長 145 cm と低身長であった．小児期に心房中隔欠損の手術歴があった．顔貌の特徴も児と似ていた．

診断へのアプローチ

　胎児水腫の場合，血液型不適合，免疫学的因子，ウイルス感染症，先天性心疾患による子宮内での心不全状態などの鑑別が必要であるが，染色体異常症や先天異常症候群による場合も存在する．そのなかでも Noonan 症候群は重要である．心臓超音波検査で肺動脈狭窄症や心筋症の合併は Noonan 症候群を示唆するものである．特異顔貌や身体所見が診断上，重視される．遺伝子診断は確定診断につながるが，研究室レベルである．染色体異常症の鑑別のために，染色体検査を行う必要がある．

疾患概要

　Noonan 症候群は先天性心疾患，成長障害，特異顔貌，骨格異常，精神運動発達遅滞，血液凝固障害，リンパ管形成障害，停留精巣などを特徴とする先天性疾患である．重症度には大きな差があり，新生児期に胎児水腫で NICU 管理を余儀なくされる例や，ほとんど疾患として認識されない軽症例もある．
　RAS / MAPK 経路に関わる遺伝子の機能獲得変異が原因である．染色体 12q24.2 にある *PTPN11* 遺伝子変異[1]は約半数の患者で同定される．他に *KRAS* 遺伝子[2]，*SOS1* 遺伝子[3]，*RAF1* 遺伝子[4]，*SHOC2* 遺伝子，*RIT1* 遺伝子[5]に変異が同定される例もある．

表1 Noonan症候群の診断基準

症状		A＝主症状	B＝副次的症状
1	顔貌	典型的な顔貌	本症候群を示唆する顔貌
2	心臓	肺動脈狭窄，閉塞性肥大型心筋症および/または本症候群に特徴的な心電図所見	左記以外の心疾患
3	身長	3パーセンタイル以下	10パーセンタイル以下
4	胸郭	鳩胸/漏斗胸	広い胸郭
5	家族歴	第1度近親者に確実な本症候群患者あり	第1度近親者に本症候群が疑われる患者あり
6	その他	発達遅滞，停留精巣，リンパ管形成異常のすべて	発達遅滞，停留精巣，リンパ管形成異常のうち1つ

確実なNoonan症候群：
1Aと，2A〜6Aのうち1項目，または2B〜6Bのうち2項目が該当．
1Bと，2A〜6Aのうち2項目，または2B〜6Bのうち3項目が該当．

1）身体発育

出生体重は標準と大差がない．新生児期の哺乳障害，頻回の嘔吐のため，チューブ栄養を要する例がある．乳児期は体重増加が遅れることがある．生下時の身長も正常のことが多いが，その後は標準の3パーセンタイル程度になり，成長は遅れ，思春期の成長スパートも小さい．骨年齢も遅延する例が多い．成長ホルモン分泌不全を伴うことがある．Noonan症候群では甲状腺機能低下症の合併例もある．

2）発達

精神発達遅滞は40〜60%に合併する．発達正常例もあるが，軽度発達遅滞例が多い．注意欠如/多動性障害や学習障害の合併に注意する．聴覚認知障害の例がある．発達支援，特殊教育や特別支援教育の対象になる場合がある．社会的な適応能力は高い例が多い．

3）身体所見

特異顔貌を認め，診断基準(表1)では最も重要視される．前額部は広く突出，内眼角贅皮，眼瞼下垂，眼間開離，眼瞼裂斜下，耳介低位，耳介後方回転，厚い耳輪，深い人中，高口蓋，短頸，翼状頸，毛髪線低位，カールした頭髪などの特徴がある．頭部は相対的に大きい．西洋楯状の胸，漏斗胸，鳩胸などの胸郭変形，外反肘も認めることがある．関節過伸展性を認める．側弯や後弯になる例がある．成人期には顔貌の特徴は薄れる．

眼瞼下垂や翼状頸など，Noonan症候群の身体所見はリンパ管形成不全のために生じた胎児浮腫のなごり（リンパ管閉塞シークエンス）と考えられる．

4）循環器系異常

先天性心疾患はNoonan症候群の50〜90%でみられる．特に肺動脈狭窄が多い．肥大型心筋症はNoonan症候群の20〜30%に合併する．程度や肥大の場所は様々であり，胎内ですでに肥大している場合もあれば，生後数年で肥大が生じる場合もある．心筋症は改善する場合もあれば増悪し，心不全に至って予後を左右する因子となる場合がある．他に，心房中隔欠損症(atrial septal defect：ASD)，心室中隔欠損症(ventricular septal defect：

VSD），動脈管開存症（patent ductus arteriosus：PDA），Fallot四徴症などの例もあるが，Noonan症候群では複雑心奇形例は少ない．

5）神経学的所見

関節過伸展性や筋緊張低下はよくみられる．まれな神経学的異常として，神経鞘腫，筋芽腫，末梢神経障害，脊髄水腫，Dandy-Walker奇形などがある．

6）眼科所見

斜視，屈折異常，眼振などがみられる．眼科的精査を受けておく必要がある．

7）耳鼻咽喉科所見

聴力障害や滲出性中耳炎の合併がある．

8）血液学的異常

Noonan症候群の約3分の1で血液凝固因子異常がみられる．無症状の場合が多いが，出血傾向を生じた例もある．まれに白血病の合併例もあるが，治療に反応しやすい（特にjuvenile myelomonocytic leukemia〈JMML〉）．

9）リンパ系異常

Noonan症候群の20％でリンパ管系の異常がみられる．リンパ管が十分に機能しないため，浮腫を認める．局所的な場合と広範性の場合がある．四肢に出現する例が多いが，消化管，肺，胸腔内，外陰部，頸部，顔面など，各所にできることがある．胸水や腹水が貯留し，治療に難渋する場合がある．胎児超音波で頸部浮腫やcystic hygroma，胎児水腫の出現をみることがある．

10）泌尿生殖器系異常

男児では停留精巣の頻度が高い．Noonan症候群では男性不妊の例がある．腎盂尿管移行部の狭窄による腎盂拡大例がある．超音波による腎尿路系の検索が必要である．尿路感染症にも注意が必要である．

遺伝学的検査の臨床的意義

責任遺伝子による臨床像の特徴に差がある．*PTPN11*変異では，低身長や肺動脈弁狭窄・心房中隔欠損が高頻度で，肥大型心筋症は低頻度である．*SOS1*変異では，低身長や発達遅滞の程度が軽症である．*RAF1*変異では，心筋症の合併例が多い．*SHOC2*では頭髪の異常と乾燥した皮膚が特徴的である．*RIT1*変異でも心筋症が多い．他にもまだ未解明の責任遺伝子が想定されている．

遺伝カウンセリングのポイント

常染色体優性遺伝で，わが国では1万人に1人程度の罹患率といわれるが，軽症例を含めると1,000人に1人程度の可能性がある．多くは孤発例であるが，常染色体優性遺伝形式をとる家族例も少なくない．家族内でも症状の幅が広く，児が診断されてはじめて親の罹患が判明する場合もある．親がNoonan症候群の場合，児の罹患の確率は50％である．親の罹患についての説明では慎重な配慮が必要である．Noonan症候群の診療経験豊富な医師にコンサルトすべきである．

治療および管理の要点

治療はそれぞれの合併症に対して対症療法的に行われる．先天性心疾患に対しては外科治療が必要な場合もある．一部の例では成長ホルモン療法の対象になるが，細胞増殖効果に伴い，心筋症が悪化する可能性がある．発達遅滞に対しては療育を行う．注意欠如／多動性障害の合併例があり，投薬治療を行う場合もある．

家系内検索と出生前診断

胎児超音波で頸部浮腫や cystic hygroma，胎児水腫が最初の診断契機となる場合がある．新生児期には特に症状を認めず，心雑音が受診理由の場合もある．児の診断を契機に家族の罹患が判明する場合がある．理論的には，親の遺伝子変異がわかっていれば，出生前診断は可能であるが，Noonan 症候群の表現型は幅広く，普通に生活できている例が多いので，慎重な配慮が必要である．

引用文献

1) Tartaglia M, et al.: Mutations in PTPN11, encoding the protein tyrosine phosphatase SHP-2, cause Noonan syndrome. *Nat Genet* 2001; **29**: 465-468.
2) Schubbert S, et al.: Germline KRAS mutations cause Noonan syndrome. *Nat Genet* 2006; **38**: 331-336.
3) Roberts AE, et al.: Germline gain-of-function mutations in SOS1 cause Noonan syndrome. *Nat Genet* 2007; **39**: 70-74.
4) Pandit B, et al.: Gain-of function RAF1 mutations cause Noonan and LEOPARD syndromes with hypertrophic cardiomyopathy. *Nat Genet* 2007; **39**: 1007-1012.
5) Aoki Y, et al.: Gain-of-function mutations in RIT1 cause Noonan syndrome, a RAS/MAPK pathway syndrome. *Am J Hum Genet* 2013; **93**: 173-180.

［岡本伸彦］

各論 ⑫ 感覚器

1 色覚異常

症例①提示

症　例：22歳，男性（III-2）．
主　訴：色覚検査で異常を認めた．
既往歴：特になし．
現病歴：生来健康にしていた．航空関係の就職に際して募集要項に色覚検査の受検を求められていたので受けたところ，先天赤緑色覚異常が判明した．
家族歴：母方伯父（II-3）が先天赤緑色覚異常であることが後でわかった（図1）．

症例②提示

症　例：18歳，女性（II-3）．
主　訴：色覚検査で異常を認めた．
既往歴：特になし．
現病歴：生来健康にしていた．赤と緑の区別がつきにくいことがあった．デザイナー志望のため，色覚検査を行ったところ，先天赤緑色覚異常が判明した．父（I-1）は先天赤緑色覚異常で，母（I-2）は保因者であると考えられた．
家族歴：父（I-1）と兄（II-1）が先天赤緑色覚異常であったが，女性は発症しないはずと考えていた（図2）．

診断へのアプローチ

石原表，東京医大表などの仮性同色表が簡便な検査である．他にアノマロスコープやパネルD-15テストがある．

疾患概要

色覚とは，可視光線（400〜800 nm）の各波長に応じて起こる感覚のことである．網膜には，長波長（565 nm），中波長（545 nm），短波長（440 nm）領域の可視光線を感知する視物質をもつ3種類の錐体が存在する．それぞれL錐体（旧名称：赤錐体），M錐体（旧名称：緑錐体），S錐体（旧名称：青錐体）である．Lはlong-wave length-sensitive，Mはmiddle-wave length-sensitive，Sはshort-wave length-sensitiveの略である．各波長の可視光に対して錐体の視物質が反応して色覚を感じる．先天色覚異常は，これらの錐体のいずれかの

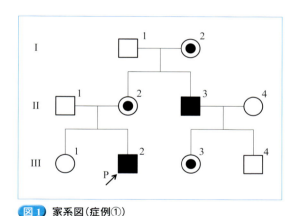

図1 家系図(症例①)

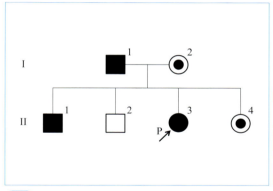

図2 家系図(症例②)

表1 錐体の状態と色覚異常の分類

L錐体	M錐体	S錐体	状態	症状	頻度
正常	正常	正常	正常色覚	問題なし	男性の95%, 女性の99.8%
異常	正常	正常	1型2色覚	赤緑の識別に問題があるが,日常生活に支障ない例も多い	男性の5%, 女性の0.2%
正常	異常	正常	2型2色覚		
正常	正常	異常	3型2色覚	青色と黄色を感じにくいが,正常色覚とあまり変わらない.やや暗く見える	数万人に1人
正常	異常	異常	L錐体1色覚	色の識別ができないが,視力は正常である	
異常	正常	異常	M錐体1色覚		数万人に1人
異常	異常	正常	S錐体1色覚	色の識別ができず,視力低下あり	
異常	異常	異常	桿体1色覚		

欠損や機能不全が原因である(表1).

先天色覚異常は遺伝子変異による錐体視物質異常でX連鎖性遺伝による.日本人での罹患率は男性の約5%,女性の0.2%である.このほとんどは先天赤緑色覚異常である.1型色覚が約1%,2型色覚が約4%の内訳となる.先天青黄色覚異常の頻度は数万人に1人程度である.

先天色覚異常には重症度によって1色覚(旧:全色盲),2色覚(旧:色盲),異常3色覚(旧:色弱)に分類される.1色覚の頻度は数万人に1人である.

影響を受けている錐体の種類によって1型色覚(L錐体の異常),2型色覚(M錐体の異常),3型色覚(S錐体の異常)に分類される.1型色覚と2型色覚を合わせて先天赤緑色覚異常ともよぶ.1型色覚,2型色覚ともに赤色と緑色を感じにくい.日常生活に支障のない例が多いが,職業によっては支障を生じる場合もある.

3型色覚では青色と黄色を感じにくい.3型色覚の頻度は数万人に1人である.

L錐体,M錐体,S錐体すべての錐体の機能異常がある場合,桿体1色覚とよぶ.この場合,全色盲となる.正常な錐体細胞がない場合は,明暗を感知する桿体細胞に視覚を依

存することになる．全色盲では視力低下，眼振，羞明などの症状を伴う．S錐体のみ機能している場合，S錐体1色覚とよぶ．この場合も全色盲となる．

遺伝学的検査の臨床的意義

L遺伝子（long-wave-sensitive opsin-1 gene），M遺伝子（medium-wave-sensitive opsin-1 gene）はともにXq28に座位する．L遺伝子が上流でM遺伝子が下流に位置する．M遺伝子は反復して存在する例があるが，L遺伝子と最初のM遺伝子のみが網膜上で発現する．先天赤緑色覚異常では，L遺伝子あるいはM遺伝子の一方が欠失している．この場合，X連鎖性遺伝である．S遺伝子（short-wave-sensitive opsin-1 gene）は7q32.1に座位する．先天青黄色覚異常ではS遺伝子が欠失している．常染色体優性遺伝である．これらの色覚異常は臨床の現場では色覚検査で診断されるため，遺伝学的検査が実施されることはほとんどない．

S錐体1色覚では，L遺伝子とM遺伝子の上流にある調節領域の欠失が原因である．

桿体1色覚では錐体cGMP依存性イオンチャネルのαサブユニット（*GNGA3*）遺伝子（achromatopsia-2：ACHM2），βサブユニット（*GNGB3*）遺伝子（achromatopsia-3：ACHM3），あるいはGタンパクα transducing（*GNAT2*）遺伝子（achromatopsia-4：ACHM4）の変異による．これらの遺伝子変異は常染色体劣性遺伝形式による．大学病院などの研究室レベルで解析が行われる場合もある．

遺伝カウンセリングのポイント

日本人での罹患率は男性の約5％，女性の0.2％である．このほとんどは先天赤緑色覚異常である．1型色覚が約1％，2型色覚が約4％の内訳となる．先天赤緑色覚異常の遺伝子座位はXq28にあるので，X連鎖性遺伝に従う．したがって，母親が保因者の場合，男児は50％の確率で色覚異常となり，女児は50％の確率で保因者となる．

色覚異常のある父親（図1，II-3）と保因者でない母親（II-4）との間に生まれた児について，男児（III-4）であれば色覚異常遺伝子は遺伝しないが，女児（III-3）の場合は父親から色覚異常遺伝子を引き継ぐため，100％保因者となる．

色覚異常のある父親（図2，I-1）と同じ遺伝子変異の保因者である母親（I-2）との間に生まれた児について，男児であれば色覚異常遺伝子は50％の確率で母親から引き継いで発症する（II-1発症）．女児の場合は両親から色覚異常遺伝子を引き継ぐ可能性があり，50％の確率で発症し（II-3），50％が保因者（II-4）となる．

色覚異常に対する誤解や偏見を取り除き，正しい理解を促すことが重要である．

治療および管理の要点

色覚異常に対しては特別な治療方法は存在しない．社会全体の取り組みとして，配色デザインを工夫することで色覚異常者の利便性，安全性を考慮した対応が求められる．小学校では黒板の文字は白色と黄色に限定すべきで，赤色や青色のチョークの使用は好ましくない．

わが国の小学校では全児童を対象に石原表を用いた色覚検査が行われていたが，文部科

学省は 2003 年度より色覚検査を定期健康診断の必須項目から削除した．しかし，色覚異常者が自分で認識しないまま，進学・就職に際して，希望の進路に進めないことに遭遇する例があり，任意での色覚検査実施が推奨されている．警察，消防，自衛官，航空・船舶関係などでは微妙な色識別を要する場合がある．特殊な職業では募集要項を十分把握する必要がある．誤解と偏見に基づく不必要な差別が問題である．

家系内検索と出生前診断

先天赤緑色覚異常は X 連鎖性遺伝であり，男児例では母親が保因者の可能性がある．出生前診断の対象にはならない．

［岡本伸彦］

各論 ⑫感覚器

2 難聴

症例提示

症　例：生後2週間，男児．
主　訴：難聴．
家族歴：家系内に難聴者はいない．
現病歴：妊娠中，特に異常はなかった．満期産，正常経腟分娩で出生後，哺乳力も問題なし．退院前の新生児聴覚スクリーニングで両側 refer（要精査）となり，耳鼻咽喉科に紹介された．
現　症：外表上，小耳症や外耳道閉鎖などの特記すべきことはなく，哺乳や体動も問題ない．
検　査：鼓膜所見は正常．1か月時，聴性脳幹反応（ABR）で 100 dB 刺激にて両耳ともに無反応．3か月時，聴性定常反応（ASSR）でも 100 dB 刺激にて両耳ともに無反応．側頭骨 CT で内耳奇形なし．

診断へのアプローチ

　3か月頃の聴性定常反応（auditory steady-state response：ASSR）により，"先天性高度感音難聴"であることが確定する．身体障害者手帳を取得して補聴器による聴覚ハビリテーション導入と併行して，原因検索を進める．原因検索として標準的に行われるのは，先天難聴の遺伝学的検査である．本患者においても当該遺伝学的検査が実施され，GJB2 遺伝子にホモ接合性変異（235delC）が検出された．この結果，"GJB2 遺伝子変異による常染色体劣性遺伝性・先天性高度感音難聴"との診断に至った．

疾患概要

　最新で詳細かつ包括的な書籍があるので，参照されたい[1,2)]．先天性高度感音難聴は，1,000 出生児に 1 人の割合でみられ，このうち 50 〜 70％ は遺伝子変異に基づくと推定されている．これに，遅発性または進行性の遺伝性難聴を加えると，遺伝子変異による難聴は頻度の高い先天異常であるといえる．従来，他系統の先天異常や合併症を併発する"症候群性難聴"と難聴のみが症状である"非症候群性難聴"とに分類されていた．"症候群性難聴"は約 30％ を占め，これまでに 400 以上の症候群が知られている．頻度の高い症候群として，Alport 症候群（聾者における頻度は 1％），brachio-oto-renal（BOR）症候群（同

2%），Jervell-Lange-Nielsen 症候群（同 1%），Pendred 症候群（1～10%），Usher 症候群（3～5%），Waardenburg 症候群（2～5%）などがある．"非症候群性難聴"は残り約 70% を占め，その遺伝形式としては，常染色体劣性遺伝が最も多く（75～85%），次いで常染色体優性遺伝（15～24%），X 連鎖遺伝（1～2%），ミトコンドリア遺伝がある．約 100 遺伝子がその発症に関与していると推定され，これまでに 80 以上の原因遺伝子が同定されている．最新の日本人難聴患者に対する次世代シーケンスを活用した網羅的遺伝子解析によれば，最も頻度が高い遺伝子は *GJB2* であり，次いで *SLC26A4*，*MYO15A*，*CDH23* であった[3]．原因遺伝子が明らかにされるなかで，従来の"症候群性""非症候群性"という分類から，原因遺伝子に基づく新たな疾患概念が確立されつつある．例えば，異なる疾患と考えられてきた"Pendred 症候群"と"前庭水管拡張を伴う非症候群性感音難聴"は，ともに *SLC26A4* 遺伝子変異に基づく一連の疾患スペクトラムを構成することが明らかになってきた．今後，"○○遺伝子変異による難聴"という原因遺伝子に基づく新たな疾患概念が臨床現場に定着することにより，病態に即した個別化医療への道が開かれることが期待される．

　最も頻度の高い"*GJB2* 遺伝子変異による常染色体劣性遺伝・先天性感音難聴"について概説する．*GJB2* 遺伝子は，細胞間結合の 1 つであるギャップ結合タンパク（コネキシン 26）をコードする．コネキシン 26 は，蝸牛に存在する細胞において豊富に分布し，カリウムイオンのリサイクルを通じて，細胞間ネットワークの構築に関与していると考えられている．*GJB2* 遺伝子変異による難聴は，最も頻度が高く，有病率 1／10,000 人（保因者頻度 1／50）で，小児難聴の 15% 程度を占めるとされている．軽度～重度まで様々であるが，加齢による要素を除き進行することも，また経過中に回復することもないとされている．変異と難聴の程度には一定の相関があり，日本人において多数を占める p.235delC，p.V37I については，p.235delC に基づく難聴が高度である場合が多いのに対し，p.37I に基づく難聴は軽度～中等度である場合が多い．また，原則として難聴以外の症状はない．早期の人工内耳埋め込みが，言語発達促進に有効であると報告されている[4]．治療は，①新生児聴覚スクリーニングによる早期発見，②遺伝学的検査を通じた早期からの正確な病態診断・予後予測，そして，③重度の場合には早期からの人工内耳活用による積極的聴覚ハビリテーション，を軸に進められる．長野県では，わが国における難聴の遺伝医療を推進してきた信州大学医学部附属病院耳鼻咽喉科（http://www.shinshu-jibi.jp）を中心にした理想的な体制が構築されており，以下"*GJB2* 遺伝子変異による常染色体劣性遺伝・先天性高度感音難聴"の場合の流れを紹介する．

　長野県では，啓発活動の効果もあって，新生児聴覚スクリーニング普及率は 95% を超えている．refer（要精査）となった児は，地域拠点病院の耳鼻咽喉科に紹介され，生後 1 か月以内に聴性脳幹反応（auditory brainstem response：ABR）が施行され，先天難聴の可能性が高いと判断されれば，生後 1～2 か月の時点で信州大学医学部附属病院耳鼻咽喉科に紹介される．ABR 再検，ASSR による精査を含めた専門的検討を行い，生後 3 か月頃には"難聴"との確定診断が行われ，身体障害者手帳の取得が促され，補聴器装用が開始される．側頭骨 CT や先天難聴遺伝学的検査（保険），および，乾燥臍帯を用いた先天性サイトメガロウイルス感染スクリーニングを通じた原因検索を行う．生後 6 か月頃にはこれらの

結果が出揃い，"*GJB2*遺伝子変異による常染色体劣性遺伝・先天性高度感音難聴"との確定診断がなされ，両親に対して，難聴専門耳鼻咽喉科医，臨床遺伝専門医，認定遺伝カウンセラーによる"難聴遺伝子診療外来"において遺伝カウンセリングが行われる．それまでの間に耳鼻咽喉科専門医による定期的な"勉強会"，県難聴児支援センター担当者による個別支援を通じて，先天難聴の原因や治療に関する情報提供や心理社会的支援が既に開始されている．その後，定期的な難聴専門外来での検診のなかで聴覚が音声言語を活用したコミュニケーション可能なレベル（"スピーチバナナ"に入っていることが必要）であるか検討が重ねられ，不十分であると判断されれば1歳頃に片耳の人工内耳埋め込み術が施行され，その後聴覚が安定してきたところで反対側の人工内耳埋め込み術が考慮される．難聴専門外来での検診，難聴専門の言語聴覚士による聴覚ハビリテーションが継続され，さらに県難聴児支援センター担当者，聾学校担当者なども加わり，通常保育園や地域小学校で過ごす場合の支援のあり方などが検討されていく．このように，音声言語を最大限活用することを通じて，児のコミュニケーション能力を広げることを目的に，途切れのない診療体制が築かれている．

遺伝学的検査の臨床的意義

先天難聴の遺伝学的検査は，2012（平成24）年に保険収載され，当初はインベーダ法による過去日本人難聴者に見つかった13遺伝子46変異のスクリーニングであったが，2015（平成27）年より，次世代シーケンス（next generation sequencing：NGS）技術を用いた19遺伝子154変異のスクリーニングが行われている．NGSを用いた遺伝学的検査が保険収載された日本初のケースである．現在，先天難聴の遺伝学的検査の保険点数は3,880点，結果説明に関する遺伝カウンセリングにも保険点数（500点）がつく．臨床的意義は以下にまとめられる．

①発端者・家族への心理的意義がある．先天難聴の場合，子どもを発熱させてしまったせいであるとか，妊娠中の生活の影響であるとか，母親が自分を責める場合が少なくなかった．遺伝子変異が原因とわかれば，誰のせいでもないことが客観的に示されることになり，より深い納得につながると考えられる．

②発端者の治療・健康管理に役立てられる．正確な原因診断に基づき，聴力予後（聴力型，難聴の進行や変動の見通し）に関する予測が可能となる，随伴症状（*SLC26A4*遺伝子変異による難聴の場合には甲状腺腫やめまい，ミトコンドリア3243変異では糖尿病など）の予測と早期スクリーニングが可能となる，難聴の治療法選択に役立つ（*GJB2*遺伝子変異による高度難聴における人工内耳の有効性など），難聴の予防につながる（ミトコンドリア1555変異におけるアミノグリコシド系抗菌薬回避など），といった診療上の有用性がある．

③家族に役立てられる．原因遺伝子が明らかになれば，遺伝形式に関する正確な情報が得られる．例えば，*GJB2*遺伝子変異による難聴であれば，次子の再発率が25%であり，より早期からスムーズな診療につなげられるなどの意義がある．

なお，先天性サイトメガロウイルス感染症も小児難聴の重要な原因（25%程度）とされており，乾燥臍帯を用いたPCR検査でスクリーニングできる（保険外）ため，遺伝学的検

査と併行して進めることが望ましい．

遺伝カウンセリングのポイント

　前述の"難聴遺伝子診療外来"においては，以下の点に留意して遺伝学的検査後の遺伝カウンセリングを行っている[5]．

1）難聴専門耳鼻咽喉科医の対応

　難聴の経過と現状，クライエント（来談者，先天難聴の場合には通常両親）の理解などを丁寧な問診を通じて改めて確認する．遺伝学的検査により原因遺伝子が明らかになった場合には，個別の状態と合わせて今後の治療方針（*GJB2*遺伝子変異による難聴における人工内耳の適応など）についてわかりやすく説明する．

2）臨床遺伝専門医，認定遺伝カウンセラーの対応

　DNA，遺伝子，染色体について改めて整理し，遺伝学的検査により変異が検出され，原因遺伝子が明らかになった場合には，その遺伝形式について次子・次世代の再発率を含めて説明する．変異が検出されなかった場合，家族歴から想定される遺伝形式に基づく次子・次世代の再発率（例えば，常染色体優性遺伝が想定される家系では，罹患者の子どもが難聴をもつ確率50％）や経験的再発率（子ども1人が重度難聴で両親健聴，環境因子が除外された場合の次子再発率は1／10，夫婦どちらかが重度難聴である場合の子どもの再発率は1／20，などは有用である）を伝え，新生児聴覚スクリーニングを活用した早期発見・早期対応の有用性など，現実的な対応法を確認する．

3）セッション全体

　クライエントは，これまでの難聴診療や"勉強会"を通じて，難聴専門耳鼻咽喉科医との信頼関係が構築されており，かつ基本的知識（先天難聴には遺伝要因，常染色体劣性遺伝が多いこと，人工内耳を含めた治療に関することなど）をもっていることが多く，そのことがセッション全体を安定させている．つまり，遺伝カウンセリング（遺伝学的検査も）は先天難聴診療から突出した特別なものではなく，標準的医療の流れのなかの1つの重要な局面と位置付けられるのである．

　なお，難聴はわが国において出生前診断の適応ではない．保険収載された遺伝学的検査および遺伝カウンセリングの目的は，あくまで当事者である難聴児・者の健康・福祉に役立てることである．

引用文献

1) 宇佐美真一（編）：きこえと遺伝子2―難聴の遺伝子診断 ケーススタディー集．金原出版，2012．
2) 宇佐美真一（編）：きこえと遺伝子―難聴の遺伝子診断とその社会的貢献．改訂第2版，金原出版，2015．
3) Nishio SY, et al.: Deafness gene variations in a 1120 nonsyndromic hearing loss cohort: molecular epidemiology and deafness mutation spectrum of patients in Japan. *Ann Otol Rhinol Laryngol* 2015; **124**(Suppl 1): 49S-60S.
4) Wu CM, et al.: Long-Term Cochlear Implant Outcomes in Children with GJB2 and SLC26A4 Mutations. *PLoS One* 2015; **10**: e0138575.
5) 古庄知己：遺伝医療のあり方について：難聴を中心に．小児耳 2015; **36**: 295-300．

［古庄知己］

MIM 番号一覧

疾患名	MIM 番号
A	
Achondroplasia	#100800
Adrenoleukodystrophy	#300100
Alport syndrome	#301050
Angelman syndrome	#105830
Argininemia	#207800
Argininosuccinic aciduria	#207900
B	
Bannayan-Riley-Ruvalcaba syndrome	#153480
Basal cell nevus syndrome (Gorlin-Golz syndrome)	#109400
Branchiootorenal syndrome 1 (BOR1)	#113650
Breast-ovarian cancer, familial, 1 (BRCA1)	#604370
Breast-ovarian cancer, familial, 2 (BRCA2)	#612555
C	
Carbamoylphosphate synthetase I (CPS1) deficiency	#237300
CHARGE syndrome	#214800
Citrullinemia	#215700
Colorblindness, deutan	#303800
Congenital contractural arachnodactyly (Beals syndrome)	#121050
Cowden syndrome 1	#158350
Cystinuria	#220100
D	
Dent disease 2	#300555
Diamond-Blackfan anemia 1	#105650
DiGerge syndrome	#188400
Dravet syndrome	#607208
Duchenne muscular dystrophy	#310200
E	
Early infantile epileptic encephalopathy 2 (CDKL5 disorder)	#300672
Ehlers-Danlos syndrome, classic type	#130000
Ehlers-Danlos syndrome, type IV	#130050
Ehlers-Danlos syndrome, type VI	#225400
Ehlers-Danlos syndrome, type VIIA	#130060
Ehlers-Danlos syndrome, type VIIB	#130060
Ehlers-Danlos syndrome, type VIIC	#225410
Emanuel syndrome	#609029
F	
Fabry disease	#301500
Fanconi renotubular syndrome 1	#134600
Fanconi renotubular syndrome 2	#613388
Fanconi renotubular syndrome 3	#615605
Fanconi renotubular syndrome 4, with maturity-onset diabetes of the young	#616026
Fragile X mental retardation syndrome	#300624
G	
Glycogen storage disease II (GAA deficiency, Popme disease)	#232300
H	
Hemophilia A	#306700
Hemophilia B	#306900
Holt-Oram syndrome	#142900
Homocystinuria due to MTHFR deficiency	#236250
Hypogonadotropic hypogonadism 1 with or without anosmia (Kallmann syndrome 1)	#308700
I	
Idiopathic familial short stature	#300582
J	
Jacobsen syndrome	#147791
Jervell and Lange-Nielsen syndrome	#220400
L	
Langer mesomelic dysplasia	#249700
Léri-Weill dyschondrosteosis (LWD)	#127300
Li-Fraumeni syndrome 1	#151623
Li-Fraumeni syndrome 2	#609265
Loeys-Dietz syndrome 2	#610168
Long QT syndrome 1 (Romano-Ward syndrome)	#192500
Long QT syndrome 13 (Andersen syndrome)	#613485
Lowe syndrome	#309000
M	
Marfan syndrome	#154700
MELAS	#540000
Menkes disease	#309400
Methylmalonic aciduria (MCM deficiency)	#251000
Moyamoya disease 2	#607151
Mucopolysaccharidosis, type Ih (Hurler syndrome)	#607014
Mucopolysaccharidosis, type Is (Scheie syndrome)	#607016
Mucopolysaccharidosis, type II (Hunter syndrome)	#309900

疾患名	MIM 番号
Mucopolysaccharidosis, type IIIA (Sanfilippo syndrome A)	#252900
Mucopolysaccharidosis, type IIIB (Sanfilippo syndrome B)	#252920
Mucopolysaccharidosis, type IIIC (Sanfilippo syndrome C)	#252930
Mucopolysaccharidosis, type IIID (Sanfilippo syndrome D)	#252940
Mucopolysaccharidosis, type IVA (Morquio syndrome A)	#253000
Mucopolysaccharidosis, type IVB (Morquio syndrome B)	#253010
Mucopolysaccharidosis, type VII (Sly syndrome)	#253220
Multiple endocrine neoplasia 1 (MEN1)	#131100
Multiple endocrine neoplasia 2A (MEN2A)	#171400
Multiple endocrine neoplasia 2B (MEN2B)	#162300
Myotonic dystrophy 1 (DM1)	#160900
Myotonic dystrophy 2 (DM2)	#602668
N	
N-acetylglutamate synthase deficiency (NAGSD)	#237310
Noonan syndrome	#163950
O	
Ornithine transcarbamylase (OTC) deficiency	#311250
P	
Pendred syndrome	#274600
Peutz-Jeghers syndrome	#175200
Polycystic kidney disease 1 (PKD1)	#173900
Polycystic kidney disease 2 (PKD2)	#613095
Prader-Willi syndrome	#176270
R	
Renal tubular acidosis, distal, AD	#179800
Renal tubular acidosis, distal, autosomal recessive	#602722
Renal tubular acidosis, proximal, with ocular abnormalities	#604278
Renal tubular acidosis with deafness	#267300
Rett syndrome	#312750
Rett syndrome, congenital variant (FOXG1 related)	#613454
S	
Sotos syndrome 1	#117550
Spinal muscular atrophy, type I	#253300
Spinal muscular atrophy, type III	#253400
T	
Timothy syndrome	#601005
Tuberous sclerosis-1 (TSC1)	#191100
Tuberous sclerosis-2 (TSC2)	#613254
U	
Usher syndrome, type 1B	#276900
Usher syndrome, type 1C	#276904
Usher syndrome, type 1D	#601067
Usher syndrome, type 2A	#276901
Usher syndrome, type 2C	#605472
Usher syndrome, type 3A	#276902
V	
Velocardiofacial syndrome	#192430
W	
Waardenburg syndrome, type 1	#193500
Waardenburg syndrome, type 2A	#193510
Waardenburg syndrome, type 2B	#600193
Waardenburg syndrome, type 2C	#606662
Waardenburg syndrome, type 2D	#608890
Waardenburg syndrome, type 2E	#611584
Waardenburg syndrome, type 3	#148820
Waardenburg syndrome, type 4A	#277580
Waardenburg syndrome, type 4B	#613265
Waardenburg syndrome, type 4C	#613266
Warfarin resistance	#122700
Warfarin sensitivity	#122700
Werdnig-Hoffmann disease	#253300
Williams-Beuren syndrome	#194050
Wilson disease	#277900
Wohlfart-Kugelberg-Welander disease; and Spinal muscular atrophy, type IV	#271150
X	
X-linked severe combined immunodeficiency (X-SCID)	#300400
X-linked syndromic mental retardation, Lubs type (MECP2 duplication syndrome)	#300260
数字	
22q11.2 deletion syndrome	#611867

索引

和文

あ
亜鉛薬 75
アクロアセントリック 157
アニオンギャップ 129
アフィニトール® 187
アミノグリコシド系抗菌薬 166
アリル 3
アロメトリー式 165
アンジオテンシン変換酵素阻害薬 124
アンモニア 44

い
一過性骨髄異常増殖症 158
遺伝カウンセリング 17, 22, 97
遺伝学的検査 7, 16
　　──の種類 8
遺伝子座 3
遺伝子変異 6
遺伝性 QT 延長症候群 133
遺伝性腎炎 121
遺伝性難聴 166
遺伝性乳がん卵巣がん症候群 197
遺伝性びまん性胃がん 197
遺伝的な要因 2
インターフェロン 169
インフォームド・アセント 21
インフォームド・コンセント 21, 97
インベーダ法 210

え
エクソーム解析 11
遠位尿細管 130
　　──性アシドーシス 130
塩酸トリエンチン 77
円錐動脈幹異常顔貌症候群 139
延長 84

お
横紋筋腫 185
オロト酸 44

か
核型解析 7
各種組織の脆弱性 176
顎嚢胞 148
家系内検索 75
過誤腫性大腸ポリポーシス 193
可視光線 204
家族性乳がん 196
家族歴 198
片親性ダイソミー 104
活性化部分トロンボプラスチン時間 111
感音難聴 166

き
眼症状 173
乾燥濾紙血検体 67
環椎軸椎脱臼 183, 184
眼－脳－腎症候群 40
がん抑制遺伝子 193

き
奇異性ケトーシス 52
偽性低アルドステロン症 130
基底細胞腫瘍 148, 189
機能喪失 6
キャプチャーシーケンス解析 53, 56
凝固因子製剤 112
巨頭症 193
近位尿細管 130
　　──性アシドーシス 130
筋緊張性ジストロフィー 82
均衡転座保因者 153
筋生検 67

く
偶発的所見 120
グリコサミノグリカン 58
クリニカルシーケンス 13

け
経験的再発率 144
血管筋脂肪腫 186
血管線維腫 185
結節性硬化症 185
血友病 111
ケトン体比 (3OHB / AcAc) 52
ゲノム刷り込み 3, 4, 104
研究的要素 23
ゲンタマイシン 166
原発性免疫不全症 107

こ
高 CK 血症 66
高カリウム血性 dRTA 130
高脂肪食 56
酵素補充療法 63, 68
広汎性発達障害 185
高齢妊娠 104
呼吸鎖酵素活性測定 56
呼吸鎖複合体 54
極長鎖脂肪酸 69
骨延長術 184
骨格症状 173
コバラミン代謝異常 49
コラーゲン 178
根治的治療法 60

さ
酢酸亜鉛 77
サムスカ® 127

　
酸性 α-グルコシダーゼ 66
酸素消費速度 56

し
ジェノタイプ 164
色覚異常 204
色覚検査 204
色弱 205
糸球体基底膜 121, 123
四肢短縮 182, 184
シスチン尿症 130
次世代シーケンス 11, 56, 128
失神 133
シトルリン 46
自閉症スペクトラム 185
習慣流産 120
重炭酸負荷試験 129
絨毛細胞 20
出血症状 111
出生前診断 15, 17, 20, 97, 127
上衣下巨細胞性星細胞腫 185
消化管ポリポーシス 194
症候群性難聴 208
上行大動脈拡張・解離 173
常染色体優性遺伝形式 3
常染色体優性多発性嚢胞腎 125
常染色体劣性遺伝形式 3, 66
常染色体劣性多発性嚢胞腎 125
徐脈 133
シロリムス 187
腎型 Na^+ / HCO_3^- cotransporter 130
新型出生前診断 20, 103
神経性難聴 122
進行性遺伝性腎炎 122
人工内耳 167, 210
新生児スクリーニング 108
新生児聴覚スクリーニング 166
新生児マススクリーニング 49
心臓横紋筋腫 187
診断的意義 23
浸透率 4, 101

す
錐体 205
数的異常 4
スチリペントール 160
ステロイド補充 72
スリットランプ 42

せ
脆弱 X 症候群 86, 87
生殖細胞系列 2
成人先天性心疾患 145
生体肝移植 49
性分化疾患 29
脊髄性筋萎縮症 95

セルロプラスミン……………… 74
全エキソーム解析……………… 53
全サブテロメア FISH 法……… 153
全色盲…………………………… 205
染色体微細欠失………………… 147
　——症候群…………………… 147
染色体不分離…………………… 156
先天色覚異常…………………… 204
先天青黄色覚異常……………… 205
先天性高度感音難聴…………… 208
先天性心疾患…………… 138, 142
先天性赤芽球癆………………… 114
先天性白内障…………………… 41
先天赤緑色覚異常……………… 205
繊毛病…………………………… 125

そ

造血（幹）細胞移植…… 70, 71, 108
創始者効果……………………… 101

た

大後頭孔狭窄…………… 182, 184
体細胞変異……………………… 3
胎児心エコー診断……………… 142
胎児水腫………………………… 200
代謝性アシドーシス…………… 129
対症療法………………………… 60
大腸ポリポーシス……………… 193
多因子遺伝……………… 143, 144
多因子疾患……………………… 12
多型マーカー…………………… 97
多発奇形………………………… 151
多発性内分泌腫瘍症…………… 36
多発性嚢胞腎…………………… 125
炭酸脱水素酵素 II……………… 130
タンデムマス法………………… 49

ち

チアノーゼ……………………… 138
致死性…………………………… 91
着床前診断……………………… 127
注意欠如 / 多動性障害………… 185
中枢性性腺機能不全…………… 33
超音波検査……………………… 127
直接作用型抗ウイルス薬……… 171

て

低アルドステロン症…………… 130
低カルシウム血症……… 138, 140
デルマタン硫酸（DS）………… 58
転座型…………………………… 155

と

同意……………………………… 21
銅キレート薬…………………… 75
銅代謝異常症…………………… 74
特発性低身長…………………… 26
トリソミーレスキュー………… 104
トリプレットリピート病…… 3, 4, 12
トルバプタン…………………… 127

な

軟骨無形成症…………………… 182

難治性疾患……………………… 89
難聴……………………… 121, 208

に

乳児若年性ポリポーシス……… 193
尿細管性アシドーシス………… 129
尿素サイクル異常症…………… 44
尿中銅…………………………… 74

は

肺動脈狭窄……………………… 201
培養皮膚線維芽細胞…………… 41
白血病…………………………… 118
発症前診断……………………… 18
発達段階………………………… 198
ハプロタイプ…………………… 164
ハプロ不全……………………… 6
反復配列………………………… 83

ひ

ピア・カウンセリング………… 159
鼻咽腔閉鎖機能不全…………… 140
ビガバトリン…………………… 187
皮質結節………………………… 185
非症候群性難聴………………… 208
ビタミン B_{12}……………… 48
ヒトゲノム……………………… 7
非発症保因者…………………… 17
皮膚・関節の過伸展性………… 176
びまん性平滑筋腫症…………… 123
非メンデル遺伝形式…………… 4
表現型…………………………… 6
貧血……………………………… 114

ふ

フェニル酪酸ナトリウム……… 46
不均衡転座……………………… 151
複合ヘテロ変異…………… 6, 126
副腎白質ジストロフィー……… 69
不妊症…………………………… 120
不分離…………………………… 157
プロトロンビン時間…………… 111

へ

ペグインターフェロン………… 170
ヘテロ女性……………………… 46
ヘテロプラスミー………… 56, 79
ヘパラン硫酸（HS）…………… 58
ペルオキシソーム病…………… 69

ほ

保因者診断………………… 42, 88
房室ブロック…………………… 133
母系遺伝………………… 4, 56, 80
母子垂直感染…………………… 169
ホットスポット………………… 109
ボトルネック効果……………… 80
ホモ接合………………………… 126

ま

マイクロアレイ染色体検査
　………………………… 10, 86, 147
慢性 C 型肝炎…………………… 169

み

未成年者………………………… 198
ミトコンドリア DNA（mtDNA）
　………………………………… 79, 166
ミトコンドリア遺伝…………… 3
ミトコンドリア呼吸鎖異常症… 52
ミトコンドリア病………… 12, 52
　——ビタミンカクテル……… 56

む・め

ムコ多糖症……………………… 58
メチル化テスト………………… 106
メチルマロン酸血症…………… 49
メンデル遺伝形式……………… 3

も

モザイク………………………… 85
もやもや血管…………………… 100
もやもや病……………………… 99

や・ゆ・よ

薬理遺伝学的検査……………… 18
有機酸代謝異常症……………… 48
有機酸分析……………………… 48
優性阻害………………………… 6
有毛細胞………………………… 167
輸血後 GVHD…………………… 109
羊水細胞………………………… 20

ら・り

ライソゾーム酵素……………… 59
了解……………………………… 21
両親検索………………………… 150
良性コピー変化………………… 149
量的効果………………………… 6
臨床的妥当性…………………… 23
リンパ管閉塞シークエンス…… 201
倫理委員会……………………… 23

れ・ろ

連鎖解析………………… 97, 100
ロサルタン……………………… 175

わ

ワルファリン…………………… 163
　——感受性…………………… 164

索引

欧文

A

ABCD1 ······ 69
activated partial thromboplastin time (APTT) ······ 111
Addison 型 ······ 70
adrenoleukodystrophy (ALD) ······ 69
adrenomyeloneuropathy (AMN) ······ 69
Alport 症候群 ······ 121, 208
Andersen 症候群 ······ 136
aneuploidy ······ 4
Angelman 症候群 ······ 104
ATP6V0A4 ······ 131
ATP6V1B1 ······ 131
ATP7B ······ 74
autosomal dominant polycystic kidney disease (ADPKD) ······ 125
autosomal recessive polycystic kidney disease (ARPKD) ······ 125

B

Bannayan-Riley-Ruvalcaba 症候群 ······ 193
Beals 症候群 ······ 173
benign CNV ······ 149
BMPR1A ······ 193
brachio-oto-renal (BOR) 症候群 ······ 208
BRCA1 ······ 196

C

CA2 ······ 131
CATCH22 ······ 139
CDH23 ······ 209
CDLK5 ······ 91
CHST14 ······ 176
CHST14 / D4ST1 欠損 ······ 178
ciliopathy ······ 125
Cl^- / HCO_3^- exchanger ······ 130
COL3A1 ······ 179
COL5A1 ······ 178
COL5A2 ······ 178
common disease-common variant 仮説 ······ 13
compound heterozygous 変異 ······ 6, 126
Cowden 症候群 ······ 194, 197
CPS1 欠損症 ······ 45
curation ······ 13
CYP2C19 ······ 160
CYP2C9 ······ 163
cystic hygroma ······ 202
C 型肝炎ウイルス (HCV) ······ 169

D

DECIPHER ······ 13
Denaturing high-performance liquid chromatography ······ 127
Dent 病 ······ 41, 130
depth 情報 ······ 12
Diamond-Blackfan 貧血 ······ 114
DiGeorge 症候群 ······ 139
direct actig antiviral agent (DAA) ······ 171
direct consumer (DT) 検査 ······ 12
disorders of sex development (DSD) ······ 29
DMPK ······ 83
dominant negative ······ 6
Down 症候群 ······ 119, 143, 146, 155
Dravet 症候群 ······ 160
Dubowitz 病 ······ 96
D- ペニシラミン ······ 77

E

Ehlers-Danlos 症候群 ······ 176
　　──の分類 ······ 179
Emanuel 症候群 ······ 119
expansion ······ 84, 85

F

Fabry 病 ······ 62
Fanconi 症候群 ······ 130
FBN1 ······ 173
FGFR3 ······ 183
FISH 法 ······ 8, 138, 140, 143, 147
founder effect ······ 101
FOXG1 ······ 91

G

GATA1 ······ 114
genotype ······ 170
GJB2 ······ 209
GLA (α-galactosidase A) ······ 62
Gorlin 症候群 ······ 148, 189
G バンド法 ······ 7, 143, 147, 152

H

H^+-ATPase の a4 サブユニット ······ 130
H^+-ATPase の B1 サブユニット ······ 130
hamartin ······ 187
haploinsufficiency ······ 6
hereditary breast and ovarian cancer (HBOC) ······ 196
heteroplasmy ······ 79
Holt-Oram 症候群 ······ 146
Hunter 症候群 ······ 59
hypogonadotropic hypogonadism (HH) ······ 33

I

IL28B 遺伝子多型 ······ 170
incidental findings ······ 120

J

Jervell-Lange-Nielsen 症候群 ······ 135, 209
juvenile myelomonocytic leukemia (JMML) ······ 202
juvenile polyposis of infancy (JPI) ······ 193

K

KAL1 ······ 33
Kallmann 症候群 ······ 33
Kayser-Fleischer 角膜輪 ······ 74
Kimonis の診断基準 ······ 190
Klinefelter 症候群 ······ 119
KRAS ······ 200
Kugelberg-Welander 病 ······ 96

L

L / P 比 ······ 52
Léri-Weill dyschondrosteosis (LWD) ······ 26
Léri-Weill 軟骨骨異形成症 ······ 26
Li-Fraumeni 症候群 ······ 197
Loeys-Dietz 症候群 ······ 173
loss of function ······ 6
low copy repeat (LCR) ······ 104
Lowe 症候群 ······ 40
L- アルギニン療法 ······ 81

M

m.1555A>G 変異 ······ 166
Madelung 変形 ······ 26, 27
Marfan 症候群 ······ 146, 172
maternal uniparental disomy (maternal UPD) ······ 104
MECP2 ······ 86, 91
MELAS ······ 78
MEN1 ······ 37
M-FISH 法 ······ 9
mitochondrial respiratory chain disorder (MRCD) ······ 52
MLPA 法 ······ 9, 92, 153
MR spectroscopy ······ 52
mTOR ······ 187
multiple endocrine neoplasia (MEN) ······ 36
MYO15A ······ 209

N

NAIP ······ 96
NCCN (National Comprehensive Cancer Network) ······ 196
next generation sequencing (NGS) ······ 11
non-invasive prenatal testing (NIPT) ······ 20, 103
Noonan 症候群 ······ 146, 200
N- デスメチルクロバザム ······ 161

O

OCRL1 ······ 40
OMIM (online inheritance in man) ······ 11, 13
OTC 欠損症 ······ 44

P

Pautz-Jeghers 症候群 ······ 197
Pendred 症候群 ······ 209
PEX ······ 70
phosphatidylinositol-4,5-bisphosphate 5-phosphatase ······ 41
PKD1 ······ 126
PKD2 ······ 126
PKHD1 ······ 125

polycystic kidney disease (PKD) …… 125	SCL4A1 …… 131	TSR2 …… 114
Pompe 病 …… 66	SCN1A …… 160, 161	tuberin …… 187
Potter 症候群 …… 128	SHOC2 …… 200	Turner 症候群 …… 119
Prader-Willi 症候群 …… 103	SHOX …… 26	
prothrombin time (PT) …… 111	Shprintzen 症候群 …… 139	**U**
pseudodeficiency …… 66	Sjögren 症候群 …… 130	UCSC ゲノムブラウザー …… 13
PTCH1 …… 189	skewed X …… 91	Usher 症候群 …… 209
PTEN …… 193	SKY 法 …… 9	
PTEN 過誤腫症候群 …… 193	SLC26A4 …… 209	**V**
PTPN11 …… 200	SLC4A4 …… 131	velo-cardio-facial 症候群 …… 139
PubMed …… 13	SMN1 …… 96	VKORC1 …… 163
	SOS1 …… 200	
R	Sotos 症候群 …… 152	**W**
RAF1 …… 200	Southern 法 …… 12, 84	Waardenburg 症候群 …… 209
rare disease-rare variant 仮説 …… 13	spinal muscular atrophy (SMA) …… 95	Werdnig-Hoffmann 病 …… 95
RAS / MAPK 経路 …… 200	SRY …… 29	Williams 症候群 …… 8, 143, 146
RET …… 38	subependymal giant cell astrocytoma	Wilson 病 …… 74, 130
Rett 症候群 …… 90	(SEGA) …… 185	
RIT1 …… 200		**X**
RNF213 …… 99	**T**	X- linked severe combined immunodeficiency (X-SCID) …… 107
Robertson 転座 …… 9, 119, 155, 157	Takao 症候群 …… 139	Xq28 重複症候群 …… 86
Romano-Ward 症候群 …… 135	TAND …… 185	X 連鎖重症複合免疫不全症 …… 107
RPS19 …… 114	Timothy 症候群 …… 136	X 連鎖知的障害 …… 87
	Torsade de Pointes …… 133	X 連鎖劣性遺伝形式 …… 3
S	transient abnormal myelopoiesis (TAM) …… 158	
Sanger 法 …… 10, 12		

数字

1 色覚 …… 205	2 色覚 …… 205	IV 型コラーゲン α 3, 4, 5 鎖 …… 122
12S リボソーム RNA 遺伝子 …… 166	22q11.2 欠失症候群 …… 8, 138, 143, 146	IV 型コラーゲン異常 …… 121

- **JCOPY** 〈㈳出版者著作権管理機構 委託出版物〉
  本書の無断複写は著作権法上での例外を除き禁じられています．
  複写される場合は，そのつど事前に，㈳出版者著作権管理機構
  （電話 03-3513-6969，FAX 03-3513-6979，e-mail：info@jcopy.or.jp）
  の許諾を得てください．
- 本書を無断で複製（複写・スキャン・デジタルデータ化を含みます）
  する行為は，著作権法上での限られた例外（「私的使用のための複
  製」など）を除き禁じられています．大学・病院・企業などにおいて
  内部的に業務上使用する目的で上記行為を行うことも，私的使用に
  は該当せず違法です．また，私的使用のためであっても，代行業者
  等の第三者に依頼して上記行為を行うことは違法です．

これならわかる！ 小児科診療に活かせる
遺伝学的検査・診断・遺伝カウンセリングの上手な進めかた

ISBN 978-4-7878-2258-1

2016 年 10 月 15 日　初版第 1 刷発行

編　　　集	奥山虎之，山本俊至
発　行　者	藤実彰一
発　行　所	株式会社　診断と治療社
	〒100-0014　東京都千代田区永田町 2-14-2　山王グランドビル 4 階
	TEL：03-3580-2750（編集）　03-3580-2770（営業）
	FAX：03-3580-2776
	E-mail：hen@shindan.co.jp（編集）　eigyobu@shindan.co.jp（営業）
	URL：http://www.shindan.co.jp/
表紙デザイン	株式会社ジェイアイ
印刷・製本	広研印刷 株式会社

©Torayuki OKUYAMA, Toshiyuki YAMAMOTO, 2016. Printed in Japan.　　［検印省略］
乱丁・落丁の場合はお取り替えいたします．